民间中医拾珍丛书（第二辑）

针灸心语

韩祖濂　著
徐树民　整理

中国中医药出版社
·北　京·

图书在版编目（CIP）数据

针灸心语/韩祖濂著；徐树民整理 . ——北京：中国中医药出版社，2016.3（2020.1 重印）

（民间中医拾珍丛书 . 第 2 辑）

ISBN 978-7-5132-3180-0

Ⅰ . ①针…　Ⅱ . ①韩…　②徐…　Ⅲ . ①针灸疗法—临床应用—经验—中国—现代　Ⅳ . ①R246

中国版本图书馆 CIP 数据核字（2016）第 020493 号

中 国 中 医 药 出 版 社 出 版
北京经济技术开发区科创十三街31号院二区8号楼
邮政编码　10067
传真　010 64405750
三河市同力彩印有限公司印刷
各地新华书店经销

＊

开本 880×1230　1/32　印张 12.25　字数 285 千字
2016 年 3 月第 1 版　2020 年 1 月第 3 次印刷
书　号　ISBN 978-7-5132-3180-0

＊

定价　39.00 元
网址　www.cptcm.com

如有印装质量问题请与本社出版部调换（010　64405510）
版权专有　侵权必究
社长热线　010 64405720
购书热线　010 64065415　010 64065413
微信服务号　zgzyycbs
书店网址　csln.net/qksd/
官方微博　http：//e.weibo.com/cptcm
淘宝天猫网址　http：//zgzyycbs.tmall.com

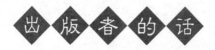

出版者的话

时光荏苒，一晃《民间中医拾珍丛书》已出版四年多了。在这四年里，我们不断收到各地读者的反馈，有的交流读后感想，有的索要作者的电话，希望就某些学术问题进一步探讨，还有的是希望求医问药。尽管这些读者的需求有别，传递给我们的却是同一种信息，那就是《杏林集叶》《用药杂谈》《经方直解》这三本书得到了中医界的关注和认可。它们在此期间的多次重印也是明证之一。

不求闻达于庙堂，甘愿济世在民间。正是因为有了这样一些默默耕耘在基层的作者，中医的面貌才愈显鲜活、生动。也正是因为有了这些实践者，中医才能更好地植根于广大患者心中。

作为出版人，我们乐于为中医界提供学术交流的机会，为基层中医提供展示经验的平台。这既是中医学术传承不可或缺的一部分，也是中医学术发展的源头活水。同时，我们还在努力寻求新的亮点。在此过程中，同样来自基层的三位作者先后进入我们的视野。他们有的已经故去，有的年届耄耋，但都在医疗实践中救人无算，名震一方。为传承他们的临床经验，我们深入调研，进一步策划了《民间中医拾珍丛书·第二辑》，包括《叶方发微》《医屐残痕》《针灸心语》三册。愿本套丛书的出版，能继续带给读者一些地道、实用的中医"绝学"。

中国中医药出版社

2015 年 10 月

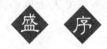

盛　序

　　本书肇始于我国的针灸医学。自古以来，"一针二灸三服药"作为防病治病的主要医疗方法，治病范围十分广泛。从汉代张仲景，唐代孙思邈，到金元时期刘（河间）李（东垣）朱（丹溪）张（子和）四大家，都是精于方药且善用针灸治病的医学大家。江南地区更是针灸名家辈出之地，如宋代王执中，明代高武、杨继洲等在国内外都有深远影响。惜自晚清以后，针灸受到歧视排斥，流落民间，学术趋于低迷，传承维艰。值此境遇，韩祖濂医师幸得其姑夫——全国名中医金文华医师的亲自传授，尽得其传，学成后先后在乌镇、桐乡悬壶，因其针技精湛、疗效卓著而门庭若市。中华人民共和国成立以后，在党的中医政策指导下，针灸事业得以振兴发展。后来，韩祖濂医师任职于桐乡市第一人民医院，长期从事临床，因其博学多闻的针灸学识，且勇于实践，大胆创新，故临证得心应手，深受病家爱戴而驰誉江浙。

　　观本书内容丰富翔实，包括从传统针法、灸法到各种特种针法，从单穴治病到微针疗法、针刀疗法，还有多达六十余种的治验病案。其中的经验与教训，成功与失败，直言不讳，读者如能悉心体会，可鉴之处良多。特别值得推荐的是韩祖濂医师在传统针法上的创新。如"飞经走气"针法从前人"龙、虎、龟、凤"四法改进为以"龙、龟"二法为主结合医者的呼吸运气为辅；烧山火热补手法从古法的三出三入简化为"二步法"；并指出术者应通过气功、太极拳等自身修炼，方能在施术过程中达到意、气、力的结合，从而提高这些高难度针法的成功率。这些创新的针刺手法和经验之谈，早年曾在省市级学术会议和专题学习班上做过示范表演，现本书行将付梓，其珍贵的经验必将得到更大范围的流传。此实为针灸界之幸事，乐为之序。

盛燮荪
2015 年 2 月 18 日写于嘉兴南湖之滨

连 序

针灸起源于我国南方。《素问·异法方宜论》云："南方者，天地所长养，阳之所盛处也。其地下，水土弱，雾露之所聚也。其民嗜酸而食胕，故其民皆致理而赤色，其病挛痹，其治宜微针。故九针者，亦从南方来。"唐·王冰注曰："微，细小也。细小之针，调脉衰盛也……南人盛崇之。"《灵枢·九针十二原》亦云："欲以微针通其经脉，调其血气。"

江南杭州，人杰地灵。八十高龄的韩祖濂先生出生于浙江杭州，自幼受业于杭城名医金文华门下，专攻针灸之术。十八岁悬壶于桐乡市乌镇，幼年出道即门庭若市，多时日诊百余人。二十二岁时调入桐乡市第一医院创建中医针灸科，三十二岁时即被浙江省卫生厅评为县级名中医，迄今从事中医针灸临床工作已六十余年。

韩老精于疗疾，勤于著述。承蒙错爱，托老友徐树民先生送来《针灸心语》书稿一部。本人对针灸并无研究，然拜读过后，深知韩老确是医坛巨匠，德高艺精，且师古不泥古，创新不离宗。如研究古代"飞经走气"手法，创用电化脓灸代替艾炷化脓灸，并用穴位注射法、长针多刺法、头针、耳针、足针、火针及针刀进行治疗研究。韩老主张医者应加强自身练功，能显著提高某些疾病的疗效。韩老取穴精炼，讲究手法，能两手同时无痛进针施展手法，主张单穴治病、远道选穴、针灸并用。为了更好地学习针灸知识，韩老曾跟湖州双林镇凌老医师学习多针久留、勤捻针刺手法治疗顽固性面瘫，跟朱汉章、王静海先生学习针刀疗法。韩老对一些难治病的治疗有自己独到的见解。如他认为治疗类风湿关节炎首先当用蝮蛇粉，亦可用金钱白花蛇、蕲蛇等；应用针刀治疗强直性脊柱炎，宜配合扶正疗法，如服用胎盘，可以奏效。

韩老熟读经典，认为实证、热证及阴虚发热证不宜用灸法，此宗《伤寒论》"微数之脉，慎不可灸……火气虽微，内攻有力，焦骨伤筋，血难复也"。亦熟读《金针赋》："此道幽深，非一言而可尽；斯文细密，在久习而能通。"韩老终日乾乾，有志于斯，终成大医，着手成春。建伟心钦仰之，故乐为之序。

连建伟
2015 年 4 月 20 日于杭州自度斋

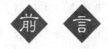

前　言

　　针灸疗法是中华民族的一项伟大创造，是中医学宝库中的瑰宝，为中华民族的繁衍昌盛做出了巨大的贡献。自古以来，因其在医疗上具有操作简便、取效迅速、安全可靠等诸多优点而世代相传，并不断地得到发展提高。

　　自中华人民共和国成立以来，党和政府推行了一系列继承、弘扬中医药及针灸事业的措施，为推广针灸事业创造了良好的条件。

　　我从事针灸临床已六十余年，在漫长的岁月中，深感中医学博大精深的内涵犹如一座巨大的宝藏，丰富多彩，挖掘不尽。虽然在多年来浩繁的针灸临床中亦有一些肤浅的感悟，但个人的经验犹如一滴微小的水珠，只有汇入中医学浩瀚的大海中，才不会消失干涸，而大海只有无穷尽的水滴加入，才能更加汹涌澎湃，威力无穷。正如《金针赋》所谓："此道幽深，非一言而可尽，斯文细密，在久习而能通……用针之士，有志于斯，果能洞造玄微，而尽其精妙，则世之伏枕之疴，有缘者遇针，其病皆随手而愈矣。"

　　我有感于此，故不揣陋识，抛砖引玉，希同道共同探索其玄微，为发扬我中华民族的传统医学，为我国及全人类的健康事业共同努力。

终生勤奋学岐黄，
但愿人间寿而康。
六十春秋书一卷，
识途老马晚霞长。

韩祖濂
2015 年 9 月 10 日

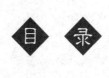

目　录

针刺手法经验谈

"飞经走气"针刺手法

中医学历来就有气血学说，中医针灸治疗时也非常重视"气"的作用，认为针刺治疗时要"得气"才有效。何谓"得气"？即医者在针刺治疗时，针下感到沉紧，如鱼吞钩饵之浮沉；患者感到针刺部位酸、胀、麻、重及热感、凉感等，并沿经络传导。

古今医家在行针灸治疗时，都十分重视针刺感应的传导，认为气至病所，则疗效较好。如《灵枢·九针十二原》谓："气至而有效，效之信，若风之吹云，明乎若见苍天。"《针灸大成·标幽赋》云："气速至而速效，气迟至而不治。""飞经走气"针刺手法是在古代针刺手法的基础上发展起来的，通过激发或诱发循经感传进行针灸治疗，是针灸学中一个既古老又新颖的手法。历代名医在针刺治疗时无不强调"得气"。若远道取穴，须运用各种手法促使"气至病所"，以达到提高疗效的目的。所以"气至病所"就成为远道针刺手法的一个重要标准。如《千金翼方》谓："凡孔穴者，是经络所行往来

1

处，引气远入抽病也。"又如《针灸大成·金针赋》中杨氏注："待气沉紧，倒针朝病，进退往来，飞经走气，尽在其中矣。"东汉名医华佗在针刺前还预告病家激发感传可能出现的方向与路线，如《三国志·华佗传》云："下针言：当引某许，若至，语人。患者言：'已到'，应便拔针，病亦行差。"

针刺治病历来重视手法，而运用手法之目的在于调气。《针灸大成》对针刺手法的具体操作记述甚详，如"运气用纯阴，气来便倒针，令人吸五口，疼痛病除根……使针力至病所"，"苍龙摆尾行关节，回拨将针慢慢扶，一似江中船上舵，周身遍体气流普"，"赤凤摇头手法……凡下针得气，如要使之上行，须关其下，要下须关其上，连连进针……拨左而右点，拨右而左点，其实只在左右动，似手摇铃，退方进圆，兼之左右摇而振之"等。元明时代的医家更总结了许多催气、运气的手法，使已被激发的感传向病所的方向循行。如《金针赋》中总结了许多针刺手法，如"若夫过关过节，催运气，以飞经走气，其法有四：一曰青龙摆尾……二曰白虎摇头……三曰苍龟探穴……四曰赤凤迎源"。为了使已被激发的感传向病所的方向循行，在采用激发手法的同时，还结合指压的方法加以控制。故《金针赋》中还有"按之在前，使气在后。按之在后，使气在前。运气走至疼痛之所"等。历代医家创造了极其丰富的针刺手法，其中有"催气""运气""通经接气"与"飞经走气"等。由此可见，"飞经走气"的说法早已被提及，但如何实现这一手法，是我们针灸临床医师梦寐以求的目标。

我在上述手法的启示下，结合呼吸施行"飞经走气"手法，可使得气感应传导较远，大多能达到气至病所。经过我多年临床观察，运用此种手法可以提高疗效。

一、手法操作

1. 诊室环境

必须安静舒适，室内人员不能太多，不得高声喧哗，尽量无杂音干扰。室内温度不能太低，最好在 25℃ ~ 30℃ 为宜。如果患者皮温低于 20℃，则感传不易出现，但温度也不能太高，以感到舒适为度。如室内温度较低，可在针刺穴位附近照射红外线。

2. 准备

患者卧位于诊察床上，做到神气定，息气匀，不能穿紧身衣服，必须宽衣解带，全身肌肉放松。施术时患者必须闭口，行鼻呼吸法。医者思想应高度集中，手如握虎，势若擒龙。

3. 候气

取准穴位后，选择适宜的不锈钢针，针尖略斜向病所，刺入适当深度后，稍等片刻，以静候其气，待针下沉紧后，才能施行针刺手法。

4. 催气

欲使针感向上，以左手食指按压其下；欲使针感向下，则以左手食指按压其上。补法为略扳倒针柄，左右轻慢摇之。泻法为不扳倒针柄，左右较重较快摇之，然后略按针向病所，行轻微震颤手法，如此反复交替施行，使酸胀感或温热感渐达病所。

5. 留针

待感应到达病所后，嘱患者活动患肢，然后留针 15 ~ 30 分钟。

6. 行针

如感应传导较差，医者可将针提起 1 分左右；然后左右摇之，10 余秒后，仍进针至原处，行轻微震颤手法。如感应迟钝者，可先留针以候其气，待针下有感应时再行该手法。

7. 出针

出针时如针下仍然沉紧，须再行捻转补泻手法，待针下轻松时出针。

8. 配合呼吸

欲加强感应及提高疗效，可配合医者呼吸。即左右摇动针柄时医者吸气，同时配合意念，想象气从头顶百会穴吸入，到达胸部膻中穴；向下前方按针朝向病所，行轻微震颤手法时，想象气从膻中穴循手臂、手指达所针穴位，然后循经传导。

二、手法特点

1. 穴位精简

在施行"飞经走气"手法时，大多数每次只取 1～2 穴，并以远道取穴为主，不但减少了患者痛苦，而且显著提高了针刺的疗效。

2. 传导路线长

如治疗神经根型颈椎病时，针刺足少阳经之绝骨穴时，其酸胀感应可达同侧膝、髋等部位，温热感有的可达颈、肩、臂，甚至到达手指。

3. 气至病所比例较高

在临床试验中，用"飞经走气"手法针刺绝骨穴治疗肩周炎 40 例，统计其感应传导至半途者 4 例，感应传导至患处者 36 例，气至病所者高达 90%。又用"飞经走气"针刺手法治疗各种病症 80 例，均用远道取穴，气至病所者达 62 例，占总数的 77.5%。可见应用"飞经走气"手法，大多数能达到气至病所。

4. 有效率较高

应用"飞经走气"针刺手法治疗肩周炎40例，经治疗1次后，有效者38例，有效率高达95%。用该手法治疗各种疾病80例，有效75例，占93.75%。

5. 异于其他针刺手法

其他针刺手法均须在肌肉丰厚处才可施行。如医者能配合呼吸，"飞经走气"针刺手法不但在肌肉丰厚处可施行，在肌肉浅薄处亦可施行。如曾有1例因经期疼痛而来求治，为其针刺隐白穴，针入1分，行该手法，感应渐达小腹部，痛经立即消失。

三、体会

1984年初冬，嘉兴市针灸学会召开年会，"飞经走气"针刺手法首次在嘉兴市针灸学术年会上演示，便取得了立竿见影之效，与会者大为惊叹！会议开始前，先在嘉兴市中医院针灸门诊室预约了数位患者，然后在参加会议的针灸医师中推举出4或5位针灸医师，任选一位患者演示各自的针刺手法，我也被选中。当时我选择的是一位嘉兴市博物馆的同志周某，男，30余岁，素体健康，唯视力有缺陷，对大部分颜色不能辨别。遂取来色盲检查簿，在嘉兴地区参加会议的众多针灸医师的共同检查下，共翻阅了10页色盲簿，患者只能分辨出其中3页的颜色，故诊为色弱。考虑为肝气不足所致，治以疏肝利胆。请患者仰卧于诊察床上，独取左下肢光明一穴。在左下肢外踝上5寸，胫腓骨之间，以2寸长28号不锈钢针，用无痛进针法刺入6~7分深，针尖略斜向上，并以左手拇指按压在光明穴的下方，稍待片刻以候其气，待针下沉紧即行"飞经走气"

手法。得气后患者感到针刺部位有酸胀感，并缓慢沿小腿外侧足少阳胆经向上传导，经阳陵泉穴向上沿大腿外侧足少阳胆经的风市穴上行，达环跳穴后，其感应变为温热感，继续循足少阳胆经上行，沿左胁肋，又经左颈侧达头面部入左目内片刻，温热感继又从左目传导至右目内。全过程手不离针施术 10 余分钟，即停止手法，留针 30 分钟。出针后立即以色盲簿给患者识别，仍以原先看过的 10 页做检查，已能当场识别及读出 7 页颜色。与会的全体同道一致啧啧称奇，大家纷纷问我该如何练功才能练出"飞经走气"的手法？

"飞经走气"针刺手法还在浙江省针灸学术年会上介绍并演示过，得到了一致好评。1988 年 6 月浙江省针灸学会在杭州市举办针刺手法学习班，曾聘我讲课。当我详细介绍"飞经走气"针刺手法时，除了全体学员外，还有很多杭州市医院的针灸同道特地前来听课。课后有一位 40 余岁的女学员，要求在她身上试验这一针法，我当即在其右手臂外关穴上针刺，并施行"飞经走气"手法，女学员诉有酸胀等感应循手少阳胆经上行，沿躯体侧面下行，又循下肢外侧正中线足少阳胆经下行，直达第四趾外侧端足窍阴穴。这次课堂操作大大提高了大家对学习针刺手法的兴趣。

1994 年 4 月，杭州市召开浙江国际传统针灸与气功学术会议，我在大会上演示了"飞经走气"的针刺手法，亦得到了与会代表的好评。

在施行"飞经走气"针刺手法的过程中，曾出现过很多情况，值得注意。例如，曾在浙江省针灸学会的年会上，由于声音嘈杂，导致我心情十分紧张，在为虞老师行"飞经走气"针法时，未能完全成功。还有一次在杭州市召开的针灸学术年会上，特地在清静的卧室内为陈医师施行该针法，刚巧针刺开始时有一工人进来装窗帘，声音较大，使得针法也没有获得成功。

1984年，我在建德白沙镇参加华东地区针灸学术会议。会议期间，为某飞机场护士邵某应用"飞经走气"手法治疗肩周炎。先针刺同侧绝骨穴，开始时感应沿下肢足少阳经向上传导非常明显，可是当感应传导到腰部便不能继续向上传导，细问原因，原来该护士为其儿子买了两条棉毛裤，因当时气候突然寒冷，她便将两条裤子都套在身上，使得腰部被紧紧束缚，气血流通受阻，故感传亦不能通畅。

在门诊有一患者翁某，经检查在肝内有一乒乓球大小的病灶，用该手法针刺内关穴后，感应到达该病灶处便不能再向远处传导。

我曾在嘉兴地区针灸医师进修班上介绍了"飞经走气"手法，理论学习结束后，有平湖市燕某及德清县徐某二位医师来我院实习。其中燕医师对"飞经走气"针法感到浓厚的兴趣，经常以该手法为患者针刺治疗，10余天后，有一天上午刚上班，燕医师即感到头晕目眩，全身乏力，昏昏欲睡，不能坚持工作。我知燕医师平时缺乏气功练习，此系内气不足，丹田之气消耗过多而致疲劳过度。即嘱其平卧于诊察床上，安静休息，卧床4个小时后，即恢复正常。

以上情况，是在施行"飞经走气"手法过程中遇到的问题，必须引起高度重视。因此，临床应严格按照"飞经走气"手法的操作规则施术，注意各项细则的检查，才能提高该手法的成功率，从而大大提高针刺治疗的效果。

四、临床探索

我在学习古时有关"飞经走气"针刺手法的基础上，经过临床上不断地探索，终于使感传路线延长，大大提高了疗效。

1981 年 8 月 15 日，门诊来了一位本市副食品公司的职工汤某，男，22 岁，患双侧膝关节炎，3 年来反复发作，阴雨天及疲劳后尤甚。现已发作 10 余天，双膝肿胀、疼痛，行走困难。曾在别处针灸治疗多次，未见好转。诊见患者左膝略红肿，拒按，呈 150° 屈曲状，不能伸直，步履维艰，脉弦数，苔薄黄，血常规检查正常，血沉 25mm/h。辨证属风湿外袭，痹阻经络，蕴化为热。诊为双膝关节风湿热痹，治以祛风化湿，清热通络。再细查患者的左膝关节，发现内侧胫骨内上髁下缘处压痛明显，此处属足太阴脾经阴陵泉穴；又考虑到患者已经其他医师局部取穴针刺治疗多次，皆未能获效，故决定改为远道取穴。根据手太阴经与足太阴经经气相通，以及《肘后歌》中"鹤膝肿劳难移步，尺泽能舒筋骨痛；更有一穴曲池妙，根寻源流可调停"的记载，首先取左侧尺泽穴，用 2 寸长 28 号不锈钢针刺入 4～5 分深，按照《金针赋》中"青龙摆尾，如扶船柁，不进不退，一左一右，慢慢拨动"及"苍龟探穴，如龟入土之象，一退三进，钻剔四方"，将两种手法结合在一起，先以左手拇指按压尺泽穴下方，右手持针刺入穴位后，稍等片刻以候其气，待针下有沉紧感，再扳倒针柄，针尖向肩，左右慢慢摆动，然后将毫针轻向前一按，停留 2～3 秒，退回原处，再左右摆动。如此反复施术，经医者 3 次深呼吸后，患者感到酸胀感应循手太阴经达左肩关节前缘；再继续上述手法，又经医者 10 余次呼吸，患者酸胀感及温热感沿大腿内缘经膝内侧阴陵泉穴，又循小腿内侧下行，直达大趾内侧端隐白穴，然后留针 15 分钟后出针。患者即感到左膝疼痛基本消失，左膝关节能伸直达 180°，走几步后也不感到疼痛。

隔日复诊，双膝疼痛略有反复，右膝亦有酸痛，乃取双侧曲池穴，针刺手法同上，患者的温热感均能达到同侧膝关节，并向下循小腿前外缘达足背。如此隔日针刺治疗1次，每日只取1穴（左右双穴），尺泽、曲池交替使用，经过5次治疗后，疼痛消失。如逢气候变化，患者诉双膝仍有隐痛，前后共针12次，疼痛完全消失，观察3年，疗效巩固，至今已20余年，一直未复发。

上述病例出现如此良好的感应传导（即从手太阴肺经尺泽穴上行达肩关节，再循胁肋部沿足太阴脾经路线达大腿内侧下行，经小腿内侧直达大趾内侧端隐白穴），根据我从事针灸临床数十年的经验来看，除了经络敏感人会出现这种感传路线外，一般患者用一般的针刺手法针刺曲池穴或尺泽穴时，其针刺感应虽可上达肩部，下至手指，但达到同名经的下肢趾端，却从未出现过。该患者出现的感应是否为经络敏感所致呢？我继续在门诊随机选择不同的病例80例进行远道取穴，并运用"飞经走气"的针刺手法，结果远距离达到气至病所者62例，成功率达77.5%。此外，我还查阅了有关经络敏感人的感应出现情况，北方人经络敏感现象的出现占人群的4%，南方为3%，平均为3.5%。由此可见，运用"飞经走气"针刺手法后出现的大量远距离传导现象并不能简单地用"经络敏感人"来解释。

对80例病例治疗时所取的穴位及针刺时的感应传导情况举例如下：

绝骨、阳陵泉——酸胀感达同侧髋部，温热感向上到同侧肩部、颈部及手臂、手指，或对侧肩臂及手指。

中脘——温热感或酸胀感斜上左右两条，同时沿乳头线至双侧缺盆处。

足三里——温热感上达胃脘部。

合谷——温热感达同侧或对侧面颊部，阑尾炎患者达小腹部。

承山——酸胀感或温热感传导至腰背部。

肾俞——局部温热感，或向上传导至心俞。

隐白——热感传至大腿内侧或小腹部。

光明——热感传至颈部及同侧目内。

尺泽、曲池——酸胀感达同侧肩部，温热感达同侧膝关节或者足趾。

以上所举为传导较敏感者的表现，也有传导较模糊的，可出现中间无感觉但患处却有温热感及舒适感。

80例病例的针刺感应传导及疗效分析情况详见表1。

表1　80例病例的针刺感应传导及疗效分析

证候	病例	感应传导				疗效	
		无	局部	中途	气至病所	有效	无效
肩周炎	40	0	0	4	36	38	2
关节炎	10	1	3	1	5	9	1
腰背劳损	6	0	3	0	3	6	0
坐骨神经痛	3	1	1	0	1	2	1
面神经麻痹	2	0	1	0	1	2	0
颞颌关节紊乱	4	0	0	0	4	3	1
肋间神经痛	4	0	1	0	3	4	0
慢性阑尾炎	1	0	0	0	1	1	0
神经性尿频	1	0	0	0	1	1	0
遗尿	1	0	0	0	1	1	0

证候	病例	感应传导				疗效	
		无	局部	中途	气至病所	有效	无效
近视	1	0	0	0	1	1	0
前列腺炎	1	0	1	0	0	1	0
十二指肠溃疡	1	0	0	0	1	1	0
其他	5	0	0	1	4	5	0
合计	80	2	11	5	62例, 占 77.5%	75例, 占 93.75%	5

五、典型病例

翁某，男，59 岁，本县炉头果园农民，1981 年 10 月 10 日初诊。自诉经常纳减，嗳气，吞酸，胃脘疼痛，饭后 2 小时疼痛加剧，起病已 1 年余，曾摄片检查诊为十二指肠球部溃疡。症见患者面色萎黄，精神不振，四肢倦怠，腹痛拒按，舌质淡，苔厚腻，脉弦。诊为肝气犯胃。治以疏肝理气，和胃止痛。先针中脘穴，施行"飞经走气"针刺手法，酸胀感向上分左右两条沿乳头线达双侧缺盆穴处，疼痛即时消失；次针右侧内关穴，施同样针刺手法，酸胀感沿手厥阴经至腋下，斜向乳头，然后直下肋骨边缘；再针左足三里，仍用以上针刺手法，酸胀感沿足阳明经达胃脘部，待气至病所后，医者再运针 3~4 次呼吸后即出针。隔日复诊，诉胃纳稍增，病势大减，苔薄黄稍腻，脉弦和。前后共针 5 次，症状基本消失，嘱自行练气功以巩固疗效。1 年后随访，疗效巩固。

常用的补泻手法及临床应用

针刺手法：用 30 号或 28 号不锈钢针，长短根据所刺穴位需要。取准穴位，进入皮下后，针尖应斜向病所。欲使针感向上，以左手按压其下；欲使针感向下，则按压其上。待针下得气后，补法仿"青龙摆尾"手法，略扳倒针柄，左右轻慢摇之；泻法仿"赤凤摇头"手法，不扳倒针柄，左右较重较快摇之；同时配合医者呼吸，行轻微震颤手法，如此反复施行，使酸胀感或温热感渐达病所。然后嘱患者活动患肢，并留针 10 余分钟。如感应传导较差，医者吸气时可将针略为提起 1～2 分；呼气时仍进针至原处。如感应迟钝者，可留针以候其气，待得气后再行该手法。

早在 20 世纪 50 年代，当时尚无不锈钢针，我所用者为师传之马口铁所制成的粗针，针体长 5～6cm，针柄长 5cm 左右，针体近针柄处有如铅笔芯那样粗，向下逐渐缩小变细，至针尖处较锐利，近似现代的不锈钢针尖，平时浸于 75% 酒精溶液内备用。

以下介绍临床时较常用的补泻手法。

一、常用的补泻手法

（一）盘旋补泻法

左手食指或拇指按压穴位后，以指甲切一"十"字形标志，局部皮肤用 75% 酒精消毒。右手拇、食、中指夹持针柄，右手小指、无名指抵住穴位旁皮肤，针尖离皮肤约 1cm 处，左手以拇指或食指做指切押手，右手将针迅速刺入。待到针下沉紧，有得气感时，才行补泻手法。

1. 补法

右手拇指指腹轻按住针柄上端，食指与中指夹住针柄，由左向右方向即顺时针方向做盘旋状摇针，用力较轻，速度较慢，使酸胀等感应达到相应的部位。如需加强感应则用刮针法，即拇指指腹仍按住针柄上端，右手食指指甲从针柄下端向上刮动，周而复始，可提高疗效。

2. 泻法

右手拇指指腹按住针柄上端，食指与中指夹住针柄，向上述补法相反的方向盘旋，即逆时针方向做盘旋状摇针，用力较补法稍重，速度较快。

（二）震颤补泻法

1. 补法

按常法刺入穴位，待到感应后，右手持针，在原处做手抖之动作，能加强感应。针后患者感到非常舒适，可起到通经活血、调和阴阳之作用。

2. 泻法

泻法，又称捣法，是以右手拇指及食指捏住针柄，轻出重入做小幅度、快频率提插，使针身产生比补法较重之震颤。此法用于肌肉较丰厚的部位及适用于泻法的疾病。

（三）滞针补泻法

1. 补法

针刺入穴位，待到感应后，右手拇指及食指夹持住针柄下端，顺时针方向旋转针体，达到转不动为止；然后拇、食二指指腹轻微捏住针柄下端，向上部不断移动，使针体产生轻微震动，以加强针下感应；然后放松手指，使针体自然弹回原来的位置，再重复以上动作 3~5 遍。

2. 泻法

针刺入穴位，待到感应后，右手拇、食二指夹持住针柄下端，逆时针方向旋转针体，达到转不动为止；然后拇、食二指指腹轻微捏住针柄下端，向上部移动，以加强针下感应；然后放手使针体自然弹回原来的位置，再重复以上动作5~7遍。

（四）复式补泻手法

1. 烧山火手法

将针刺入腧穴应刺深度的上1/3（天部），得气后行捻转补法，即拇、食二指顺时针方向稍用力、稍快捻转，逆时针方向稍轻、稍慢捻转。捻转行九阳数，即9次、18次、27次等9的倍数均可，可根据患者情况及针下感应灵活而定。然后再将针直接刺入下1/3（地部），得气后行捻转补法，如针下产生热感，则可多捻转数次，然后疾速出针，不留针。适应证为冷痹顽麻及虚寒性疾病。按古法，烧山火需要分天、人、地三部进针，我在临床上用二部进针，同样可产生热感，但室温须在25℃左右，术者指力要有一定的基础。

2. 透天凉手法

将针刺入腧穴应刺深度的下1/3（地部），得气后行捻转泻法，即拇、食二指反时针方向捻转时用力较大、较快，顺时针方向时用力较小、较慢。捻转行六阴数，根据实际情况灵活应用，不可拘泥此数。待针下有凉感时紧提至上1/3（天部），得气后行捻转泻法，再将针缓慢地按至下1/3，如此反复操作3~5次，即可留针。适应证为热痹，急性痈肿，实证，热性疾病等。

二、注意事项

1. 患者、医者均须情绪安定，思想高度集中。

2. 诊室应安静、舒适，保持适当温度，在 25℃ ~ 30℃较好。

3. 患者应取卧位，松衣宽带，全身放松，使感应畅通无阻。

4. 针刺时患者需闭口，用鼻呼吸可使感应较顺利到达病所。

5. 针刺前应告诉患者可能出现的感应及传导路线，气至病所后，患者即能告诉医者。

三、临床应用

我曾取绝骨、阳陵泉、阴陵泉三穴治疗颈椎肥大并发肩周炎患者40例，每次根据病情只取1穴，患侧及健侧的穴位轮流使用。针刺时气至病所者36例，感应传导至中途者4例；有效38例，无效2例。36例气至病所者中，34例沿经络向上，经膝关节而达髋部，继而循胁肋部或胸腹部到达颈部，进而达到患肢；其感应性质是髋以下为酸胀感，髋以上均为温热感；其感应速度自针刺穴位至肩臂部最快5分钟，最慢23分钟，平均15分钟。另2例气至病所者取健侧穴位施行该手法时，髋以下沿经络循行，髋以上则以直线循行至对侧肩关节，再循经络传导至手指。36例中有23例曾用其他针刺手法无效，经改用本手法而获效。治疗中只取1穴或者2穴，得气感到达患处后患处疼痛即消失，说明本法取穴精简且疗效较好。

针刺感应传导速度与疗效有密切关系。大多病程短，病情轻，急性实证，年轻体健者，传导速度较快，疗效也较好。反之病程长，病情重，慢性虚证，年老体弱者，传导较慢，疗效亦较差。此即证实了"气速至而速效"之说。有的患者初针时传导较差，经多次针刺后，传导逐渐好转，疗效也逐渐提高。也有的患者初针时传导较敏感，多次针刺后感应逐渐迟钝，则应更换穴位或交替使用，可避免疗效下降。

四、典型病例

宋某，男，59岁，干部，1985年7月4日初诊。2月来由于劳累致右肩臂疼痛，且逐渐加剧。3天来剧痛如灼，彻夜不寐，饮食不思，全身乏力，舌质绛，苔厚腻，脉弦紧。检查：右肩疼痛拒按，右侧肩髃、天井、外关等穴明显压痛，无红肿，右肩臂不举，转动不利，右肩外展40°；颈部第4、5、6夹脊穴处明显压痛，右侧较甚。X片显示：颈4、5、6椎前后上下缘均有明显骨质增生，第5颈椎有明显骨刺。诊为颈肩综合征。治以疏导三焦经气为主。令患者平卧，取左侧绝骨穴，待针下沉紧，施行"飞经走气"之泻法。约2～3分钟后患者诉有酸胀感自该穴沿少阳经经过膝、大腿而抵左髋，继而有温热感向上经胁肋部抵颈，再转向右肩臂而终于手指。感应传导所到之处疼痛即刻消失。全程约10分钟，再留针10分钟后出针。次日复诊：谓昨夜疼痛消失，睡眠甚酣，晨起略有疼痛。按上法续针4次，疼痛消失，右肩活动恢复如常。嘱自行颈椎牵引以巩固疗效，观察3年，未曾复发。

针刺结合导引治病

一、结合导引以提高疗效

以上所述（不配合呼吸）的"飞经走气"针刺手法的操作方法，是初级的、基础的针刺手法。要提高该针刺手法的成功率，从而得到较好的疗效，还必须配合医者的意念及呼吸。即医者在针刺时，吸入的气体随着意念经鼻，沿胸腹正中线，循任脉下行，达脐下 3 寸丹田穴（即脐下阴交穴至关元穴均可）；呼气时气体随意念从丹田穴上行达胸部，经循右肩臂，再经右手掌达持针之拇指及食指，再传入患者经穴循经传导。前章所述的燕医师便是由于平时无练气功的基础，内气不足，又过多施行"飞经走气"针法，而致耗气、伤气。

若要提高该针刺手法的有效率，又要避免耗伤本人元气，医者平时就应该坚持练气功，以加强自身体内元气。可先练小周天，即吸气时气体随意念从头顶百会穴吸入，循头面正中线下行，沿胸腹正中线任脉下行，再循督脉上行，再沿任脉下行，如此周而复始，每次至少半小时。施行"飞经走气"针法时，左右摇针时意念气从百会穴吸入，循面部及颈前正中线的任脉下行，至胸部膻中穴。向前按针时，同时呼气，并将气从膻中穴循上肢及手掌内侧经持针之手指通过针传入患者之穴位，再循经传导。通过锻炼，可以加强医者自身体内元气，使内气充足，既可增强自身体质，又可提高针刺治疗效果。

而针刺"飞经走气"手法的高层次便是医者在针刺治疗时，同时结合导引为患者治病。

我于 1961 年参加浙江省卫生厅在杭州市举办的慢病快治学习班，主要学习气功、太极拳、中医理论、中草药、穴位注射、推拿等。特别是每天坚持练习气功、太极拳，至今不懈，得益匪浅。我在练气功时常可感到有一股温热感及气流沿任、督脉循行，有时也可达上肢及下肢的阴经和阳经。但如遇身体欠佳，情绪变化，外界气温过高、过低、湿闷、大风、大雨、雷电等情况，以及有人高声喧哗等情况，都能影响感传的出现。可见气功的不稳定性很多，难以重复验证。医者对同一患者每次的治疗都有不同的感传情况出现，因为天、人、地在不断地变化，人与自然界在不断变化中达到相对平衡。而针刺治疗的同时结合导引为患者治病，能更好地帮助患者达到生理上的平衡，从而祛除疾病，恢复健康。

1980年冬季，我在自己身上做了一个小小的试验。有一天在打开水时，不慎在左前臂外关穴处被开水烫伤，局部4～5cm大小的面积立即发红，疼痛如烧如灼，几乎不能忍受。当时立即试用右手劳宫穴对准烫伤处，相距3～4cm处左右盘旋移动3～4分钟，灼伤处当时有凉风微微吹动的感觉，但烫伤处的皮肤疼痛反而加剧，更加不能忍受，又过了5分钟左右，烫伤处皮肤的红色立即消退，如烟消云散，疼痛也完全消除，完好如常。这件事证实了人体确有内气存在。那么内气是什么呢？内气是人体生命活动的重要内容，其中主要是生物电的存在，例如在人体中可检查出脑电图、心电图、胃电图、肌电图等。因此，人体是一个包括生物电在内的多种能量的生物体，只是能量大小、强弱不同而已。能量强大的则能被感受到，能量弱小的就不能被人感觉到。导引类似于脉动能量的功能。有资料谓，脉动能量具有每秒7万次振荡的细微频率。这种波动能量进入人体后，会使体内静止、老化、疲劳的细胞，因振荡的功能而活化起来，提高细胞的生命力及通透性，同时清除血管壁的杂质，让气血通畅。正确引导体内的能量，与针灸合用，效果更加显著。

二、临床应用

有些名老针灸医师把练气功作为基本功，如杭州名医马石铭从父学针灸时，每天练气功；吾师金文华教导学生针刺时要气沉丹田。我遵循先师教导，经过反复摸索，自1981年6月起在门诊中试验行针时结合导引共61例，出现了一般针刺不易达到的良好现象。

在61例中，45例（占73.77%）针感传导较远，能使感应直达病所，11例感应停留在局部，3例传导至中途，2例无感应。以上病例如单用针刺，是不会出现以上良好的传导效果的。现将部分穴位针感传导的情况举例如下：

胃俞——酸胀感或温热感斜向上分左右两条同时传导至两乳头下，向上达两侧缺盆穴处。

内关——酸胀感及温热感沿手臂正中，传至肩前缘斜向近心窝处肋骨边缘。

合谷——温热感达同侧肩部或对侧面颊部。阑尾炎患者达小腹部。

曲池——酸胀感达同侧肩部，温热感达同侧膝关节或足趾。

肾俞——局部温热感或上达心俞处。

三、典型病例

吕某，女，61岁，1981年6月12日初诊。右肩臂剧痛，日轻夜重，不能入睡已月余。摄片见第5、6颈椎后缘骨质增生。现右侧患肢不能举起，右肩关节前缘压痛，拒按，无红肿，苔白腻，脉细软。诊为颈椎综合征。取双侧阴陵泉穴，施行"飞经走气"针刺手法，结合导引。患者自觉有酸胀感到达髋部，并有温热感向上达颈部及右侧肩臂部，疼痛即刻消失，入夜又略有疼痛，但能忍受。以后隔日1次针刺，每次轮流取阴陵泉、阳陵泉、阳辅、腕骨、合谷等穴，共针刺治疗10次，疼痛消失。2月后随访，疗效巩固。

多针久留勤捻法

一、多针久留勤捻针刺手法的起源

　　1989年6月，我在门诊遇到1例顽固性面瘫患者吴某，女，34岁，为桐乡市市政府干部家属。诉：1个月来左侧中耳道内患有带状疱疹，并继发左侧面部严重瘫痪，来本院门诊隔天1次行针刺治疗达30次之多，病情丝毫未见改善。当时闻得湖州市双林镇有一位老针灸医师针刺治疗顽固性面瘫有奇特疗效，即建议患者吴某赴双林就治。1989年8月某日下午，我跟随患者一同前往，自桐乡市梧桐镇出发，途经炉头、练市，到双林镇大约1个多小时，找到洪桥路18号。进了大门，里面的房屋结构犹如硖石镇上的古宅，一个大门里面住了几十户人家，我们七拐八弯地终于找到了老医师，老医师名为凌家胜（按发音记录），时年81岁，谓数代以前为太医（与桐乡市濮院镇凌煦之可能有亲戚关系，但未经考证）。老医师矮矮的个子，约1.6m，胖胖的身材，头颅较圆，精力充沛，十分健谈。我们去时已是下午，无其他患者，凌老医师为吴某检查后，诊断为顽固性面瘫。让患者斜卧在躺椅上，用1.5～2寸长30号不锈钢针，在左侧面部大约一共针了28针。除了头维、阳白、攒竹、鱼腰、丝竹空、睛明、承泣、四白、人中、承浆、夹承浆、颊车、下关、上关、太阳、迎香等穴外，还有很多针刺部位都叫不出名称，例如阳白穴左右各1cm处，人中穴向左侧旁开1cm处等，由于我是作为患者亲戚的身份同去，故不便详细询问，只能看在眼里，记在心里。总之，在面部瘫痪严重的部位，凌老医师每隔 1~2cm 就针刺 1 针，配穴为双侧合谷穴，第 1 次治疗，留针时间长达 1 小时 45 分钟，在留针期间，每隔 5~10 分钟，将每枚针捻转 1 下。据凌老医师介绍，其治疗的患者留针时间大都比较长，最少 1 小时左右；最长的是一位近期治疗面瘫的女青年，病程 2~3 月，赴上海久治无效，来凌老医师处求治，应用以上方法施治，留针时间每次长达 4 小时左右，该女青年一共治疗 2 次而获痊愈。此次患者吴某经 1 次针刺治疗后，面瘫已有显著改善，以后每隔 3 天左右赴凌老医师处治疗 1 次，共针刺治疗 4 次，终获痊愈。2006 年 8 月，我遇见该患者，谓面瘫愈后至今已有 17 年，疗效巩固。吴某亦曾介绍数位患有顽固性面瘫的患者去凌老医师处求治，均在短期内获得痊愈。又据吴某谓凌老医师已于 1999 年去世，享年 91 岁。多可惜呀！凌老医师还有很多极其宝贵的经验，如化脓灸治疗红斑性狼疮等，未曾传授下来。由于该针法不知叫何名称？我根据该针法每次所用的针特别多，留针的时间也很长久，留针期间捻针的次数也较多，故名为"多针久留勤捻针刺手法"。

二、临床应用

我在临床上曾应用凌老医师的多针久留勤捻针刺手法治疗顽固性面瘫多例，均取得了显著疗效。

三、典型病例

患者程某，女，60 岁，住桐乡市梧桐镇庆丰北路，为梧桐供销社退休职工，2005 年 12 月 30 日初诊。患者左侧面瘫，起病已有 1 月余，经别处针刺及服药等治疗，均未见效，故来我处求诊。症见患者面色微黄，精神欠佳，左侧面部肌肉瘫痪较为严重，左侧额纹全部消失，左眉不能皱，左眼裂增大，不能紧闭，左侧鼻唇沟明显变浅，口角严重向右侧歪斜，有时喝汤、饮水外漏，并伴有左侧耳后乳突处疼痛，压痛也较明显，患有高血压病已多年。考虑患者因脉络空虚，风寒之邪入侵面部经络，致使左侧面部筋脉失养，肌肉松弛。诊为顽固性周围性面瘫。治疗：采用多针久留勤捻针刺手法，主穴为左侧头维、头维下1寸、阳白、阳白左右各1寸、印堂、攒竹、鱼腰、丝竹空、睛明、太阳、人中、人中左侧1寸、四白、承泣、承泣下1寸、上关、下关、迎香、迎香左侧1寸、大迎、大迎前1寸、颧髎、颧髎下1寸、承浆、夹承浆，配穴为双侧合谷穴，留针1小时40分钟，在留针期间，每隔5~8分钟将针捻转1遍。起针时见每个针刺点周围均有一圈红晕，整个左侧面部皮肤潮红。隔日复诊，见左侧面部肌肉已有部分好转，左侧额纹显现，左侧鼻唇沟较以前略深，左眼略能闭合。经3次针刺治疗后，左侧面部肌肉已基本恢复正常。为巩固疗效，又针刺治疗2次，前后共针刺治疗5次而获痊愈。

　　该手法针刺后的所有穴位及其周围皮肤均出现较长时间的红晕，说明患侧面部的毛细血管和神经末梢因受到刺激而较长时间处于兴奋状态，加速了该处的血液循环和营养供应，从而使患侧面神经的炎症能较快消退，功能较快恢复，使瘫痪的面部肌肉迅速恢复到正常状态。我在临床治疗了较多顽固性面瘫的病例，经应用多针久留勤捻针刺手法后，能迅速达到治愈的目的。

特种针法经验谈

特种针法是不同于普通毫针的各种针刺疗法之总称，主要表现为针具、手法、针刺等方面。

特种针法历史悠久，早在《黄帝内经》中就有"九针"之记载（古代九种针具，即镵针、员针、鍉针、锋针、铍针、员利针、毫针、长针和大针）。随着历史的进步，特种针法也逐步得以发展。尤其近年来，临床医务工作者在继承和发展中医学的基础上不断创新、提高，创造出很多独特的针刺疗法。

我于 1992 年 8 月有幸参加了在大连召开的全国特种针法学术交流大会，并学习了由张奇文等主编的《人体全息诊疗学》。我根据书中介绍的全息诊疗法，在临床上逐步应用，取得了一些初步的体会。

特种针法实有多种，本书仅举出几种特种针法，如"头针疗法""耳针疗法""腕踝针疗法""火针疗法""足针疗法""蟒针疗法""针刀疗法"等。我认为，医者是跟疾病作战的战士，不能只拿三八式步枪对付敌人，也就是说针灸医师不能只拿毫针来治疗疾病，这样治疗的病种会越来越少，应该多多研究特种针法，根据当地群众的多发病、顽固病的需要，有针对性地应用某些特种针法，尽快解除患者疾苦。

头针疗法

头针疗法又称头皮针疗法，是指针刺头皮一定的刺激区以达到治病目的的一种新疗法。按《人体全息诊疗学》所介绍，头皮针疗法是方云鹏主任医师在临床实践中，在研究颅脑功能定位和经络学说的过程中，把传统的针灸理论进行了一次改革和突破而形成的一种新的理论系统——微型针灸学说，为全息生物学的存在提供了证据。

《灵枢·邪气脏腑病形》中谓："十二经脉，三百六十五络，其血气皆上于面而走空窍。"《难经·第四十七难》中谓："人头者，诸阳之会也。"《针灸大成》曰："首为诸阳之会，百脉之宗……是百脉之皆归于头。"从中医古籍对十二经脉的记载中可以看出，手足三阳经均直接与头部联系，而三阴经的经脉虽不完全上行于头面，但通过阴阳的配偶关系，同样作用于头部。此外，奇经八脉与头部的关系亦较密切，如阳跷、阴维均上行于头部；督脉和任脉的循行起于会阴部，分别沿脊腹正中线上行于头部，在龈交穴相会。督脉，总督一身之阳脉；任脉，总任一身之阴脉。总之，三百六十五络，皆归于头，头者诸阳之会也。

一、头针穴区的定位及作用

头针穴区的定位，分为伏象及伏脏。伏象，犹如人体伏在头顶上，头部朝前面，为"总运动中枢"或"总经络中枢"；

伏脏,从前额正中线向两侧至左右额角,各分上、中、下三部分,也叫上、中、下三焦,为总感觉中枢,是自主神经阴经诸脉的集中反应区,又称阴中枢。

除以上定位方法以外,尚有倒象和倒脏,倒象、倒脏穴区即运动中枢与感觉中枢。它是大脑额叶的中央前回与顶叶的中央后回在头皮的投影区,因其功能位置的上下颠倒,似一倒立的小儿形象,故称之为倒象、倒脏。此穴区是西医神经的解剖和功能区域。

我一般根据神经的解剖和功能进行区域定位。为了把刺激区比较准确地划出来,特地设了两条标定线(图1)。

前后正中线:是眉间和枕外粗隆顶点下缘的连线。

眉枕线:眉中点上缘和枕外粗隆尖端的头侧面连线。

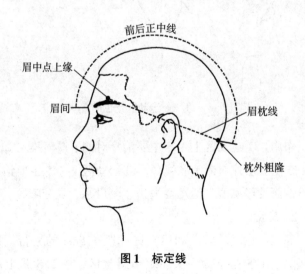

前后正中线
眉中点上缘
眉间
眉枕线
枕外粗隆

图1 标定线

1. 运动区

部位:上点在前后正中线中点向后移0.5cm处;下点在

眉枕线和鬓角前缘相交处，若鬓角不明显的患者，可从颧弓中点向上引垂直线，此线与眉枕线交叉处向前移0.5cm为运动区下点。上下两点连线即为运动区。运动区上1/5是下肢、躯干运动区，中间2/5是上肢运动区，下2/5是面运区（或叫言语一区）（图2）。

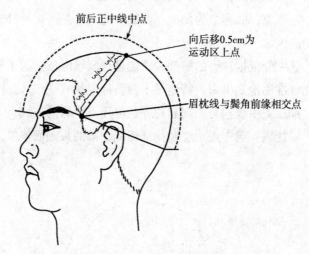

前后正中线中点
向后移0.5cm为运动区上点
眉枕线与鬓角前缘相交点

图2　运动区定位图

作用：①运动区上1/5主要治疗对侧下肢瘫痪。②运动区中2/5主要治疗对侧上肢瘫痪。③运动区下2/5主要治疗对侧中枢性面神经麻痹、运动性失语、流口水、发音障碍。

2. 感觉区

部位：在运动区后和运动区相距1.5cm的平行线即为感觉区。上1/5是下肢、头、躯干感觉区，中2/5是上肢感觉区，下2/5是面部感觉区（图3）。

作用：①感觉区上1/5主要治疗对侧腰腿痛、麻木、感觉异常及后头部、颈部疼痛和耳鸣。②感觉区中2/5主要治疗对

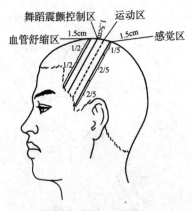

图3 刺激区侧面图

侧上肢疼痛、麻木、感觉异常。③感觉区下 2/5 主要治疗对侧面部麻木、偏头痛、颞颌关节炎等。④感觉区配内脏区（胸腔区、胃区、生殖区）可以用于头针麻醉。

3. 舞蹈震颤控制区

部位：在运动区前距该区 1.5cm 的平行线即是（图3）。

作用：主要治疗小儿舞蹈病和帕金森氏综合征。一侧病变针对侧，两侧病变针双侧。

4. 血管舒缩区

部位：在舞蹈震颤区前距该区 1.5cm 处引一平行线即是（图3）。

作用：主要治疗皮层性浮肿。初步观察，上 1/2 治疗对侧上肢皮层性浮肿，下 1/2 治疗对侧下肢皮层性浮肿。

5. 晕听区

部位：从耳尖直上 1.5cm 处，向前、向后各引 2cm 的水平线即是（图4）。

作用：主要治疗耳鸣、头晕、美尼尔氏综合征。

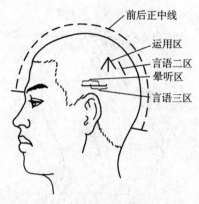

图 4　刺激区侧面图

6. 言语二区

部位：从顶骨结节引一前后正中线的平行线，即于该结节后下 2cm 处开始向下取 3cm 长的直线即为该区（图4）。

作用：主要治疗命名性失语。

7. 言语三区

部位：晕听区中点向后引 4cm 的水平线即为该区（图4）。

作用：主要治疗感觉性失语。

8. 运用区

部位：从顶骨结节起，分别引一垂直线和与该线夹角为 40° 的前后两线，其长均为 3cm，此三线即是（图4）。

作用：主要治疗失用症。

9. 足运感区

部位：从前后正中线旁开 1cm 处各引一条 3cm 长的线，其起点约相当于感觉区上点向后 1cm 处，此线即为该区（图5）。

作用：主要治疗对侧足及下肢疼痛、麻木、瘫痪，并治疗急性腰扭伤、皮层性多尿、小儿夜尿、子宫脱垂等。

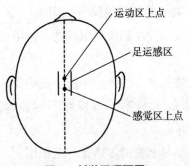

图 5　刺激区顶面图

10. 视区

部位：在枕外粗隆水平线上，旁开枕外粗隆 1cm 处，向上引平行前后正中线的 4cm 的长直线即是（图 6）。

作用：主要治疗皮层性视力障碍。

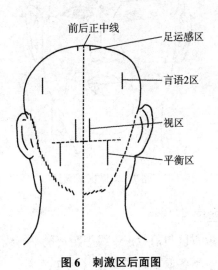

图 6　刺激区后面图

11. 平衡区

部位：在枕外粗隆水平线上，旁开3.5cm，向下引平行于前后正中线的4cm的长直线即是（图6）。

作用：主要治疗小脑疾病引起的平衡障碍等。

12. 胃区

部位：由瞳孔向上引平行于前后正中线的直线，从发际向上取2cm长即是（图7）。若发际不明显者，则将眉间直上6cm处视为发际。

作用：主要对上腹部疼痛有一定作用。

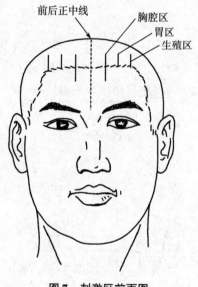

图7　刺激区前面图

13. 胸腔区

部位：取胃区与前后正中线等距离的平行线，从此线与发际交点处上、下各取2cm长即是（图7）。

作用：主要对过敏性支气管哮喘、胸部不适、室上性阵发性心动过速等有效。

14. 生殖区

部位：从额角向上引平行于前后正中线的 2cm 长的直线即是（图 7）。

作用：主要治疗功能性子宫出血，配足运感区治疗子宫脱垂等。

二、头针的操作方法及注意事项

1. 针的选择

一般用 2~3 寸的 26~28 号针。

2. 体位

坐位或平卧、侧卧均可。

3. 操作方法

明确诊断后，按照临床表现选好刺激区。常规皮肤消毒后，沿头皮斜向速刺进针，针刺在头皮下或肌层均可，以针体转动时不觉紧涩为佳，达到该区的深度后，要求固定不提插。要达到固定针体的目的，一般要求医者做到肩关节、肘关节、腕关节、拇指固定，食指第 1、2 关节半屈曲状，用食指桡侧面与拇指掌侧面捏住针柄，然后以食指掌指关节不断伸屈，使针体旋转。每分钟要求捻转 200 次左右，每次针体前后旋转各 2 转左右，持续捻转 1~2 分钟，留针 5~10 分钟，用同样方法，再操作 2 次，即可起针。起针后应以消毒棉球稍加按压针眼，以防出血。为减少患者痛苦，进针后可较轻微捻转，也可应用轻微震颤手法 1~2 分钟。为了提高疗效，在留针期间，在家人的陪同下，可加强患肢的活动或被动运动，如行走、提臂、屈指等动作。为加强疗效，可延长留针时间，夏季可留针

1 天，冬季可留针 2~3 天，教家属自行拔针。

4. 疾病恢复过程的特征

有些患者在针刺后，疾病逐渐恢复；有些患者的恢复呈波浪式。如有些麻木患者针刺完麻木症状立刻消失，但是到下午或第 2 天又会出现麻木。这时，如果继续治疗，疾病就会逐步好转或痊愈。鉴于这种情况，一般在麻木症状消失后，需再针 1 个疗程，以巩固疗效。

5. 防止晕针

个别患者有发生晕针的情况，常表现为头晕、目眩、面色苍白、四肢发凉等。发现这种情况应立刻让其平卧休息，出针，轻者可给患者喝热水即愈，重症患者必要时应对症处理。

三、头针的针感

1. 针感的种类

常出现热、麻、抽等反应，以热感最多见。部分患者原来的感觉异常如麻、凉、抽、痛等，在针刺治疗过程中可减轻或消失。也有部分患者虽无针感，但也取得较满意的疗效。

2. 针感的范围及形状

（1）在对侧肢体出现针感，占多数。

（2）在同侧肢体出现针感。

（3）全身出现热感。

（4）有块状针感，可局限在 1 个关节或 1 块肌肉。

（5）有带状针感，一般为 1.5~4cm 宽，其走行基本上和经络循行是一致的，如心包经、胃经、膀胱经等。

3. 针感出现的时间及持续的时间

（1）针感出现的时间：在进针后几秒钟到 3 分钟出现针

感较多。个别患者起针后几小时才出现针感（多见于脑出血后遗症患者）。

（2）针感持续的时间：一般持续 3～10 分钟即开始减退或消失，个别患者可以持续几小时甚至 2 天。

四、临床应用

头针疗法对大脑疾病疗效较佳，有好多疾病在体针无效或见效较慢的情况下，加入头针后，能很快见效，取得较为满意的疗效。我们应用头针加体针治疗中风后遗症 60 例，本组病例均表现为中风急性期过后遗留的肢体瘫痪、语言不利、口眼歪斜等症。

（一）临床资料

我从 1990 年 1 月～2006 年 12 月采用头针加体针治疗中风后遗症，其中能坚持治疗 1 疗程（10 次）以上者共 60 例。

1. 一般资料

本组 60 例患者中，男性 36 例，女性 24 例；年龄最小者 36 岁，最大者 80 岁，其中 36～50 岁者 7 例，51～70 岁者 40 例，71～80 岁者 13 例；病程最短者半月，最长者 1 年，其中 6 个月以内者 40 例，占 66.6%，6 个月以上者 33 例，占 33.3%；右侧偏瘫者 42 例，左侧偏瘫者 18 例，伴有语言障碍者 36 例，中枢性面瘫者 6 例。

2. 病例选择

本组病例中有脑血栓形成者 36 例，脑出血者 12 例，脑栓塞者 12 例。所有病例均经 CT 检查确诊并已进入恢复期和后遗症期。其中自身对照组的 21 例患者为经体针治疗 10 次以上无效者。

（二）治疗方法

1. 取穴方法

头针取穴，右侧肢体瘫痪者针刺左侧运动区上1/5、中2/5及下2/5。上1/5主治对侧下肢瘫痪，针刺1针；中2/5主治对侧上肢瘫痪，针刺2针；下2/5主治对侧头面部瘫痪，如中枢性面瘫等，针刺1针。每次至少针刺4针，如少于4针，则疗效较差。

2. 操作方法

（1）以28号1.5~2寸毫针快速平刺（小于30°），进针1~1.5寸至皮下帽状腱膜上较为松弛的结缔组织层，待患者有酸感后，行快速捻转手法3分钟（200~220次/分钟），留针30分钟，期间每隔5分钟捻转1~2分钟，每日1次，10次为1疗程。

（2）行针及留针过程中，对患侧肢体可活动的患者，鼓励其做由小范围到大范围的主动运动，对于肢体不能活动的患者，嘱其在意念上做交替收缩与放松患肢，以患者不觉疲劳为度。

（3）也可按上法刺入后，待患者有酸麻等感应后，行轻微震颤手法2~3分钟，留针可达1天。少数轻度瘫痪患者，在刺激相应部位时，如刺激对侧中2/5上肢区，针后即能举动上肢，手指原来不能伸屈的，即能伸屈；治疗下肢瘫痪时，针刺对侧上1/5区域，瘫痪的下肢立即能比原来抬高一些。

（4）风池双穴为中风的首选穴位，亦是祛风要穴，刺入后大多用泻法，行针1~2分钟，不留针。重症患者尚需用醒脑开窍法，取人中、内关双穴。人中斜向上针刺，泻法，最好有眼泪流出，疗效较好，可留针15~30分钟；内关针刺后行轻微震颤手法，然后留针15~30分钟。以上为重症患者所取穴位，轻症患者不一定要取以上穴位。轻症患者也可取用风池穴与内关穴，但针刺手法应用轻微震颤法1~2分钟；且不留针。

（5）体针的应用为：上肢瘫痪取肩髃、曲池、外关、合谷，下肢瘫痪取环跳、风市、阳陵泉、足三里、三阴交、绝骨、昆仑，手法以平补平泻为主；重症患者，针曲池可透少海，合谷可透后溪，阳陵泉可透阴陵泉，三阴交可透绝骨，透针后可留针15~30分钟。

3. 疗程

瘫痪患者一般每天1次，10次为1疗程，休息3~5天开始第2疗程。为方便农村患者，如留针1天者，可隔天治疗1次，留针2天者，可隔2天治疗1次。

（三）疗效标准

痊愈：语言清晰，上下肢功能基本恢复正常，行走自如。

显效：语言稍有不利，上下肢功能明显进步，生活能自理，但仍有轻瘫。

好转：语言不利好转不明显，上下肢功能有进步。

无效：治疗前后，语言及上下肢功能无明显变化。

（四）治疗结果

在本组60例患者中，用头针加体针经1疗程以上治疗后，痊愈24例，占40%；显效27例，占45%；好转6例，占10%；无效3例，占5%；总有效率为95%。其中21例自身对照组中，除1例无效外，痊愈8例，显效9例，好转3例，总有效率为95%。

五、典型病例

例1 董某，男，57岁，住桐乡市梧桐镇庆丰北路。于

2003年10月3日在濮院镇街上行走时突然昏厥跌倒，不省人事，急送桐乡市第一人民医院抢救及住院，经CT等检查，诊为脑出血，伴有右侧偏瘫。经住院治疗26天，脑出血好转。出院后，右侧肢体完全瘫痪，邀我出诊。见患者形瘦，面红耳赤，卧床不起，右侧肢体不能动弹，右侧上下肢肌力均为0级，脉弦洪，苔厚腻略黄。既往血压时而升高，一直服用降压药。诊为脑出血后遗症，右侧偏瘫。以头针结合体针治疗。体针的应用如前所述。头针取穴：左侧运动区上1/5，针刺1针；中2/5，针刺2针；下2/5，针刺1针。针刺深度为1寸左右。针刺手法：每穴行轻微震颤及轻微捻转交替施行1~2分钟，留针至晚上入睡前，由家属自行出针。治疗1疗程后，右侧上下肢已能在床上移动，测肌力为1级；治疗2疗程后，已能下床扶着行走；治疗3疗程后，能独自扶杖而行，但右肘臂呈屈曲状；停针3月后，再继续治疗2疗程，已能弃杖行走1000~1500m。追踪观察5年余，疗效巩固。

例2 樊某，男，69岁，住桐乡市乡镇企业局宿舍。于1999年5月因突然发作右侧肢体瘫痪，在桐乡市第一人民医院住院治疗，经CT等检查，诊为脑血栓。住院2月余，予内科药物治疗及体针治疗，出院时右侧肢体仍然瘫痪。出院后邀我出诊。见患者面色较灰暗，形瘦，卧床不起，右侧上下肢丝毫不得动弹，测右侧上下肢肌力为0级，但我以右手拇指指甲用力按压患侧下肢行间穴时，右下肢略有收缩，脉细涩而迟，苔薄白微腻。诊为中风后遗症，根据行间穴的反应，预测患者能恢复行走，故治疗采取头针加体针。取穴与针刺手法基本同例1，但以轻补为主。经1次治疗后，次日即能扶床站立片刻，患者及家属十分欣喜；治疗1疗程后，已能扶着行走；3疗程后，已能在家中自由行走。追踪观察10年，疗效巩固。

例3 俞某，女，64岁，桐乡市第一人民医院家属，住桐乡市第一人民医院宿舍10幢，1992年7月11日初诊。因患低血压、脑梗死在本院住院治疗，半月后出院而来针灸科要求针刺治疗。见患者形容憔悴，面色萎黄，脉迟缓，苔白微腻，右侧上下肢偏瘫，但能跛足行走，右手臂不能上举，行动需别人搀扶。诊为脑梗死后遗症，右侧偏瘫。治疗取穴及针刺手法同例1，以头针结合体针，隔天针刺治疗1次。共针3疗程，右侧上下肢活动及肌力基本恢复正常，能做家务劳动，并坚持每天步行半小时左右。患者每年夏季伏天做针刺治疗10次，至2009年，共观察17年，疗效巩固。

例4 姚某，男，74岁，上海铁路局职工，住上海浦东新区。于2006年3月因患脑梗死在上海某医院住院月余，出院时因右侧肢体瘫痪未大部分恢复，嘱康复治疗，故4月10日来桐乡市第一人民医院针灸科要求治疗。见患者形瘦神疲，右下肢尚能跛足行走，但右足背屈困难，呈垂足状，行走时跛足较严重，右肩臂不能上举，手指伸屈困难，不能握拳，不能捏筷，脉洪弦，苔厚黄。诊为脑梗死后遗症。治疗以头针结合体针，隔天1次，取穴及针刺手法同例1。经1疗程后，右肩臂能上举至与肩同样水平，右跛足大为减轻，能走1500～2000m，不感觉疲劳，家人见到患者得到显著恢复感到十分高兴。半月后再来桐乡继续治疗9次，右侧偏瘫已基本恢复正常，右手不但能捏筷子，还能做出打电脑等精巧动作，已达基本痊愈。追踪观察3年余，疗效巩固。

例5 朱某，男，48岁，住桐乡市乌镇北栅近郊，1993年5月初诊。患者一直在上海经商，因患脑血栓在上海某医院住院，治疗1月后，仍有左侧肢体轻度瘫痪，故回乌镇老家休息治疗。在当地某诊所针刺治疗10余次后，左侧肢体症状不但未见减轻，反而更加沉重，步履维艰，因而转来我院就诊。见患者面色苍白，四肢倦怠，左手足上提困难，需扶持才能行走，脉细软，苔薄白略腻。患者诉：原来能自己行走，经当地医师每次在患肢针刺数十针，且手法甚重，几乎不能忍受的治疗后，现行走反而困难。诊为脑血栓后遗症，左侧偏瘫。因前医在患肢针刺时重泻过度，正气受损，患肢应暂时停针休息数天，然后用左病取右之法，针刺健侧上下肢。所取穴位同前所述，手法以平补平泻法，留针 15 分钟。经 3 次治疗后，已显著见效，患者已能独自弃杖而行。自第 4 次治疗开始，加用头针疗法，取穴为头部右侧运动区上 1/5、中 2/5、下 2/5，隔天1 次；体针取患侧穴位，同前所述，但采用轻微震颤补法，不留针。又经 10 次治疗，患者行走轻快，体力恢复，精力充沛，重返上海经商。观察 5 年，疗效巩固。

六、心得

1. 针刺时机越早越好

针刺治疗中风后遗症的时机，有两种意见。一种认为要病情完全稳定，待出院后才能针灸治疗；另一种认为越早越好，除少数抢救患者外，在采取药物治疗的同时，越早应用针灸治疗，越有利于控制病情发展，并有利于早日康复。根据对较多患者的观察，我认同后者的意见。曾有人研究，对脑出血患者针刺风池等穴，有较好的止血作用。

2. 治疗时机最好在 3 个月以内

中风后遗症者的脑部功能丧失区呈黑色（死亡区），健康的脑组织为白色（正常区），介于两者之间已丧失部分功能的脑组织呈灰色（半死亡区）。如在药物治疗的同时，及早加入针刺治疗，其灰色区大多能恢复正常功能，故病情稍有稳定应及早采用针刺治疗, 时间最佳在 3 个月以内。若病情严重, 肢体全部瘫痪时, 家属应每天为患者的瘫痪部位做适当的被动运动, 以防止患肢肌肉萎缩, 不利康复。

3. 体针结合头针疗效较好

针刺治疗中风患者除应用体针外, 最好加用头针疗法, 能显著提高疗效。我遇到部分中风后遗症患者, 开始单独应用体针, 病情恢复较慢或无效, 加用头针后, 见效较快, 有部分患者能立竿见影。如例 2 患者樊某, 在住院时未应用头针疗法, 虽以体针治疗 10 余次, 均未见效; 出院后加用头针治疗, 次日即能站起来, 直至能独自行走。再从自身对照组的 21 例病例来看, 21 例患者均为经体针治疗 1 疗程以上, 无效后再加用头针者, 其中有 20 例收到不同程度的疗效, 有效率达 95.23%。可见加入头针后, 可显著提高疗效。

4. 针刺手法应适宜

针刺手法应因人、因病, 灵活应用。有人认为, 头针针刺时要越痛越好; 体针治疗时, 对患肢的刺激量要越重越好。我认为, 治疗要随机应变, 不能千篇一律, 如头针时, 应在保持疗效的前提下, 尽量减轻患者的痛苦, 要将毫针刺入头皮下帽状腱膜上较为松弛的结缔组织层, 针刺手法以轻微震颤手法为主, 留针时间尽量长一些, 可提高疗效; 留针期间, 嘱患者要多活动患肢, 患肢丧失功能的要在意念上帮助患肢活动, 有助于提早康复。应用体针时也要补泻得当, 轻重适宜, 否则便如例 5 患者, 因取穴过多、刺激重、泻过量, 反而造成患者全身沉重, 举步日益艰难, 如遇此类情况, 可针健侧肢体的穴位加以调整, 待病情好转后再按上法治疗。

5. 适当锻炼

在针刺治疗中风后遗症期间, 设计一些患者力所能及的锻炼方法。如例 4 患者姚某，原本右手不能用筷子夹物，在留针期间，除了步行以外，还锻炼用筷子夹玻璃弹子，经 2 疗程后，不但能用筷子进食，而且能用患手打电脑。又如例 3 患者俞某，每天坚持步行锻炼半小时左右，除大风、大雨、严寒以外，从不间断，小雨亦撑伞坚持锻炼，至今已 17 年，疗效巩固。

耳针疗法

一、耳针的起源

耳郭与整体相联系，可通过望、触等方法诊断疾病，或通过对耳郭的刺激来防治疾病。耳与整体的联系在我国古代文献中早有记载。如两千多年前的《阴阳十一脉灸经》就提到了与上肢、眼、颊、咽喉相联系的"耳脉"。《黄帝内经》对耳郭与整体的联系有了更深入的认识，如《灵枢·经脉》提到，"小肠手太阳之脉……其支者……却入耳中"，"三焦手少阳之脉……其支者……系耳后直上，出耳上角……其支者，从耳后入耳中，出走耳前"，"胆足少阳之脉……其支者，从耳后入耳中，出走耳前"，"手阳明之别……入耳，会于宗脉"。又指出，"胃足阳明之脉……上耳前"，"膀胱足太阳之脉……其支者，从巅至耳上角"。根据《灵枢》的记载，循行于耳区的经脉与足三阳经的关系最为密切，六条阴经虽不直接入耳，却通过经别与阳经相合，因此十二经皆直接或间接上达于耳，故《灵枢·口问》谓："耳者，宗脉之所聚也。"但《黄帝内经》中没有明确提出各器官系统在耳郭上都有一个投影区。

古人在实践中发现，机体有病时能在耳郭上产生反应，如《备急千金要方》云："耳大小，高下，厚薄，偏圆则肾应之。""耳坚者则肾坚，肾坚则肾不受病，不病肢痛。"《厘正按摩要术》亦载有："凡发热，耳筋出现紫黑赤白皆凶，耳上凉者吉，耳下凉者凶，耳后青筋起主瘈疭。"说明古人不但通过耳郭的位置、大小、厚薄、形态的异常来判断疾病，而且还开始运用温度、色泽的变化来诊断疾病。

在刺激耳郭防治疾病方面，古人也积累了一些经验。如明代万历年间朝鲜许浚的《东医宝鉴》中曾引载我国导引的方法，"以手摩耳轮，不拘遍数，所谓修其城郭以补肾气，以防聋聩也"。古希腊的希波克拉底还曾用割断耳后血管的方法治疗阳痿和男性不育症。古埃及亦有把刺激耳郭用于妇女节育的记载。但耳郭医学的真正兴起始于20世纪50年代。1950年，法国的外科医师诺吉尔博士（P. Nogier）在拜访一位民间医师时发现，有一位患有顽固性坐骨神经痛的妇女，在同侧耳郭被灼烧后症状完全消失。自此他以火筷烧灼对耳轮下脚处的坐骨神经特效点，结果治好了数例同样的患者。他用针刺代替烧灼，也获得了同样的效果。之后诺吉尔进行了长达6年的系统研究，并于1957年在《德国针术杂志》上发表了他的论文和形如胚胎倒影式的耳穴定位图谱，生动地证明了耳朵是人体的缩影，从此耳针疗法传入西德。

我国对耳针疗法的重新认识始于20世纪50年代末，当时，叶肖麟摘译并介绍了法国医学博士诺吉尔的发现，"外耳并非单纯唯一的弯曲软骨，它与内脏器官存在密切关系，内脏疾病时在耳郭上有相应点出现"。诺吉尔提出的"胚胎倒影"的耳穴图发表于1958年12月的《上海中医杂志》上，从此进一步引起了我国医务人员的重视。不久耳针疗法又在日本、苏联、英国、西班牙、南朝鲜等传播开来。

在我国，由于保留了部分古代的耳穴，因此在耳穴的定位、命名方面与诺吉尔的方式产生了一定的差异；加之受传统医学理论的影响，在临床应用的理论指导方面也出现了较大分歧，于是就出现了国际上的两大派系：中国模式的耳针、法国模式的耳针。中国模式的特点主要是从中医整体观念出发，以经络藏象学说为指导，对耳穴的功效、作用及选穴、配穴原则偏重于从脏腑经络理论去理解。如治疗眼病常配用肝穴（肝开窍于目），治疗耳疾常配用肾穴（肾开窍于耳），治疗皮肤病选肺穴（肺主皮毛），治疗心律不齐选小肠穴（心与小肠相表里）。法国模式则是以解剖学、生理学为基础，对耳穴的功效、作用及选穴、配穴原则主要从现代医学的角度去认识。

自诺吉尔的耳穴定位图传入我国后，中国科学院生理研究所、中国科学院动物研究所、中国人民解放军总医院等单位曾进行过许多实验研究，证实了各个器官系统在耳郭投射区的存在，因而对法国模式的耳针较多采用。

目前，有人对耳郭医学中一系列悬而未解的重大理论难题做了深入的探讨，并进一步发展并壮大耳郭医学的临床应用。这些重大理论难题大体包括如下几个方面的内容：

1. 对耳穴的分布特点进行了理论揭示。机体确实能够把各器官系统的信息投射到一些特定部分的特定位区内，这些特定部分犹如整体的缩影。

2. 阐释了一种疾病可在多个耳穴产生阳性反应的机制。虽然一种疾病可在多处产生阳性反应，但其中只有一个反应区与病灶有直接联系，而其他耳区的反应都是间接反应。因而便造成了一种疾病可在多处耳区产生阳性反应的现象。

3. 耳区的特异性问题。

二、耳郭表面解剖名称

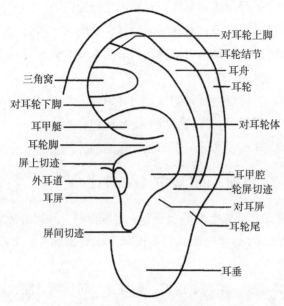

图 8　耳郭正面解剖名称图

1. 耳轮：是耳郭外缘向前卷曲的部分。

2. 耳轮脚：是指耳轮深入到耳腔的横行突起。

3. 耳轮结节：耳轮后上缘稍肥厚的结节状突起。

4. 耳轮尾：在耳轮末端，与耳垂交界处。

5. 对耳轮：耳郭边缘内侧与耳轮相对的平行隆起处。

6. 对耳轮上脚：对耳轮向上的分支。

7. 对耳轮下脚：对耳轮向下的分支。

8. 三角窝：对耳轮上下脚之间构成的三角凹窝。

9. 耳舟：对耳轮与耳轮之间的凹沟。

10. 耳屏：耳郭前面的瓣状突起，又称耳珠。

11. 对耳屏：耳垂上部与耳垂相对的隆起。

12. 屏上切迹：耳屏上缘与耳轮脚下之间的凹陷。

13. 屏间切迹：耳屏与对耳屏之间的凹陷。

14. 轮屏切迹：对耳屏与对耳轮之间的凹陷。

15. 耳甲：是由对耳屏和弧形的对耳轮体部及对耳轮下脚下缘围成的凹窝。

16. 耳甲艇：耳轮脚以上的耳甲部。

17. 耳甲腔：耳轮脚以下的耳甲部。

18. 耳垂：耳郭最下部无软骨的部分。

三、耳郭表面耳穴的分布规律

耳穴在耳郭上的分布是有一定规律的。耳郭的形象恰似一个在子宫内倒置的胎儿，头面朝下，臀部向上。其分布规律如下：

1. 耳垂：相当于面部，包括牙、舌、颌、眼、内耳、面颊、扁桃体等。

2. 对耳屏：相当于头部、脑部和神经系统，包括皮质下、额、颞、枕部等。

3. 耳轮脚：相当于横膈。

4. 对耳轮：相当于脊柱及躯干，包括颈椎、胸椎、腰椎及颈、胸、腰。

5. 对耳轮上脚：相当于下肢，包括髋、膝、踝、跟、趾。

6. 对耳轮下脚：相当于臀部，包括臀、坐骨神经、交感。

7. 三角窝：相当于盆腔，包括神门、内生殖器等。

8. 耳舟：相当于上肢，包括锁骨、肩、肘、腕、指。

9. 耳屏：相当于咽喉，包括内鼻、外鼻、鼻咽部，另外，还包括肾上腺等。

10. 屏上切迹：相当于外耳等。

11. 屏间切迹：相当于内分泌。

12. 耳甲艇：相当于腹部，包括肾、输尿管、膀胱、胰、肝、脾等。

13. 耳甲腔：相当于胸部，包括心、肺、气管、三焦等。

14. 耳轮甲周围：相当于消化道，包括口、食道、贲门、胃、十二指肠、小肠、阑尾、大肠等。

15. 耳郭背面：相当于背部，包括上背、中背、下背。分布在耳背的包括心、肝、脾、肾及耳背沟、上耳根、耳迷根、下耳根、降压沟等。

四、临床应用

由于耳针穴位容易记忆，耳郭常年暴露在外，取穴比较方便，又无重要脏腑及大血管，针刺相对安全，疗效也较好，故我经常单独或配合体针治疗某些疾病。1965 年 5 月，嘉善与桐乡共同组成一个社教医疗队，赴浙江省平湖县新苍镇附近农村的友联大队及皇沽大队等地巡回医疗，在巡回医疗中，我单独应用耳针疗法治疗急性腹泻 18 例，均取得了较为满意的疗效。腹泻的病因较多，我们所治的急性腹泻病例，均由于夏秋季气候炎热，饮食不节，或食物污染，胃肠道感染所致，排除化学性、食物中毒性及急性传染病等所致的腹泻。

（一）临床资料

18 例急性腹泻患者中，男 12 例，女 6 例；年龄最小 19 岁，最大 50 岁，其中 19～29 岁 10 例，30～40 岁 5 例，41～50 岁 3 例；发病时间在 1 天以内 14 例（其中 2 小时以内 2 例），1～2 天 3 例，2～3 天 1 例；腹泻伴有腹痛者 15 例，伴有腹胀者 1 例，伴有里急后重者 1 例，伴有轻度发热者 1 例。

（二）治疗方法

1. 取穴方法

18 例急性腹泻患者均采用耳针疗法，在耳郭的耳轮脚上缘相当于十二指肠、小肠、大肠反应区处取穴。首先应用视诊察看该部位皮肤是否有色泽改变、是否有微血管充血，再以手指触摸该处皮肤是否粗糙及条索状突起等情况。如有以上情况，则为阳性。再以毫针针柄按压之，其痛觉较周围皮肤严重、敏感者，为阳性反应点，即为治疗针刺处。

2. 针刺方法

选用 1 寸半不锈钢针，在耳轮甲上缘相当于十二指肠或小肠阳性反应点处进针，以 15°角刺入后沿皮下平行透刺，右侧透过阑尾穴至大肠穴处，左侧透过乙状结肠穴达大肠穴处，刺入后，行轻微震颤手法 30～60 秒，然后留针 2 小时以上，最好待病情减轻或消失后，再继续留针至傍晚，嘱患者家属自行取出。次日如症状未消失，可继续针刺，经 1 次治疗，留针 3～4 小时后，如症状未改善者，应转送医院做进一步检查治疗。

（三）疗效标准

痊愈：腹痛、腹胀等症状消失，大便形状及次数亦恢复正常。

有效：腹痛、腹胀等症状显著减轻，腹泻次数亦大大减少。

无效：经治疗 1 次，留针 2 小时以上，症状无改善。

（四）治疗结果

18 例患者中，经 1 次治疗者 15 例，其中 14 例痊愈，另 1 例兼有发热症状，在针刺后留针 2 小时以上症状无改善，转送医院诊治；经 2 次治疗者 3 例，均有效。治疗结果：痊愈 14 例，占 77.77%；有效 3 例，占 16.66%；无效 1 例，占

5.55%；总有效率为 94.4%。

五、典型病例

例1 陈某，男，19 岁，赤脚医师，住平湖新苍皇姑大队。1965 年 6 月某日，我为平湖县新仓镇附近大队培训赤脚医师，当在培训班上针灸课时，讲到耳针能消炎止痛时，陈某即站起来讲："我从今晨 7 时起到现在（10 时）肚子响个不停，并且还有腹痛、腹胀，大便水泻了 20 多次，能不能用耳针治疗？"我在课堂上立即为其检查，见患者面容憔悴，精神倦怠，痛苦面容，腹痛拒按，苔白略腻，脉略迟缓；其双侧耳郭见耳轮脚上缘有红色条索状隆起，此区为十二指肠、小肠、阑尾（右侧）、乙状结肠（左侧），以及大肠等反应区。考虑到患者因饮食不节，胃肠道感染，而致急性肠炎。当即为其针刺耳轮脚上缘，自十二指肠部位刺入，沿皮下直达大肠反应区，轻微捻转约半分钟后留针，继续讲课，约半个多小时到下课时，陈某讲："自耳针刺入后，肠鸣音即开始显著减少，腹痛、腹胀亦逐渐减轻而消失。"之后留针约 2 小时出针，诉未曾腹泻过，竟 1 次治愈。

例2 王某，女，47 岁，嘉善县人民医院内科医师，社教医疗队副队长。1965 年 7 月 9 日上午，我们全体队员赴上海参观，途经平湖城关镇，突遇大雨，且下个不停，当时大家在平湖公园内避雨，王医师突然发作腹痛、水泻，连续去洗手间 3~4 次。当时因未带任何药物，王医师问我针灸有否办法治疗？我即以耳针试治。见患者面色苍白，脉迟缓，舌苔白腻，腹痛拒按，检查双耳郭耳轮脚上缘皮肤无明显改变，以针柄压之，压痛非常敏感。遂以 1 寸半毫针，由耳轮脚上缘痛感明显处的小肠反应点刺入，循皮下直透大肠反应点，行单刺法，然后留针 2 小时。自刺入后腹痛、腹胀逐渐减轻，腹泻消失，1次治愈。

六、心得

1. 耳郭穴位容易记忆

耳郭穴位犹如胎儿在子宫中的倒影，全身各部位及五脏六腑等都能在耳郭上找到代表区或反应点，因此耳郭穴位易于记忆。

2. 耳针治疗比较方便

耳郭终年暴露在外，不像体针需要脱衣解带，因而比较方便。

3. 耳针十分安全

耳郭内无重要脏器及大血管，不会引起不良反应（但针刺部位原有红肿、化脓等现象时不宜针刺），因而针刺耳针绝对安全。

4. 耳针疗法疗效较好，能调节全身生理功能

耳针疗法能使某些病理状态恢复到正常的生理状态，能消炎止痛，如能及早治疗，某些疾病能迅速痊愈。故我平时常将耳针作为治疗疾病的首选，如用耳针能治愈，就不用体针，以方便患者。如患者余某，女，32岁，理发师，住桐乡市梧桐镇迎凤新村1期22幢502室，2007年3月12日上午来诊。主诉：今日清晨起床，即感觉右手腕关节疼痛，不能做家务劳动及任何工作，特来要求诊疗。见患者面色正常，右侧腕关节无红肿，腕背阳池穴处有明显压痛，检查右侧耳郭耳舟上部相当于腕关节反应区有明显压痛。诊为右腕软组织损伤。采用微型皮内针以15°角刺入压痛点，外敷一小块胶布加以固定，当时活动腕关节即疼痛显著减轻，留针1天，嘱自行出针。2天后

患者来归还皮内针时，谓自针刺后右腕疼痛即全部消失，且照常做理发工作也无影响，耳针治疗竟 1 次治愈。

腕踝针疗法

腕踝针疗法是上海第二军医大学首创。与经络系统有所不同，腕踝针疗法要求上下肢分开，针刺部位在皮下浅层，刺入后不必应用针刺手法，不要求酸、胀、痛、麻等感应，方法简便，易学易用。腕踝针疗法是在腕部或踝部的相应点进行针刺而治疗全身各部位疾病的方法，是 60 年代在应用电刺激疗法的基础上，与传统针刺相结合而逐步创立的一种新型的针刺疗法。腕踝针疗法具有进针点少，安全无痛，操作简单，治疗范围广，且无不良反应等特点，患者容易接受，便于推广和应用。

一、腕踝针的分区

腕踝针疗法是在将人体进行分区的基础上，再确定进针点。区域均沿人体纵轴排列，以前后正中线为标线，将身体两侧面由前向后划分为六个纵行区，并把各种相关病症归纳在各个纵行区范围内。各区位置及归属病症分述如下。

（一）一区

定位：前正中线两侧的区域。包括额部、眼、鼻、舌、咽喉、气管、食道、口唇、前牙、心脏、上腹部、脐部、下腹部和会阴部。

主治：前额痛、目赤肿痛、鼻塞、流涎、前牙痛、咽喉痛、喘咳、心悸、胃脘痛、遗尿、痛经、白带增多等。

（二）二区

定位：躯体前面的两旁。包括颞部、颊部、后牙、颌下部、甲状腺、锁骨上窝、乳部、肺、肝、胆和侧腹部。

主治：颞前头痛、后牙痛、乳房胀痛、胸痛、哮喘、肝区痛、胁肋胀痛等。

（三）三区

定位：躯体前面的外缘（即二区的外缘），范围较窄。包括耳郭前缘的头面部，沿腋窝前缘向下的胸腹部。

主治：本区出现的症状较少，主要有颞浅动脉病、沿腋前缘的胸痛或腹痛等。

（四）四区

定位：躯体前后交界区。包括头顶至耳垂直下的区域，斜方肌缘，腋窝顶至髂前上棘间的垂直区域。

主治：头顶痛、耳鸣、耳聋、下颌关节紊乱症、腋窝以下的胸腹痛等。

（五）五区

定位：躯体后面两旁，与前面二区相对应。包括颞后部、颈后外侧部、肩胛区、躯干两旁、下肢外侧。

主治：颞后部头痛、落枕、耳鸣、耳聋、肩胛部痛、侧腰痛及腰椎横突综合征等。

（六）六区

定位：躯体后正中线两侧的区域，与前面的一区相对应。包括后头部、枕顶部、脊柱部、骶尾部及肛门等。

主治：后头痛、项强痛、腰脊痛等。

四肢部位分区：当两上肢处于内侧面向前向外旋位，两下肢靠拢时，四肢的内侧面即相当于躯干的后面，前面靠拢的缝相当于前正中线，后面靠拢的缝相当于后正中线，这样四肢的分区就可按躯干的分区类推。

上面六区可进一步划分为十二个分区。其分法为：以胸骨末端和两侧肋弓的交界处为中心，划一条环绕躯干的水平线，称横膈线。横膈线将躯体两侧的六个区分成上下两半。横膈线以上的半区分别加"上"字，即上1区、上2区、上3区、上4区、上5区、上6区；横膈线以下的半区分别加"下"字，即下1区、下2区、下3区、下4区、下5区、下6区。

二、腕踝针的定点

腕踝针的穴位，又称进针点。共12个穴点。

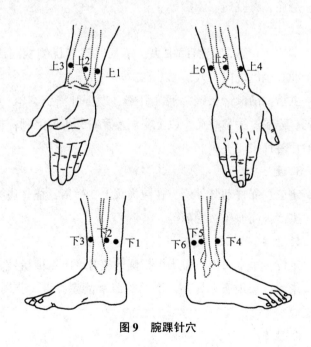

图9 腕踝针穴

（一）腕部穴点

腕部穴点共 6 个，约在腕横纹上 2 横指环绕腕部一圈处。从掌面尺侧起至桡侧，再从背面桡侧至尺侧，顺序依次为上 1、上 2、上 3、上 4、上 5、上 6（图 9）。

1. 上 1

定位：在小指侧的尺骨缘与尺侧腕屈肌腱之间。取穴时术者用一手的拇指摸到小指侧尺骨缘后，向前轻推，穴点的位置在靠肌腱内侧凹陷处。本穴较为常用。

主治：前额痛、目疾、鼻病、三叉神经痛、面神经麻痹、前牙肿痛、咽喉肿痛、咳喘、眩晕、心悸、高血压、盗汗、失眠、癔症、胃脘痛、癫痫等。

2. 上 2

定位：在腕掌侧面的中央，掌长肌腱与桡侧腕屈肌腱之间，即心包经之内关穴。

主治：前颞部头痛、后牙肿痛、颌下肿痛、胸闷、胸痛、回乳、哮喘、手掌心痛，以上疾病治疗时针尖向上刺；指端麻木治疗时针尖向下刺。

3. 上 3

定位：靠桡动脉外侧，在腕横纹上 2 横指，桡骨边缘处。

主治：高血压、胸痛等。

4. 上 4

定位：手掌向内，位于拇指侧的桡骨缘上 2 横指处。

主治：头顶痛、耳病、下颌关节紊乱症、肩关节周围炎、胸痛等。

5. 上 5

定位：腕背面的中央，即三焦经之外关穴。

主治：后颞部头痛，上肢感觉障碍（麻木、过敏），上肢运动障碍（瘫痪、震颤、舞蹈病），肘、腕、指关节痛。

6. 上6

定位：位于小指侧尺骨缘背，腕横纹上2横指处。

主治：后头部痛、枕项痛、颈胸部脊柱及椎旁痛等。

（二）踝部穴点

踝部穴点共6个，约在内外踝最高点上3横指一圈处，从跟腱内侧向前转到跟腱外侧，依次为下1、下2、下3、下4、下5、下6（图9）。

1. 下1

定位：靠跟腱内侧缘。

主治：上腹部胀痛、脐周痛、痛经、白带增多、遗尿、阴部瘙痒症、足跟痛等。

2. 下2

定位：在内侧面中央，靠胫骨后缘处。

主治：肝区痛、侧腹部痛、过敏性结肠炎等。

3. 下3

定位：在胫骨前缘向内约1cm处。

主治：膝关节内缘痛等病症。

4. 下4

定位：位于胫骨前缘与腓骨前缘的中点处。

主治：股四头肌酸痛、膝关节痛、下肢感觉障碍（麻木、过敏）、下肢运动障碍（瘫痪、震颤、舞蹈病）、趾关节痛等。

5. 下5

定位：位于外侧面中央，靠腓骨后缘处。

主治：髋关节痛、踝关节扭伤等病症。

6. 下6

定位：靠跟腱外缘处。

主治：急性腰扭伤、腰肌劳损、骶髂关节痛、坐骨神经痛、腓肠肌痛、足前掌痛。

上述穴点中，以上 3 和下 3 较为少用。

三、腕踝针的取穴与配方

1. 取穴

由于穴点的编号和身体上、下 6 个分区的编号是相一致的，而每一穴点的主治又是与其相一致的同区域病症，故腕踝针取穴的基本方法是在病症所在的同侧同区域选穴治疗。

具体取穴时，横膈线以上的病症选腕部穴点，横膈线以下的病症选踝部穴点。

2. 配方

（1）上下配方法：如病症跨上下两个分区时，则可同时取上、下穴点组方。如前正中线病症，可选上 1 和下 1 组方；另如偏瘫，可取上 5、下 4 进行配方。

（2）左右配方法：对难以确定部位的跨区域的疾病，如失眠、盗汗、全身瘙痒症等，可取左右两侧穴点加以组方，如左右上 1 穴。

四、腕踝针的操作方法

1. 针刺方法

选 30 号 1.5 寸长毫针，体位不限，针踝部穴区时，以卧位为佳。针刺前，嘱患者尽量放松肌肉。常规消毒后，医师左手固定穴点上部，以拇食二指拉紧皮肤，右手拇指在下，食、中指在上夹持针柄，针与皮肤呈 30°，快速进入皮下。然后轻捻针柄，使针体贴着皮肤浅层行进，以针下有松软感为宜。如患者有酸、麻、胀、痛、沉等感觉，表明针体已深入筋膜下层，属进针过深，宜将针外退至浅表处。刚开始进针时，局部可稍感疼痛，一般刺入后即消失。为了保证针在皮下，针尖刺入皮肤后，放开持针手指，则针自然垂倒并贴近皮肤表面。进针方向以朝着病端为原则，如病症在指或趾，针尖向下；在头胸或腰膝，针尖向上。针刺深约1.5寸，进针后将针循纵线沿皮下平刺插入；但针刺上、下1或6穴时，针体应与腕部或踝部的边缘平行。

2. 调针法

腕踝针一般不使用补泻手法，可使用轻微震颤手法，但在针刺过程中须及时予以调针。调针法有以下三种：

（1）针刺过深，局部出现胀、痛感觉时，宜将针退出，使针尖退到皮下，重新平刺入更表浅的部位。

（2）针刺方向不正，宜将针提至皮下，重新进针。

（3）针刺长度不够时，宜将针尽量刺入或换针另刺，但须注意，应略保留部分针体在体外。

3. 留针法

腕踝针一般留针30分钟。疼痛性病症或某些慢性病可适当延长留针时间。腕踝针每日或隔日治疗1次，10次为1疗程。

4. 注意事项

（1）如穴点皮下有较粗的血管，或针刺入后有显著疼痛时，进针点宜适当移位。移动进针点时，应注意遵循移点不离线的原则，即沿纵线方向移位，不能向两旁移点。

（2）腕踝针亦可引起晕针，如患者出现头昏、恶心不适时，宜迅速出针，并令患者平卧。

五、临床应用

腕踝针疗法的适应病症相当广泛，且在不断扩展之中。据不完全统计，迄今已应用于 50 余种病症。它对疼痛性疾病，诸如血管性头痛、腰扭伤、牙痛、关节痛、痛经等止痛作用明显，疗效迅速；对心律失常、面肌痉挛、面肌麻痹、急性乳腺炎、哮喘、皮肤瘙痒症、遗尿、癔症等有较好的效果；对急性结膜炎、近视眼、高血压、中风偏瘫等亦有一定疗效。我们在门诊中选择一些比较难治的疾病应用腕踝针治疗，亦取得了较为满意的疗效。

六、典型病例

例 1 葛某，男，32 岁，农民，住桐乡市梧桐公社，1976 年 5 月 13 日初诊。自诉半月来右肩疼痛，不能活动。经用针灸治疗及肌肉注射青霉素和醋酸氢化可的松局封后，均未见效，故来本院就医。检查：患者痛苦面容，右侧肩关节前外缘肱二头肌长头处疼痛，局部红肿，压痛明显，屈肘时疼痛加剧。诊为肱二头肌长头腱鞘炎。取腕踝针左上 2 及阿是穴，留针半小时，当时疼痛稍有减轻。隔日复诊，患者自诉疼痛已减轻一半，局部肿胀显著减轻，屈肘时疼痛亦大为减轻。后共针治 5 次，症状消失，完好如常。患者为了巩固疗效，又继续针治 3 次。观察 3 月，未复发。

例 2 陈某，男，72 岁，农民，住梧桐公社余桥大队，1977 年 8 月 16 日初诊。患者自诉头部终日嗡嗡作响，两耳听力消失，讲话讲不出声音，伴有头晕、心悸、失眠、纳减、乏力等症状。检查：面色萎黄，表情焦急，两耳无异常，鼓膜完好，听力消失，大声讲话也听不到，舌苔厚腻，脉细弱。诊为神经性耳聋伴神经官能症。行腕踝针双上 4、双上 1 穴治疗，隔日 1 次。经 1 疗程共 10 次治疗后，患者听力已开始恢复，大声讲话能听到，讲话有声，但声音很轻，头晕、失眠等症状也有所减轻。继续隔天 1 次针刺治疗，症状逐步改善。但治疗 30 次后因家庭吵闹，症状又反复。再用以上方法继续针刺治疗，所有症状又日渐好转。最后用腕踝针针刺治疗共计 60 次，患者面色红润，诸症消失，观察半年，疗效巩固。

例3　朱某，男，23 岁，农民，住桐乡市灵安公社，1977 年 3 月 12 日初诊。自诉 1 周来右侧上、下肢呈发作性震颤，时发时止，近 2 天波及左侧上、下肢，无血吸虫病史。检查：面色红润，发育及营养均良好，舌苔薄白，脉弦和，神经系统检查正常，仅右侧上下肢呈节律性震颤，左侧轻微震颤。诊为震颤麻痹（原因待查）。暂且按震颤麻痹治疗，取腕踝针双上 5，双下 4 穴，向心性 30°刺入皮下约 1 寸深，留针半小时出针。隔日复诊，患者谓："经上次针刺治疗后，手足震颤立即停止。"为巩固疗效，再继续针刺治疗 5 次，症状未再出现而获痊愈。

例4　钱某，女，73 岁，退休职工，住桐乡市梧桐镇，1977 年 8 月 15 日初诊。自诉 2 月来出现两上肢阵发性震颤，不能自主，半月来症状加剧，并波及两下肢，震颤严重时行走亦感困难，发作频繁，连绵不断，只有夜间入睡后稍定。经别处针灸治疗多次无效，故来我院就诊。检查：面容焦急，两上肢持续性、节律性震颤不已，两下肢震颤较轻，不能独自站立或行走，舌苔厚燥，舌色灰白，舌质绛，脉弦。诊为帕金森氏综合征。针刺腕踝针双上 5、双下 4 穴治疗。各穴用 1 寸半针以 30°向心性刺入皮下 1 寸深，留针 10 分钟后，震颤逐渐减轻而停止，留针半小时出针。次日下午复诊时谓今日下午震颤又出现。取穴及针刺手法同上，刺入后留针 5~6 分钟后，震颤即消失。连续治疗 10 次（1 疗程），症状稳定，为巩固疗效，又针治 2 个疗程。后因家中吵闹，震颤旋又发作，再针治 1 疗程后症状停止发作。停止治疗 3 个月后，两上肢又略有震颤，又继续针刺治疗 20 次。患者前后共针刺 6 个疗程，症状消失，追踪观察 3 年，疗效巩固。

七、心得

腕踝针的临床应用不但对以疼痛为主要症状的疾病疗效较好，而且对某些顽固性疾病，疗效亦较好。如例 1，患者肩部红肿疼痛，经针灸、青霉素肌注及醋酸氢化可的松局封，均不能见效，应用腕踝针治疗后，竟然 1 次见效，5 次痊愈，可见疗效之迅速，出乎意料。又如例 2，患者高龄 70 岁有余，耳聋音哑，实属顽症痼疾，单独应用腕踝针治疗，竟能迅速见效，后经多次针刺，而达痊愈，确实令人信服。又如例 3、例 4，患者症状皆为震颤麻痹，平时门诊遇到这类病症，以常用的针灸方法治疗，很难控制其病情进展，而应用腕踝针治疗，能收立竿见影之效，令人惊叹不已。腕踝针疗法简、便、廉、验，值得广大医务人员大力推广使用。

足针疗法

足针疗法又称"足反射区带诊疗法"，自创始至今已有近百年历史，80 年代以来，引进我国内地。足针疗法对多种疾病都有较好的疗效，而且操作简单，容易掌握。

足针疗法是在足部的一些特定穴位上进行针刺，以治疗全身病症的一种方法。人的双脚有成千上万个神经末梢与大脑紧密相连，其压觉点与人体各个不同部位和不同器官息息相通。如果哪儿不舒服，只需进行简单的足部按摩，便可缓解。这种按摩，在国外被称作"反射学"。反射学最先由古埃及人进行研究。反射学认为，人体的某种器官、组织具有在体表上的代表性的反应点，二者具有关联性。

一、足的反射区带

足的反射区带是身体反射区带的成比例缩小，即双足合在一起是人体的缩影。双足与人体相对应，位于身体右半部的器官，如肝脏，必投影于右足；位于身体左半部的器官，如胃，必投影于左足；身体左右对称的器官，如肾脏和肺脏，在双足都有相应的投影点；位于身体中轴线的器官，如脊椎、心脏等，分布于双足内侧；位于身体外侧的器官，如肩、膝关节等，则分布于双足外侧。

足是立体的，有足底、足外侧、足内侧、足背四个面。足底对应身体的腹面，身体腹面的内部脏器可在足底找到相应的投影点；足背对应身体的背面，神经系统投影于足背；足腕部对应身体的腹股沟，因而有淋巴和生殖器官的投影点。

总之，将人体的躯体与双足，按照足反射区带与人体各器官系统的"叠加"，进行对应类比，可以将身体上很小的部位在足部描绘出来。足部穴位大多用于按摩，有很多足浴，如中草药洗足，再加上相应的穴位按摩，可取得很好的健康保健作用；若持之以恒地自我按摩足底有关穴位，亦有很好的保健作用。

二、足针的针刺方法

用 1 寸长 28 号不锈钢针迅速刺入穴位，深 0.5 ~ 0.8 寸，待有胀痛感觉后即留针 30 ~ 60 分钟。进针后可用刮针法，留针期间也可刮针 1 ~ 2 次，以加强刺激，不需捻转提插。

三、临床应用

我与学生丁某曾通过针刺足底穴位治疗三叉神经痛，取得了较好的疗效。原发性三叉神经痛多发生于 40 岁以上的患者，是门诊较常见的疾病。其临床症状为面部三叉神经区内阵发性烧灼样或针刺样剧痛，可因进食、说话、洗脸等引起，严重者吹风也会诱发。若疼痛发作剧烈、频繁，常使患者遭受极大的精神负担，影响工作和生活。我们曾试用足针治疗三叉神经痛 15 例，疗效满意。现介绍如下。

（一）治疗方法

取仰卧位，穴位为足底部心、肾两个脏器的投影点各 2 穴，左右共 4 穴。治疗期间可停用药物。一般隔 1～2 天治疗 1 次，如症状缓解，间隔时间可适当延长数天。针刺 5 次无效果，可放弃此疗法。

（二）疗效标准

痊愈：疼痛完全消失，恢复正常工作和学习，并随访观察 1 年无复发。

显效：疼痛明显缓解或控制，1 年来偶尔发作 1～2 次。发作时症状显著减轻，可进行正常的工作、学习。

有效：疼痛减轻，持续时间缩短，发作次数减少，间隔时间延长，或近期疗效较好，不影响进食、说话、洗脸等。

无效：疼痛无缓解。

（三）治疗结果

15 例患者均经 1 年以上的随访或函访，其中痊愈 5 例，显效 4 例，有效 5 例，无效 1 例，总有效率为 92.6%。

（四）病程与疗效的关系

病程越短，疗效越好；病程越长，疗效越差。其中 1 例病程达 13 年者，治疗无效；有 5 年以上病程者，治疗后不能使疼痛完全消失。

（五）不良反应

足针疗法针刺时比较疼痛，用快速进针法可减轻患者痛苦。无其他不良反应。

四、典型病例

陈某，男，46 岁，农民，住百桃公社永安大队，1974 年 1 月 25 日就诊。诉 1 周来右侧眉端呈阵发性针刺样疼痛，发作频繁，每日数十次，每因说话或进食而诱发，夜间不得安眠，胃纳减少，体力衰弱，行走亦感困难，服止痛片无效，故而就诊。检查：表情痛苦，面色萎黄，右侧眉端（内侧）压痛明显，无红肿，脉弦紧微数，苔白腻。诊为原发性右侧三叉神经第一支疼痛。按上法治疗，隔天 1 次，14 次后疼痛消失，食欲增加，体力恢复，面色红润，睡眠良好，健康如常。为巩固疗效，再针治 1 次。1975 年随访，未见复发。

火针疗法

一、火针的起源

火针是指用烧红的针尖迅速刺入穴内以治疗疾病的一种方法。早在《灵枢·官针》中就记有："焠刺者，刺燔针则取痹也。"《伤寒论》中也论述了火针的适应证和不宜用火针医治的病候。《针灸大成》中总结了明代以前用火针治疗疾病的经验，记述较为详细。《针灸大成》中指出，"火针即焠针，频以麻油蘸其针，灯上烧，令通红，用方有功。若不红，不能去病，反损于人。烧时令针头低下，恐油热伤手，先令他人烧针，医者临时用之，以免手热。先以墨点记穴道，使针时无差。火针甚难，须有临阵之将心，方可行针。先以左手按穴，右手用针，切忌太深，恐伤经络，太浅不能去病，惟消息取中耳。凡行火针，必先安慰患者，令勿惊惧，较之与灸一般，灸则疼久，针则所疼不久。一针之后，速便出针，不可久留，即以左手速按针孔，则能止疼。人身诸处皆可行火针，惟面上忌之。火针不宜针脚气，反加肿痛，宜破痈疽发背，溃脓在内，外面皮无头者，但按毒上软处以溃脓"。现在的火针，即是古代火针的继承和发展。

二、火针的治疗原理

火针疗法是我国传统特种针法之一，除对美容起到局部的作用之外，对全身疾病亦有显著的疗效。火针疗法的治病原理大致可归纳为以下三个方面：

1. 局部作用

火针刺入人体一定的腧穴，使局部产生灼热和微痛刺激，促使局部气血运行加速，改善微循环，降低神经系统的兴奋性，使瘀结得消、寒湿得散、热毒得泻、痹痛得除。临床上多用于各种痹证、疮痈、瘰疬，以及消除黑痣等。

2. 经络传导

火针刺激腧穴后，焠刺的刺激不断通过经络产生传导感应，以濡养脏腑、温煦气血、调节阴阳，促使各组织、器官的功能活动恢复。火针循经取穴治疗临床各科疾病，就是根据经络传导的原理。

3. 整体性、双向性调节

火针焠刺局部经过经络传导，可发挥整体性、双向性和良性的调节，不论机体功能是亢奋还是低下，都能促进其恢复正常状态。火针可增强机体细胞免疫与体液免疫的功能，促进代谢与细胞修复，使人体脏腑平和，经络通畅，阴阳相对平衡。临床许多虚弱病都可采用火针疗法。

三、火针的操作方法

1. 针具

一般用较粗的不锈钢针，如圆利针或 24 号粗、2 寸长的不锈钢针。也有应用特制的针具，如弹簧式火针、三头火针、用钨合金所制的火针，以及电火针等。弹簧式火针进针迅速并易于掌握针刺深度，三头火针常用于对体表痣、疣的治疗，电火针应用更加方便，且容易掌握。

2. 选穴与消毒

火针选穴与毫针选穴的基本规律相同，根据病证不同而辨证取穴。选定穴位后要采取适当体位防止患者改变姿势而影响取穴的准确性。取穴应根据病情而定，一般宜少，实证和青壮年患者取穴可略多。选定穴位后进行严密消毒。消毒方法可用碘伏消毒，以防感染。

3. 烧针

烧针是使用火针的关键步骤。《针灸大成》曰："灯上烧，令通红，用方有功。若不红，不能去病，反损于人。"因此，在使用火针前必须把针烧红，才能使用。较为方便的方法是用酒精灯烧针。电火针则将电火针器接通电源，按压微型开关，待电火针针头通红后即可使用。

4. 针刺与深度

针刺时，用烧红的针尖，迅速刺入选定的穴位内，随即迅速拔出。关于针刺深度，《针灸大成》谓刺针时"切忌太深，恐伤经络，太浅不能去病，惟消息取中耳"。火针针刺的深度要根据病情，病变部位的大小、深浅，以及体质，年龄和针刺部位的肌肉厚薄、血管深浅而定。一般而言，四肢、腰腹部针刺稍深，可刺 2 ~ 5 分；胸背部位针刺宜浅，可刺 1 ~ 2 分。

四、注意事项

1. 面部应用火针宜慎重。《针灸大成》曰："人身诸处，皆可行火针，惟面上忌之。"因火针刺后，有可能遗留较小疤痕，因此，除面部痣和扁平疣外，一般面部不用火针。

2. 对于血管和主要神经分布的部位亦不宜施用火针。

3. 在针刺后，局部呈现红晕或红肿未能完全消失时，应避免洗浴，以防感染。

4. 发热的病证不宜用火针治疗。

5. 针后局部发痒，不能用手搔抓，以防感染。

6. 如果针刺 1 ~ 3 分深，针孔处可不做特殊处理。若针刺 4 ~ 5 分深，针刺后用碘伏消毒，针孔处用创可贴敷贴 1 ~ 2 天，以防感染。

五、临床应用

(一) 黑痣

火针具有温经散寒、通经活络等作用，因此，可用于虚寒痈肿、痹证、胃下垂、胃脘痛、泄泻、痢疾、阳痿、瘰疬、风疹、月经不调、痛经、小儿疳积及扁平疣、痣等的治疗。我常运用火针进行面部美容，治疗面部及其他部位的黑痣、色斑等。

黑痣由色素细胞形成，有黑色、褐色、棕色、红色等，但绝大多数为黑色。黑痣大小及数目不一，分先天性及后天性。其按部位可分为：①皮内痣：痣细胞位于真皮内。成人最常见，数毫米到数厘米大，表面光滑圆顶，可有毛发，多见于头颈处。②交界痣：痣细胞长在真皮与表皮交界处。一般较小，光滑无毛，多长在手掌、足底、外阴及阴囊等处，可恶变。③混合痣：兼有以上两种特点。根据其发病的特点，中医学中亦有"黑子""黑子痣"等名。如隋代巢元方的《诸病源候论》记载："黑痣者，风邪搏于血气，变化所生也……若生而有之者，非药可治。面及体生黑点，为黑痣，亦云黑子。"本病多于幼年发生，直至成年，可逐渐增多，可发于皮肤任何部位，日晒后其色不加深，数目不增多。一般情况下，皮内痣不易恶变，交界痣、混合痣则有可能恶变，故黑痣虽小却能惹祸，黑痣的色素恶变是指成为黑色素瘤。黑痣恶变的诱因很多，阳光中紫外线的长期照射是其中一个原因，且与一生累积量相关，如白人喜日光浴，加上遗传倾向故易发病。若30岁以上者新发生色痣，且色痣颜色加深，增长过快，高低不平，有痛痒感，或者表面出现出血、结痂，甚至溃疡时应警惕发生恶性病变。各种长期慢性的刺激也与恶变有关，如长在足底、手掌、腰、会阴部及生殖器部位的黑痣受到反复摩擦，或洗脸修面时经常以手摸弄、掐压等，可导致恶变增多。病毒感染和免疫力下降也有影响。当发现短期内黑痣明显增大，有痛痒感或色泽变化，痣上毛发脱落，周围长出小痣，以及边缘不整，甚至破损、硬结或出血者要高度警惕有无黑痣恶变的可能。

我们先后学习了山西省师怀堂医师的新九针中的火针治疗

方法，以及鞍钢铁东医院郑学良医师所应用的电火针疗法。自1993 年 1 月 ~2006 年 12 月，共用电火针或师氏的新火针治疗黑痣共 100 例，取得了较好的疗效。现将火针治疗黑痣 100 例报道如下。

1. 临床资料

本组 100 例黑痣患者均为门诊病例，其中男 38 例，女 62例；年龄最小 11 岁，最大 62 岁，以 21 ~ 45 岁较多，有 72例，占 72%；病程 1 ~ 42 年不等；发病部位以面部最多，有86 例，占 86%，其他如背部、胸腹部及手臂等处 14 例，占14%。由于病程长短不一，症状也不同。痣初起者，患处有圆形斑点，小若针尖，大如粟米，更大者有如绿豆大、赤豆大，甚至如黄豆大不等；有的表面平坦，但深入皮下，有的比皮肤略高；其色泽为棕褐色或黑褐色，极少数为红色；渐可长大；有的表面有极少白屑，如糠如秕。

2. 治疗方法

选取病变部位的阿是穴，即患处局部，先以碘伏消毒，然后用 5mL 一次性注射器抽取 2.5mL 盐酸利多卡因注射液进行局部麻醉，5mL 注射器最好配牙科用细长针头。先抽取 2.5mL盐酸利多卡因注射液，再抽取 2.5mL 注射用水稀释之（因一次用 5mL 盐酸利多卡因注射液，如遇有心脏疾患等患者可引起不良反应）。将以上药液注入患处皮内，或较大赘生物的根部，然后将电火针器接通电源，2 ~ 3 秒钟后，电火针针头加热至通红，在痣表面雀啄状点刺。如遇较大之赘生物且根部较细者，医者可以左手用镊子夹住该物向上提，火针在其根部切割，一直待其脱下为止。如遇面积较大、较浅表之病变如老年斑或黑色斑块等，可用师氏之三头火针，在酒精灯上烧至通红，在老年斑或黑色斑块上迅速点刺，待表皮炭化为焦痂为止。但师氏之三头火针在酒精灯上烧红后容易冷却，较为不便，故我大多应用郑氏之电火针。治疗后，施术处及周围皮肤用碘伏消毒，不必敷药物或贴敷料，防止擦破，不要用水洗，待焦痂自行脱落即可。火针术后 1~2 周脱痂，病变浅者 2~3 月皮肤长平，皮肤局部无印痕，无色素改变，病变深者需半年到 1 年才能长平。

3. 治疗结果

治疗的 100 例黑痣患者均获痊愈，治愈率达 100%。其中经 1 次火针治疗即获痊愈者 89 例，占 89%；1 次治疗后尚遗留印痕或色素，经 2 次治疗而愈者 11 例，占 11%。

4. 典型病例

例1 陈某，男，11 岁，小学生，住桐乡市炉头南王大队，2005 年 10 月 18 日初诊。患者面部黑痣共 6 粒，已 3 年。检查见患者左侧眼睑下方有 5 粒黑痣，如粟米大，右侧鼻旁 1 粒亦如粟米大，3 年来逐渐增大，色泽亦增至深黑色。诊为面部黑痣。治疗：患痣皮肤经局部麻醉后，用电火针治疗 1 次，左侧 5 粒黑痣的焦痂半月后脱落，2 月后皮肤生长良好，恢复正常；右侧鼻旁尚有黑褐色色素沉着，再经电火针治疗 1 次，共 2 次而愈。

例2 沈某，女，30 岁，桐乡市梧桐镇中山路小学教师，2005 年 8 月 12 日初诊。鼻尖上长有粒绿豆大赘生物已数年，曾先后 3 次去医院用激光烧灼，但治疗后不久即又长出，上课时学生专门盯住她的鼻尖看，影响上课，故来我处要求根治。检查：患者鼻尖部有粒绿豆大赘生物，浅褐色。诊为鼻尖部赘生物。立即在患处皮肤局麻下进行电火针治疗，在表面赘生物炭化消失后，深入皮下处尚有一粒芝麻大褐色根部，再对根部烧尽为止。待暑假结束时，患者鼻尖部皮肤已基本长好。

2007年8月有同校老师来我处谓："沈老师经火针治疗后，鼻部之物已不再长出，1次而愈。"

例3 时某，男，18岁，住桐乡市梧桐镇，2003年7月20日来诊。面部黑痣共3颗，现已5年，初起时呈圆形斑点，小如针尖，逐渐长如粟米大，其色泽也由棕褐色变成黑褐色。检查：患者面部右眼内侧2颗痣如米粒大，人中沟与嘴唇交界处1粒如粟米大，色泽皆为深黑色。诊为黑痣。治疗：在皮肤局麻下，用电火针烧灼，经1次治疗，3个月后皮肤完全恢复正常，未遗留疤痕。2007年7月随访，早已痊愈。

例4 张某，女，25岁，本院护士，1992年7月某日初诊。右侧鼻旁生出2粒红色痣已数年，因翌年要结婚，要求火针治疗。检查：患者鼻右侧面部有2颗红色痣，略高于皮肤，压之不褪色，大如粟米。诊为红色面痣。治疗：患痣皮肤在局麻下用电火针治疗1次，1月后病变处尚遗留暗红色色素沉着，随即再用电火针治疗1次，再经1月后皮肤完全长好，与正常皮肤一样。2007年夏季遇见，谈及此事，表示非常感激。

5. 心得

（1）火针除痣，操作简易，疗效显著。面积浅而较大者，可用师氏之三头火针，其他可用郑氏之电火针，操作方便，大多治疗1次而根治。

（2）火针除痣，在某种情况下优于激光治疗。如例2中患者沈某，鼻尖部长出绿豆大赘生物，虽经激光先后烧灼3次，均未能根治，不久又复发。嘉兴市有一妇女患面痣1粒，曾在当地医院用激光治疗2次未根治，后来我院用火针治疗，1次而愈。究其原因，因激光烧灼后，表面绿豆大增生物虽被烧尽炭化，但其炭化物覆盖在皮肤上，将其患痣根部掩盖住，未能除尽，故不久又长出来。火针治疗时可见烧灼后中间尚有余根未尽，应再深入一点，务必将其根烧尽，才能斩草除根，杜绝后患。

（3）火针除痣的机理是使病变组织的皮肤在高温下迅速炭化，经过一段时间，表皮炭化结痂脱落，由新的皮肤组织代替。在使皮肤炭化的同时，高温针刺病损皮肤，可加速这一局部的血液循环，使表皮各层细胞繁殖加速，使局部皮肤组织修复愈合的过程缩短。另外，在火针作用下的炭化部位又能很好地覆盖保护创面，从而不致感染。火针术后，创面能完全恢复到与正常皮肤一致。

（4）某些人因黑痣较大或部位明显影响美观，也有人听信游医讲述痣的部位与吉凶祸福有关，就乱用腐蚀剂、化学剂之类的药物，很可能导致痣未去净还诱发恶变。解放军第八五医院内科主任金医师报道曾接诊一位老年患者李某，因转移性肝癌找不到原因而至该院就诊，经仔细检查后发现，该病原来是由于足底1个多年的黑痣恶变而扩散转移至肝。因此，如发现黑痣短期内明显增大，色泽变深，病变处有破损、硬结或出血等情况，应立即去正规医院检查，以防误诊。

（二）腋下增生物

凌某，男，43 岁，住桐乡市梧桐镇庆丰南路名人公寓，2005 年 3 月 28 日初诊。双侧腋窝正中各长 1 条赘生物数年。检查：患者双侧腋下正中各长出 1 条赘生物，长约 2cm，粗细约如食用的粗粉丝，根部略细，下端较粗，色泽如皮肤一样，表面光滑。诊为良性赘生物。治疗：在其根部碘伏消毒后行局部麻醉，以左手持镊子夹住其近根部，右手持电火针，接通电源后，待针头烧至通红时切割其根部近正常皮肤处，待全部切下后，再在其根部深入烧灼一下，施术处再以碘伏消毒，然后外敷创可贴。1周后复查，因腋窝处汗水较多而感染，局部有绿豆大小的脓性变化，配给其一小瓶碘伏棉球，嘱自行经常擦患处。2周后局部结痂，1月后痊愈，追踪观察4年余，迄未复发。

（三）头部乳头状瘤

钟某，男，38岁，住桐乡市濮院镇永联村，2007年2月14日初诊。左侧头顶部有1粒黄豆大状瘤已7~8年，经常出血。检查：左侧头部略前缘有1粒乳头状瘤，大如黄豆，摸之较软，色泽呈红色，根部较细。诊为良性瘤。治疗：在其根部用盐酸利多卡因局麻，以左手拿镊子夹住瘤体向上提起，右手持电火针，待针头部通红后在其根部切割，切除后局部皮肤用碘伏消毒。约1月后头部皮肤长好，无疤痕。2007年8月21日来我处复诊，已痊愈。

（四）黑色斑

例1 朱某，女，46岁，住桐乡市梧桐镇夏家浜，1999年8月12日初诊。面部两眉中间有一黑色斑已10余年，近年来逐渐扩大，颜色变深，要求火针治疗。检查：患者面部两眉中间有一略呈斜方形斑块，面积约2cm×4cm，上下较长，左右较窄，四角皆为钝圆形，颜色浓黑，斑块表面皮肤光滑，不高于皮肤。诊为皮肤黑色素斑块。治疗：病变处用盐酸利多卡因局部麻醉，用师氏之三头火针治疗，待针尖烧至通红后，在黑斑上迅速点刺，如此反复进行，直至整块黑斑形成焦痂为止，然后局部碘伏消毒。首次治疗后约经过1个月，病变处皮肤由黑褐色变成浅灰色，再用师氏之三头火针治疗1次，又过1个多月，局部黑色及灰色斑块均全部消失，完好如正常皮肤一样，疾病痊愈。

例2 我59岁时，左侧面部颧骨下缘曾出现圆形黑斑，直径约1cm。当时自己对着镜子，未用局麻，以电火针迅速点刺患处，待黑斑全部形成点状焦痂为止。由于点刺时速度较快，故疼痛尚可忍受。约1月余局部皮肤全部长好，至今已20年，未再复发，疗效巩固。73岁时，我左侧小腿前后缘各出现1块直径约0.5cm的圆形黑斑，也用电火针治疗而使黑斑消失。

（五）面部老年斑

吴某，男，52岁，住桐乡市梧桐镇丁字街，1994年10月6日初诊。近3～4年来右侧面部靠近耳郭部位长出一片老年斑，要求治疗。检查：患者右侧面部近耳郭处，自上而下长有不规则长条形老年斑，面积约2cm×6cm，色泽灰黑，略隆起于皮肤。治疗：直接以师氏之三头火针点刺治疗，待老年斑部位全部形成焦痂为止。经过1次治疗后，约半月脱痂，1月后面部皮肤全部长好而痊愈。1年后随访，疗效巩固。

（六）面部脂肪瘤

杨某，男，55岁，住桐乡市梧桐镇茅盾东路百合花园，2008年11月3日初诊。10天前，右侧面部太阳穴处出现一粒芝麻大小的肿胀物，迅速增长，至今已绿豆大，表面略红，高出皮肤，不痛不痒，要求治疗。检查：患者身体健康，面色正常，左侧太阳穴处有一绿豆大肿物，表面微红，压之不褪，患者全身多处长脂肪瘤。诊断：脂肪瘤。治疗：患处局部皮肤碘伏消毒，以1.5mL一次性注射器抽取盐酸利多卡因注射液1.5mL注射于脂肪瘤根底部，用电火针直接烧灼脂肪瘤处1～2秒钟，脂肪瘤表面破裂，流出豆渣样物，继续烧灼其根底部。术毕，局部再以碘伏消毒，嘱患者不能将焦痂擦破，待皮肤长好后自然脱落。2月后皮肤长平而愈。

(七) 下肢静脉曲张

我在学习了《上海针灸杂志》2009 年 3 月刊登的一篇介绍贺普仁教授用火针治疗下肢静脉曲张经验的文章后，即在自身上做了试验。我因长年站立较多，10 余年来，出现右下肢小腿前缘及内侧静脉迂曲隆起，高于皮肤，特别是在胫骨上 1/3 与下 2/3 处骨面上有一个约半粒葡萄大的肿胀物，明显突出于皮肤，该处皮下青筋（静脉）显现，并伴有右膝及右小腿酸痛。曾请本院外科医师检查，认为现在病情尚轻，不必手术治疗，待严重后再行手术。我遂于 2009 年 5 月 15 日自己用电火针治疗，首先在右小腿约半粒葡萄状肿胀物处的局部皮肤处碘伏消毒，电火针接通电源后，打开开关，待针头烧至通红后，迅即刺入肿胀中心处约 0.5cm 处，速进速出，待针头烧红时再进行第 2 次刺入，部位选在中心点周围，共刺 8 针。刺后 2 ~ 5 天，局部反而肿胀，半月后肿胀物消失，皮肤平复。经过试验，火针确有手到病除、立竿见影之效。

蟒针疗法

一、蟒针的概述

蟒针是中医学遗产的一部分，是在古代九针的基础上形成、发展起来的。蟒针就是九针中最后两种针（长针与大针）的结合物。

当前有不少人认为，针具越细、越小，刺入皮肤的痛苦越少。这话有一定道理，但也有其片面性。《灵枢·官针》指出，"九针之宜，各有所为，长短大小，各有所施也，不得其用，病弗能移"。又谓："病小针大，气泻太甚，疾必为害；病大针小，气不泄泻，亦复为败。"

蟒针在民间流传很广，道家及僧侣常用蟒针济世治人。

我经辽西名医张郎轩引荐，曾3次求师学习蟒针医术，但前2次均被拒绝，直至第3次（1962年）才被沙灵方丈收为徒弟，传授蟒针医术。1992年7月，我有幸赴大连参加全国首届特种针法学术交流大会，在会上辽宁省特种针法研究会副会长王实古研究员对蟒针进行了介绍。

目前在国内，蟒针已广为传布。1987年蟒针疗法传到国外，日本、朝鲜、美国、加拿大、澳大利亚、俄罗斯、西班牙、墨西哥等国家均有人来我国学习蟒针疗法。

二、操作方法

蟒针疗法治疗某些疑难病症有较高的疗效，如对中风、痹证、痿证、脑瘫、惊风、癫痫、失语、癫狂、癔症、瘫痪、肥胖、不孕等顽疾的治疗，均有较好的疗效。

蟒针与毫针的针刺手法有很多不同之处。蟒针是一种比较粗长的针，有各种粗细、长短的类型，最长达36寸，最粗2mm。蟒针主要根据《黄帝内经》的皮部原理，多沿经络皮下针刺。其特殊手法有：对峙针法、分流针法、直捣针法、三叉针法、搭桥针法等。

1. 对峙针法

"对峙"是指在同一条经络线上，2支蟒针从2个方向，向病灶处进针，针尖达到几乎相接的程度。如膝关节炎导致的关节疼痛，可用对峙针法进行治疗。取胃经，第1针从伏兔开始，顺经下刺，针过梁丘进入膝关节；第2针从下巨虚开始，逆经上行，针尖达犊鼻。对峙针法着重于补，其适应证为颈椎病、腰肌劳损、坐骨神经痛、瘫痪、不孕等。

2. 分流针法

"分流"是指在同一经络线上，2 支蟒针在靠近病灶的部位，向相反的方向针刺，达到分流病情的程度。如膝关节肿痛兼有积液，可用分流针法进行治疗。取胃经，第 1 针从梁丘下 1 寸开始，针身逆经上行，针尖达伏兔上 1 寸；第 2 针从足三里上 1 寸开始，针身顺经下行，针过足三里、上巨虚，针尖达下巨虚。分流针法着重于泻，其适应证为局部脓肿、骨质增生、癥瘕、闭经、肥胖症、关节腔积液等。

3. 直捣针法

"直捣"是指对某一条经络上的特定穴位，进行"长驱直入"的深刺。如①任脉之天突穴：取正坐位，抬头，用 23 号细蟒针，以 90°角从胸骨柄上端内缘，长驱直入，进针 3 ~ 5 寸，不留针。对咳喘、癔症、梅核气疗效极佳。②督脉之长强穴：取俯卧位，用 23 号细蟒针，沿尾骨内上端，长驱直入，进针 5 寸左右，不留针。对惊风有奇效，对癫痫、精神分裂症有良效。③还有环跳、上廉泉等穴。直捣针法属于泻法，其适应证为坐骨神经痛、肌肉萎缩、神经麻痹、进行性肌营养不良、硬皮症、皮肌炎、肥胖症、惊风、失语、癫狂、癔症、哮喘及各种剧痛。

4. 三叉针法

以 3 支蟒针的针尖对峙成三角形，或不等边三角形，均为三叉针法。如少腹癥瘕，可在腹部凸处中心（或按之有肿物处）定位取穴，3 支针成等边三角形，各距中心 2 寸下针，与肌肤成 75°角，针身穿透癥瘕（或肿物）为宜。三叉针法属于泻法，其适应证为肿瘤、瘰疬、肌肉萎缩、神经麻痹、各种剧痛。

5. 搭桥针法

用 1 支蟒针使 2 条不同的经络连接起来。起到互相渗透、互为滋濡的作用，恰似络穴一样。其适应证为肌肉萎缩、神经麻痹、运动障碍、皮肌炎、硬皮症等。

三、临床应用

蟒针为针具中最长最粗者，南方人大多畏惧该针，但蟒针疗法对某些疑难杂症确有独特疗效。我平时亦较少应用，然对应用其他针法久治无效者，试用蟒针后确有较好的疗效。如一位中风后遗症患者患右下肢麻木，用毫针治疗 60 次未效，蟒针治疗 1 次见效，2 次痊愈。

患者徐某，男，68 岁，住桐乡市石门镇，面店老板，1993 年 7 月 3 日初诊。3 个月来因患脑血栓住院治疗 1 月余，出院后遗留右侧上下肢偏瘫，行走困难，故要求针灸治疗。检查：患者体形较胖，面色萎黄，右手不能上举，右下肢能站立，但右腿上提困难，右足背下垂，右上肢肌力为 2 级，右下肢肌力为 5 级，舌苔黄腻，脉弦洪。诊为脑血栓后遗症，右侧肢体偏瘫。用头针对患者头部左侧运动区上 1/5 处针刺 1 针，中 2/5 处针刺 2 针，下 2/5 处针刺 1 针，留针 30 分钟；体针针刺患侧肩髃、曲池、手三里、外关、合谷、足三里、绝骨、丘墟、太冲、三阴交，留针 30 分钟。隔天 1 次，10 次为 1 疗程。经治疗 3 个疗程后，上下肢肌力均恢复正常，但右下肢膝关节以下麻木感丝毫未减轻，右足踝关节略有下垂。患者继续针刺治疗 3 个疗程，取穴及治疗方法同前。共针刺治疗 60 次，右下肢麻木感及右足下垂仍然如故。遂试用蟒针疗法，用 14 寸长蟒针 1 支，自右小腿阳陵泉开始，刺入后沿足少阳胆经皮下进针，经过外丘、光明、阳辅，直达悬钟（又名绝骨），留针 5 分钟即出针。隔日复诊时患者谓，经过 1 次蟒针治疗后，患肢麻木感减轻大半，右踝下垂亦有明显恢复，再用蟒针按上法针刺治疗 1 次，右足麻木全部消失，右踝下垂也完全恢复，如健康人一样。患者非常高兴，并十分感谢，谓："想不到蟒针竟有如此神奇的疗效。"

穴位埋线疗法

一、穴位埋线疗法的概述

穴位埋线疗法是将羊肠线埋入穴位，如将羊肠线在穴位内做不同形式的结扎，则称为穴位结扎。羊肠线埋入穴位处皮下或肌层后，对人体产生持续的刺激作用。由于人体在溶解、吸收羊肠线的过程中，会出现异性蛋白反应，促使该处局部微循环旺盛，血供大量增加，有利于机体抵抗力的增强及炎症的消除，故能取得较好疗效。本法多用于治疗哮喘、胃痛、腹泻、遗尿、面瘫、癫痫、腰腿痛、痿证及脊髓灰质炎后遗症、神经官能症等。穴位埋线疗法和穴位结扎疗法治疗某些顽固疾病，常能获得意想不到的疗效。

二、操作方法

1. 工具和选穴

皮肤消毒用品、洞巾、注射器、镊子、埋线针或经改制的12 号腰椎穿刺针（将针芯前端磨平）、持针器、0~1 号铬制羊肠线、盐酸利多卡因注射液 5mL、剪刀、消毒纱布及敷料等。如用切开法需备尖头手术刀片、手术刀柄、三角缝针等。

埋线多选肌肉比较丰满的部位，以背腰部及腹部的穴位最为常用。如哮喘取肺俞，胃病取脾俞、胃俞、中脘等。选穴原则与针刺疗法相同，但取穴要精简，每次埋线 1~3 穴，可间隔 2~4 周治疗 1 次。

2. 操作方法

（1）穿刺针埋线法：用碘伏消毒局部皮肤，用镊子夹取一段 1~2cm 长已消毒的羊肠线，放置在腰椎穿刺针针管的前端，后接针芯，左手拇食二指绷紧或捏起进针部位的皮肤，右手持针，刺入到所需的深度；当出现针感后，边推针芯，边退针管，将羊肠线埋植在穴位的皮下组织或肌层内，针孔处敷盖消毒纱布。也可用 9 号注射针的针头做套管，28 号 2 寸长的毫针剪去针尖做针芯，将 00 号羊肠线 1~1.5cm 放入针头内埋入穴位，操作方法同上。

若用特制的埋线针埋线，则将局部的皮肤消毒后，以 5mL 盐酸利多卡因注射液抽取半支做浸润麻醉，剪取羊肠线一段（一般约 1cm 长），套在埋线针的针尖缺口上，两端用血管钳夹住。右手持针，左手持钳，针尖缺口向下以 15°~40°方向刺入，当针头缺口进入皮内后，左手立即将血管钳松开，右手持续进针直至羊肠线完全埋入皮下，再进针 0.5cm，随后把针退出，用棉球或纱布压迫针孔片刻，再用纱布敷盖保护创口。

（2）三角针埋线法：在距离穴位两侧 1~2cm 处，用龙胆紫做进出点的标记。皮肤消毒后，在标记处用 5mL 的盐酸利多卡因注射液半支做皮内麻醉，用持针器夹住带羊肠线的皮肤缝合针，从一侧局麻点刺入，穿过穴位下方的皮下组织或肌层，从对侧局麻点穿出，捏起两针孔之间的皮紧贴皮肤剪断两端线头，放松皮肤，轻轻揉按局部，使肠线完全埋入皮下组织内，敷盖纱布 3~5 天。每次可用 1~3 个穴位，一般 20~30

天埋线 1 次。

(3) 切开埋线法：在选定的穴位上用 5mL 的盐酸利多卡因注射液半支浸润麻醉，用刀尖切开皮肤 0.5~1cm 长，先将血管钳探到穴位深处，经过浅筋膜达肌层探找敏感点按摩数秒钟，休息 1~2 分钟；然后用 0.5~1cm 长的羊肠线 4~5 根埋于肌层内。羊肠线不能埋在脂肪层或过浅，防止不易吸收或感染。切口处用丝线缝合，盖上消毒纱布，5~7 天后拆去丝线。

三、注意事项

1. 严格无菌操作，防止感染。三角针埋线时要轻、准、防止断针。

2. 埋线最好埋在皮下组织与肌肉之间，肌肉丰满的部位可埋入肌层，羊肠线不可暴露在皮肤外面。

3. 根据不同部位，掌握埋线的深度，不要伤及内脏、大血管和神经干，不要直接结扎神经和血管，以免造成功能障碍和疼痛。

4. 皮肤局部有感染或有溃疡时不宜埋线。肺结核活动期、骨结核、严重心脏病或妊娠期等均不宜使用本法。有心血管系统疾病的患者应严密观察不良反应，可适当减少利多卡因用量以防止不良反应。

5. 羊肠线用剩后，可浸泡在 70% 酒精中，或用新洁尔灭溶液处理，使用时再临时用生理盐水浸泡。

6. 在 1 个穴位上做多次治疗时应偏离前次治疗的部位。

7. 注意术后反应，有异常现象时应及时处理。

8. 正常情况下，由于刺激的损伤及羊肠线（异性蛋白）的刺激，在 1~5 天内，局部可出现红、肿、痛、热等无菌性炎症反应。少数病例反应较重，切口处有少量渗出液，亦属正常现象，一般不需处理。若渗液较多溢出皮肤表面时，可将乳白色渗液挤出，用70%酒精棉球擦去，覆盖消毒纱布。施术后患肢的局部温度也会升高，可持续3~7天。少数患者可有全身反应，即埋线后4~24小时内体温上升，一般在38℃左右，局部无感染现象，持续2~4天后体温恢复正常。埋线后还可有白细胞总数及中性粒细胞计数的增高，应注意观察。若少数患者在治疗中无菌操作不严或伤口保护不好，可造成感染。感染一般在治疗后3~4天出现红肿、疼痛加剧，并可伴有发烧。应按照局部热敷及抗感染处理。个别患者对羊肠线过敏，治疗后会出现局部红肿、瘙痒、发热等反应，甚至切口处脂肪液化，羊肠线溢出，应适当做抗过敏处理。若在穴位埋线的过程中有神经损伤，如感觉神经损伤会出现神经分布区皮肤感觉障碍，运动神经损伤会出现所支配的肌肉瘫痪，坐骨神经、腓神经损伤会引起足下垂和大趾不能背屈，如发生此种现象，应及时抽出羊肠线，并给予适当处理。

四、临床应用

埋线疗法对某些顽固疾病具有较好的疗效。如治疗面神经麻痹，常能1次痊愈。

蒋某，男，25岁，杭州市下放知识青年，住桐乡市新生公社，1987年9月27日初诊。诉2个月前因右侧面神经麻痹，赴杭州某医院治疗，经针灸、理疗、服用中西药物及注射等治疗2个月，未见好转。回到桐乡后，发现存放在家中的大米被全部偷光，因而心情非常急躁，故来诊要求快速治疗。检查：患者形体较瘦，面色萎黄，右侧面部额纹消失，右眉不能皱，右眼不能闭合，右侧鼻唇沟完全消失，口向左侧歪斜，口角易漏水，右侧面部肌肉的功能完全丧失，右侧乳突处尚有疼痛，且压痛明显。诊为重度周围性面神经麻痹。根据患者要求并征得本人同意，为其做羊肠线穴位埋线疗法。

取穴：下关—四白—地仓—下关。即羊肠线由下关穴进入皮下达四白穴皮下，穿出皮肤，再调转角度刺入地仓穴，经地仓穴皮下回到下关穴出针。

操作方法：先在以上 3 个穴位的皮肤处以龙胆紫做出标志，按手术常规严格消毒，无菌操作。以牙科麻醉用 10mL 长针头注射器抽取 5mL 盐酸利多卡因注射液，加 5mL 注射用水，先从下关穴进入皮下向四白方向，然后边退针边注射药液，再从四白穴进入皮下向地仓方向，边退针边注射药液，最后从地仓穴进针，向下关穴方向皮下注射药液，待以上 3 个穴位的皮下可看见有药液隆起，形状约为连续不断的三角形的三条边线，即完成术前麻醉。然后用持针钳夹住穿好羊肠线（00 号，约 20cm 长）的大号直角三角缝针，从下关穴以 30°～40°角进入皮下向四白穴方向推进，从四白穴处穿出皮肤；在下关穴处用血管钳夹住羊肠线尾端约 4cm 处，然后在四白穴处将羊肠线拉尽、拉紧，待所经部位皮肤出现皱纹为止，再从四白穴进入皮下向地仓穴推进，并在地仓穴处穿出；将羊肠线尽量拉紧，再从地仓穴处进入皮下向下关穴方向推进，最后穿出下关穴（从穿入孔穿出）；待羊肠线全程穿完后，将起端及末端的羊肠线尽量拉紧，剪去在下关穴处露出的多余线头。面部 3 个穴位的创口再消毒 1 遍，并用消毒纱布敷贴，嘱患者创口处 7 天内不能水洗，好好休息。

治疗效果：患者经用羊肠线埋线疗法，竟 1 次而获痊愈。

穴位注射疗法

一、穴位注射疗法的概述

穴位注射疗法创于 20 世纪 50 年代。国内一部分针灸工作者运用巴甫洛夫的神经反射学说指导针灸临床，由神经封闭疗法到神经注射，进而用于穴位注射。所注射的部位从单纯的局部反应点或阿是穴，逐步发展至从中医的整体观念出发，运用经络学说等中医理论来指导临床取穴。所用药物以局部封闭的常用药物普鲁卡因为主，并逐渐开始尝试生理盐水、葡萄糖注射液、蒸馏水、抗生素等。

20 世纪 60 年代，穴位注射疗法得到推广和应用，应用药物的数量和治疗疾病的范围逐步扩大，特别是在广大农村地区，由于这一疗法应用简便、效果灵验、价格低廉，因此颇受欢迎。

20 世纪 70 年代，穴位注射疗法已在临床各科，如内、外、妇、儿、皮肤等科广泛应用，治疗疾病百余种；所用的腧穴遍及全身，并扩展到耳穴；选用的药物开始尝试对症用药，并采用各种中、西药制剂。

20 世纪 70 年代以后，穴位注射疗法应用于临床各科各类疾病的治疗；所用的药物扩大至可用于注射的各种中、西药制剂；穴位注射疗法不仅在临床得到广泛应用，许多专家、学者及临床工作者对其进行了更系统的理论研究，以及采用先进的科学实验手段进行现代研究，并发表了许多报道和论著。今天，它已成为针灸临床不可缺少的，有较好疗效的，颇受欢迎的治疗方法。

穴位注射是一种简便易行的治疗手段，也是中、西医结合的产物，在未来的发展中也必须坚持中、西医结合，继承和发扬中医特色，利用西医现代化手段揭示穴位注射的作用机理，探索未知。随着医学科学的不断发展和对中医理论的不断探索，相信穴位注射疗法必将在医学临床上发挥更大的作用。

二、用药原则

1. 凡可供肌肉注射的药物，一般都可做穴位注射，并适用于该药物所治的各种病症。

2. 有的药物可能有过敏反应，注射前应皮试，阴性者方可使用。

3. 穴位注射时应注意有无回血，以免将药液注入血管，亦不可将药液注入脊髓腔、神经干、关节腔等。

4. 穴位注射的药物中，中药制剂不论单味或复方，必须符合注射剂规定的标准。当中、西药混用及西药混用时，必须注意配伍禁忌。

5. 头面部和耳穴用药量较小，四肢、腹部等肌肉丰厚处用药量稍大；刺激性小的药物用量较大，刺激性大的药物用量小；年老体弱者及小儿用药量应小些。

6. 穴位注射一般采用每日或隔日 1 次，反应强烈者，间隔时间可延长。

三、操作方法

根据所取的穴位及用药剂量，选择合适的注射器和针头，抽取药液，排出空气备用。患者取最佳体位，将穴位充分暴露。局部皮肤常规消毒后，将针头快速刺入皮下组织，然后将注射器刺入穴位应刺的深度，做轻微震颤手法，得气后，回抽一下，未见回血，即可缓缓将药液注入。注药量的多少及速度的快慢视病情和穴位的解剖部位而定。一般疾病用中等速度推入药液，慢性病、体弱者应缓慢推入药液，急性病、体壮者可快速推入药液。如需注入较多药液时，可将注射器针头由深层逐渐退至浅层，边退边注射药液，或将针头调整几个方向分别注入药液。

用药剂量由药物的性质、浓度和穴位部位而定。头面部及耳穴用药量宜少，每穴每次注入药量 0.1～0.5mL；四肢和腰背部用药量较多，每穴每次注入药量 1～10mL。中药制剂注射液的常规用量为 1～2mL。

穴位注射的疗程一般为每日或隔日 1 次。急性病可每日注射 1 次，慢性病或体弱者可隔日注射 1 次，反应强烈者可隔 2～3日注射 1 次。穴位可左右交替使用，或选两组以上穴位轮流注射。7～10 次为 1 疗程，休息 5～7 天可进行下个疗程。

四、注意事项

1. 对于过于紧张、疲劳、饥饿的患者不宜立即注射。

2. 对于体质虚弱的患者应采取卧位，且刺激不宜过强。

3. 严格无菌操作，防止感染。

4. 严格检查穴位注射工具，注射器漏气、针头有钩或生锈等不能使用。一次性注射器应检查是否超过有效期及塑料袋是否破损等。

5. 注意药物作用、剂量、禁忌、过敏情况、毒副作用、有效期等，应严格用药。

6. 躯干部位不宜进针过深，应注意角度和深度，以免刺伤内脏。

7. 孕妇下腹部、腰骶部穴位，合谷、三阴交、至阴等穴位不宜注射。

8. 眼区穴位注射时注意角度和深度，不宜提插和捻转。

9. 药物不能注入血管、神经干、关节腔、脊髓腔等。

10. 皮肤有感染、溃疡、瘢痕、肿瘤的部位不宜注射。

五、意外的处理

（一）晕针

晕针是指在注射过程中发生晕厥现象。

1. 原因：多见于患者在体质虚弱、精神高度紧张、过度疲劳、过饥、悲伤、过度兴奋、大泻、大汗、大出血等因素之后的注射过程中，另外，施术手法过重，或体位不适，或过于疼痛亦可导致晕针发生。

2. 表现：患者突然出现头晕目眩，面色苍白，心慌气短，出冷汗，恶心欲吐，四肢发凉，血压下降，脉细无力；严重者可出现四肢厥冷，神志昏迷，二便失禁，脉细微欲绝。

3. 处理：立即停止注射，将针迅速退出，让患者平卧，头稍低，松开衣带。轻者静卧片刻，饮温水 1 杯即可渐渐恢复；重者可再配合针刺人中、内关、足三里，温灸百会、关元、气海等穴，或配合其他急救措施。

4. 预防：根据晕针发生的原因加以预防。对于初次接受注射治疗的患者，应做好解释工作，消除患者恐惧或顾虑的心理；选穴尽量少而精，尽量不用太敏感的穴位；对于体质虚弱的患者，应采取卧位，施术手法要轻，注射剂量要小；对于过饥、过度疲劳者，应让患者进食、休息后再行注射。医者在施术过程中，一定要注意观察患者的变化，做好预防工作。

（二）弯针

弯针是指在注射过程中，针身在体内形成弯曲。

1. 原因：施术者用力过猛，患者肌肉过于紧张，或针下碰到坚硬组织，或患者突然猛烈地变换体位等，均可导致弯针发生。

2. 表现：针身突然改变了进针方向并弯曲，患者感到剧烈疼痛。

3. 处理：立即停止注射，如果是因患者体位改变所致，应让患者恢复原位；若因肌肉过度紧张所致，嘱患者放松肌肉，然后顺着弯曲的方向慢慢将针退出。

4. 预防：医者施术时应注意进针力度、速度。推药速度不能太快，以防患者突然肌肉紧张或突然转换体位。

（三）断针

断针也称折针，是指注射器针头部分折断在体内。

1. 原因：多由于针具质量欠佳或针头有剥蚀损伤，或患者肌肉猛烈收缩等原因所致。

2. 表现：注射器针头折断在体内。

3. 处理：一旦发现断针，医者一定要保持镇静。嘱患者保持原体位，防止因肌肉收缩断针移位。若残端露于皮肤外，可用镊子取出；若残端与皮肤相平，可左右按压皮肤，使断端露出皮肤，然后用镊子取出；若残端完全陷入组织内，应在 X 线摄片定位后，采取外科手术取出。

4. 预防：临床很少发生断针现象，但注射前仍应检查针具，质量欠佳的坚决不用，发现锈蚀剥脱的针头及时剔出。注射药物时，特别是刺激性较大的药物，一定要缓慢推注，避免患者肌肉猛烈收缩。

（四）血肿

血肿是指注射部位的皮下出血，并引起肿痛的现象。

1. 原因：进针不当刺破血管，或针头尖端带钩损伤组织所致。

2. 表现：退出针后，注射局部出现肿胀、疼痛，继而皮下瘀紫。

3. 处理：局部小块瘀血一般不必处理，可自行消退。若出血过多，瘀肿较大，疼痛较剧者，先冷敷止血，再热敷促进瘀血消散吸收。

4. 预防：严格检查针具。选穴进针时，应避开血管，进针后提插时不能大幅度捣针。

（五）感染

感染是指注射部位发生感染的现象。

1. 原因：主要原因是由于注射时皮肤消毒不严格，或用具消毒不严格所致的细菌感染。

2. 表现：注射局部出现红、肿、热、痛，甚至出现化脓现象。

3. 处理：若感染较轻，局部消炎处理即可慢慢消失；若感染较重，除局部消炎外同时服用消炎药；若感染严重者，请外科医师协助治疗。

4. 预防：针具、皮肤须严格消毒，医者施术前应用75%的酒精棉球擦拭双手。

（六）创伤性气胸

创份性气胸是指进针过深刺伤肺脏，空气进入胸腔而导致呼吸困难的现象。

1. 原因：主要是在锁骨、前胸、侧胸、背部取穴时，进针过深，伤及肺脏，使空气进入胸腔所致。

2. 表现：患者感到胸痛、胸闷、心慌、呼吸不畅，重者出现呼吸困难、心跳加快、紫绀、出汗和血压下降、休克等，听诊时呼吸音减弱或消失，X线可进一步确诊。

3. 处理：当发生气胸时，首先应嘱患者不要恐慌，并配合治疗。可立即采取卧位休息，轻者对症处理，密切观察，给予抗菌药防止感染，一般休息1周左右即可痊愈。如果进入气体较多，症状严重时，应立即采取抢救措施，行胸腔穿刺抽气减压、吸氧、抗休克治疗等。如有更严重者，需要立即抢救，避免造成死亡。

4. 预防：在锁骨、前胸、侧胸、背部穴位注射时，掌握进针深度、角度、方向，不宜大幅度提插捻转。

六、临床应用

我有幸于1961年春赴杭州参加浙江省卫生厅举办的慢病快治学习班，并学习了小剂量穴位注射疗法治疗各种疾病，得益匪浅。当时我曾做过试验，以肌肉注射1/10剂量的奎宁用于大椎穴位注射，发现其治疗效果比肌肉注射疗效好，惜当时资料未加收集整理。后来在门诊中遇到很多顽难病症，应用以往的治疗方法无效时，采用穴位注射却收到了显著疗效。如小儿麻痹症者的严重肌肉萎缩，单独应用针灸无效，加用了穴位注射后，萎缩的肌肉明显增粗，甚至恢复原状。还有许多顽固性周围性面瘫，经多方针刺治疗无效，加用穴位注射后亦收到了较好疗效。

（一）下肢肌肉严重萎缩

凌某，男，20个月，住本市同福公社，1989年2月27日初诊。母代诉：患儿近1个月来在无感冒、发热的情况下出现右下肢肌肉萎缩，行走时严重跛行，赴浙江省儿童医院就诊，否定小儿麻痹症，但未明确诊断，服药治疗无效而来我院针灸科治疗。患母诉其邻居的孩子亦为相同表现。见患儿面色萎黄，形体略瘦，步行严重跛足。检查：右下肢大、小腿肌肉明显萎缩，在右侧风市穴及承山穴处测腿围，均比健侧小1cm。再细问其母，患儿已服用各型预防小儿麻痹症的糖丸。由于该患者病因不能确定，按病情似小儿麻痹症，目前只能按小儿麻痹后遗症的方法治疗。因患儿右下肢肌肉严重萎缩，按中医痿证治疗。

针刺取穴：①命门、肾俞、环跳、风市、髀关、阴市、委中、承筋、足三里、阳辅、阴陵泉、漏谷、解溪、太冲；②阳关、气海俞、立九、中渎、伏兔、梁丘、合阳、承山、阳陵泉、绝骨、地机、三阴交、丘墟、内庭。

注：立九穴是中国人民解放军111医院介绍的用于神经刺激疗法的部位。取穴：第五腰椎最高点与大转子联成直线，髂前上棘与尾骨尖联成直线，两直线交叉点即是。该穴用于治疗小儿麻痹症遗留的下肢瘫痪。

针刺手法：以上穴位均用轻补手法，即刺入后先行小幅度捻转，再做轻微震颤手法。每次在第1组的环跳、风市、阴市、承筋、足三里或者第2组的立九、中渎、伏兔、梁丘、承山、阳陵泉中分别选取1~2个穴位做重刺激手法，即刺入得气后先行轻微捻转，然后做上下提插较重的捣刺手法。

配合治疗：每次针刺治疗后再结合穴位注射疗法，选用药物为硝酸一叶萩碱1支2mL，在行重刺激手法的穴位中选用2个穴位，每穴注射1mL。以上两组穴位轮流取用，隔天治疗1次，10次为1疗程。

在治疗过程中，捣刺手法及穴位注射时疼痛较剧，但患儿皆能忍受。共治疗3个疗程，患儿右下肢肌肉已基本恢复，行走时已不跛足。2006 年 12 月 13 日遇见其母，该患儿已成长为 10 多岁的小伙子，右下肢萎缩的肌肉早已完全恢复，无一点后遗症。

（二）支气管炎

我早年大量应用温针疗法，尤其在冬季，门帘紧闭，吸入了大量烟雾，到了老年后便得了慢性的肺部疾病。每年秋冬季易患感冒，出现咳嗽，多痰，持续 2～3 月，X 线检查为双侧肺下部肺纹理增深，诊断为慢性支气管炎，遍服中、西药物，总是开始有效，继而再服无效。1989 年 9 月底，我准备赴北京旅游，在临行前 3 天，又突然感冒，咳嗽连连，心中非常着急，心想何不应用穴位注射试试。虽然以前曾肌肉注射林可霉素，但效果不佳。这次仍以 0.6g 林可霉素 2mL，第 1 天上午穴位注射双侧孔最穴，每穴注射 1mL，下午取双侧合谷穴，每穴亦注射 1mL；次日上午取穴足三里，下午取穴丰隆穴，注射剂量同上；第 3 天的穴位注射同第 1 天。后来赴京旅游了 17 天，竟然 1 次也没有咳嗽，回来后亦很长时间没有发作。之后每遇感冒，便自己穴位注射林可霉素，每天 1 次，每次取 1 个穴位，连续注射 5～10 天，持续 3 个冬季。以后每年伏季，我都用林可霉素穴位注射 1 个疗程（10 次）作为门诊上的"冬病夏治"法，至今疗效稳定。

自 1988 年至 2007 年，我们采用穴位注射治疗慢性支气管炎 85 例，临床疗效较为满意，现总结报道如下。

1. 临床资料

本组 85 例中，男 37 例，女 48 例；年龄最小 21 岁，最大 72 岁，平均年龄 51.7 岁；病程最短 15 天，最长达 5 年。所有的患者均经中、西药物治疗无效后才采用穴位注射疗法，本组患者均经肺部 X 光检查，排除肺气肿及其他疾病。

2. 治疗方法

(1) 取穴：①定喘穴：大椎穴旁开 0.5 寸。②孔最穴：尺泽下 5 寸，腕上 7 寸。③合谷穴：手背第 1、2 掌骨间，约平第 2 掌骨中点。④足三里穴：外膝眼下 3 寸，距胫骨前缘 1 横指处。⑤丰隆穴：外踝尖上 8 寸，条口穴外侧 1 横指。

(2) 选用药物：林可霉素针剂，每支 2mL（0.6g）。

(3) 操作方法：每次选用 1 穴（双侧），在穴位处皮肤常规消毒后，用 2.5mL 一次性注射器，抽取林可霉素注射液 2mL，分别注入左右穴位各 1mL，每天注射 1 次。首次选用定喘穴，次日为孔最穴，按以上取穴次序逐日轮换，5 穴均注射过后，再从定喘穴开始，周而复始，10 次为 1 疗程。

1 个疗程结束后，休息 2~4 天，再继续下个疗程。治疗 1 个疗程后统计疗效。所治患者最少治疗 1 个疗程，最多治疗 4 个疗程，平均 1.5 个疗程。

3. 疗效标准

根据国家中医药管理局颁布的治疗支气管炎的标准，结合本组病例的实际情况，拟定如下疗效标准。

痊愈：治疗后咳嗽、咳痰等症状及临床体征消失。

显效：咳嗽及咳痰等症状明显减轻。

好转：咳嗽减轻，痰量减少。

无效：治疗后症状无明显改变。

4. 治疗结果

85 例中，痊愈 76 例，占 89.3%；显效 4 例，占 4.7%；好转 3 例，占 3.6%；无效 2 例，占 2.4%。总有效率为 97.6%。

5. 典型病例

例 1 费某，女，58 岁，住桐乡市钱林环桥头，2003 年 4

月 16 日初诊。诉 2 年来易患感冒，经常因感冒而致咳嗽，至少持续 1~2 月，多痰，痰液多为稀薄黏液，偶尔有浓痰。天气转热则上述症状减轻，秋冬季节则经常发作。见患者面色苍白，咳嗽连连，并多稀薄痰，舌质淡，苔厚白，脉弦细。X 线检查为双侧肺下叶肺纹理增深。诊为慢性支气管炎。采用林可霉素针，每日 1 支，进行两侧穴位注射，每穴注射半支。取穴为定喘、孔最、合谷、足三里、丰隆穴，每日取 1 穴，按次序轮流应用。共治疗 5 次，咳嗽等症状消失，自动停止治疗。2004 年 12 月 17 日来诊时谓，上次治疗后 1 年内未发作，最近又有咳嗽、多痰，故再次来诊。嘱其至少治疗 10 次，遂再治疗 1 疗程。观察 2 年，未再发作。

例 2 徐某，男，38 岁，住桐乡市梧桐镇，2006 年 11 月 18 日初诊。诉 1 个月来因感冒而致咳嗽、痰多，经本院内科服药及其他医院静脉注射（用药内容不详）治疗，仍然咳嗽、多痰，且病情日渐加重，咳嗽连连，痰多稀薄。见患者面色正常，舌苔白腻，脉弦紧，咽略充血，听诊时闻及两肺呼吸音增粗。诊为感冒并发支气管炎。治以林可霉素穴位注射，取穴同前，经 1 疗程后，咳嗽减轻，痰量减少。后因夜间劳累受凉，又患感冒，再用以上药物穴位注射 10 次，症状消失而愈。追踪观察 2 年，迄未复发。

例 3 陈某，女，50 岁，屠甸镇粮管所职工，2007 年 1 月 19 日初诊。诉近 20 余天感冒后经常咳嗽，呈阵发性，日夜不断，夜间不得安睡，服中、西药物无效。患者以往亦易感冒，每次感冒均咳嗽不止。患者自踏进诊室已半小时，咳嗽连连，从未间断。见患者面色苍白，舌苔略腻，脉弦略数，咽部微充血，肺部听诊呼吸音略粗糙。诊为感冒并发支气管炎。治以合谷穴穴位注射，用林可霉素 1 支 2mL，左右合谷穴各注射

1mL。注射后约10分钟，咳嗽即消失。1周后随邻居来治病时谓："自林可霉素注射后，白天及晚上均不咳嗽，效果真灵。" 2009年4月患者来治疗手指腱鞘炎时称，上次患感冒咳嗽后行穴位注射林可霉素至今已2年余，未曾发作过。

例4　徐某，男，12岁，学生，住桐乡市梧桐镇气象弄4号，1999年11月7日初诊。诉患慢性支气管炎已3年，每年冬季咳嗽连连，服用多种中、西药物无效，一入冬季即咳嗽不止。现咳嗽至今已有半月余，为稀薄黏液痰，服药、打针均无效果。见患者面色苍白，体质瘦弱，舌质淡，苔薄白，脉细软。诊为体虚肺气不足所致的慢性支气管炎。治以林可霉素，每日1支行穴位注射。取穴为定喘、孔最、合谷、足三里、丰隆穴，依次轮流注射，每日取1穴，每穴各注射1mL。经过1疗程后，症状消失而痊愈。2007年7月，患者特来我处，谓自治疗至今，效果明显，从未复发。

6. 心得

（1）慢性支气管炎是呼吸系统的多发病及常见病，主要症状是咳嗽，多痰，可伴有不同程度的呼吸急促，听诊可闻及两肺呼吸音增粗，胸部X光摄片或透视可见双侧肺纹理增深。中医认为，咳嗽是肺失宣降，气逆为患的一种症状，可因外邪侵袭，肺气不得宣发而引起，也可由于脏腑功能失调，肺气失其肃降而致。咳嗽可见于多种疾病，而本文所指的主要是慢性支气管炎。

（2）本文所取的穴位精简方便，多在颈、手臂及小腿处，且疗效较显著。①定喘穴为经外奇穴，对咳嗽、气喘有显著疗效。②孔最穴为肺经郄穴，治疗肺脏之急性病，对支气管炎、咳嗽、哮喘等疗效卓著。③合谷穴为手阳明大肠经的穴位，大肠经与肺经互为表里，关系密切，故治疗支气管炎有显效。但有少数患者穴位注射林可霉素后，合谷穴位处有轻度肿胀，这是正常反应，主要是因为药液刺激引起组织液体渗出，反而加强了该处的穴位刺激，有利于提高疗效。我本人在合谷穴注射林可霉素后亦有明显的肿胀反应。④足三里穴为足阳明胃经的穴位，能加强肠胃消化吸收的功能，以增强免疫力，从而增强呼吸系统的抗病能力。根据中医理论，胃属土，肺属金，治以培土生金之法，故而能发挥较好的疗效。⑤丰隆穴善治咳嗽、痰多，有较强的祛痰作用，我曾治疗1例住院的重症肺源性心脏病患者，于丰隆穴穴位注射林可霉素后，次日清晨咳出大量痰液，对缓解症状有很大帮助。由于以上各穴的协同作用，因而能取得显著疗效。

（3）西医肌肉注射林可霉素针每次0.6g，每日2次，1天之内量达1.2g；而穴位注射每天仅注射1次（0.6g），疗效反而提高，并大大减轻药物反应，值得进一步研究。我市近年来农村在治疗小儿疾病时注射林可霉素曾出现过不良反应，而且该药有延迟性过敏反应，故小儿治疗不宜应用林可霉素，成人亦应慎用。根据我及某些患者的自身对照后发现，林可霉素注射液长期应用后，疗效有些下降，这可能与长期应用抗生素引起的耐药性有关，应寻找其他更有效的药物来替代或者将每天1次增加为每天2次穴位注射，以提高疗效。

（4）由于我水平有限，又限于门诊工作较忙，未能对该疗法做严格的随机分组比较，只能做粗略的试验，初步提示林可霉素穴位注射治疗慢性支气管炎有一定的疗效，它能改善呼吸道病变，阻止或延缓慢性阻塞性肺病的进展。但所用药物尚应进一步改进，取穴也待进一步研究，以不断提高预防及治疗慢性阻塞性肺病的疗效。

（三）盐酸呋喃硫胺穴位注射治疗顽固性面神经麻痹

1. 概述

面神经炎（周围性面神经麻痹）是指面神经在茎乳孔内的急性非化脓性炎症。常见原因为病毒感染，部分患者在着凉或头面部受冷风吹拂后发病。目前研究发现，本病与单纯疱疹病毒、腮腺炎病毒感染有关。

中医认为，面神经炎多因风邪乘虚入经络，导致气血痹阻，经脉失于濡养。本病属中医学"面瘫""口眼歪斜"范畴。

本病多在 20～40 岁发病，男性略多。通常起病较急，于数小时内达到顶峰，也有的起病较轻，在 1 周内逐渐达到顶峰。有些患者在起病前有同侧耳内、乳突区或面部的轻度疼痛。本病症见患侧面部表情肌瘫痪，前额皱纹消失，眉毛下垂，睑裂扩大，鼻唇沟平坦，口角下垂，面部被牵向健侧。在面部运动时，因健侧面肌的收缩牵引，使症状更为明显，患者不能皱额、蹙眉、闭目、露齿、鼓气和噘嘴。闭目时，瘫痪侧眼球转向上外方，露出角膜下的白色巩膜；鼓气和吹口哨时，一侧口角漏风；进食时，食物残渣常滞留于患侧的齿颊间隙内，口水自该侧淌下；泪点随下睑外翻，使泪液不能正常吸收而外溢。根据面神经受损部位的不同，尚可有患侧舌前三分之二味觉的减退或消失、听觉过敏或唾液分泌减少。若原先瘫痪的面肌发生不自主的抽动而导致面肌痉挛时，口角反牵向患侧，鼻唇沟变深，睑裂缩小，精神紧张时更为明显。多数患者在起病后 2 个月内有不同程度的恢复，个别患者可迟达 1 年方可痊愈，少数患者在间隔不定时期后又发同侧或对侧的面神经炎。恢复不完全的患者，可出现各种后遗症。

诊断时需与能引起周围性面神经麻痹的其他疾病相鉴别。

如中耳炎、麻风、颅底脑膜炎、腮腺炎、腮腺肿瘤、听神经瘤、白血病、淋巴瘤、鼻咽癌等均有可能压迫、浸润或损害面神经，导致面神经麻痹，但大多起病较慢，并有其他颅神经受损或原发病的特殊表现。面神经在脑干内受炎症、肿瘤等侵及时尚有邻近神经结构损害的体征可资鉴别。脑部疾病时出现的中枢性或上运动原性面神经麻痹，仅限于下面部表情肌瘫痪（口角歪斜、鼻唇沟平坦），而上面部表情肌的运动（皱额、蹙眉、闭眼等）则正常，且多伴有肢体的瘫痪。

面神经炎虽有小部分能自行恢复，但面部患病，影响人的形象，因而大多数患者心情十分焦虑，到处求医，希望能迅速痊愈。对于轻症患者，应用针灸治疗 1~2 个疗程（7~10 次为 1 疗程），大多能痊愈。历年来我治疗该病达数百例，对轻症患者的治疗已不成问题，但对病程超过 3 个月以上，屡治无效的顽固性周围性面瘫，自 1987~1991 年之间，我们以盐酸呋喃硫胺注射液（以下简称新维 B_1 注射液）为主，做面部穴位注射治疗顽固性周围性面瘫 33 例，亦取得了较为满意的疗效。

2. 临床资料

本组病例均为 3 个月以上的病程，其他方法治疗无效后改用本法治疗。其中男 13 例，女 20 例；年龄最小 21 岁，最大 65 岁；病程最短 3 个月，最长 1 年零 2 个月。其中重度面瘫 9 例（眼裂明显增大至 0.3cm 以上，鼻唇沟消失，口角明显歪斜，食物嵌顿于下颊内），中度 20 例（眼裂增大小于 0.3cm，鼻唇沟变浅，口角中度歪斜），轻度 4 例（眼睑不能紧闭，鼻唇沟微浅，口角轻度歪斜）。

3. 治疗方法

（1）选穴：以瘫痪严重处的穴位为主。以阳白、太阳、下关、颧髎、四白、颊车、大迎、迎香为主穴。

（2）注射方法：以新维 B_1 注射液 20mg 加维生素 B_{12} 针 0.5mg，用 5 号皮试针头，每次治疗选用患处 4～6 穴。将以上药液平均注入各穴，每周注射 2 次，10 次为 1 疗程。如治疗中发现患处药液吸收较慢，局部肿胀严重者，治疗间隔时间可适当延长，待肿胀消退后再继续治疗，下次治疗时应将新 B_1 注射液的剂量减少至 1/2 或 1/3。

4. 疗效标准

痊愈：经 3 疗程以内治疗，临床症状消失。

有效：经 3 疗程以内治疗，面部肌肉活动有显著恢复。

无效：经 3 疗程治疗后，症状无改善。

5. 治疗结果

经 3 疗程治疗后，痊愈 21 例，占 63.6%；有效 10 例，占 30.3%；无效 2 例，占 6.1%。

6. 典型病例

朱某，男，60 岁，桐乡市石门药厂工程师，1987 年 7 月 2 日初诊。诉口眼歪斜已有 4 个月，经中医、西医、针灸、理疗等治疗无效。检查：左额纹消失，左眼睑闭合不全，眼裂达 0.3cm，人中沟明显向右侧歪斜，左侧鼻唇沟消失，舌质淡，苔薄腻，脉细软。证属气血两亏，外邪入侵左侧面部经脉。该病历治 4 个月乏效，已属顽固性面瘫。治疗用新 B_1 注射液 2mL（20mg），加维生素 B_{12} 注射液 1mL（0.5mg），分别注射于阳白、太阳、下关、颊车、地仓、迎香穴。注射药液后，患者反应十分明显，左侧面部肿胀达半月之久。继续以新 B_1 注射液 0.5mL（5mg）进行穴位注射，注射后反应不再出现，面部肿胀尽消。经 5 次治疗后，患者症状明显好转，继续上法治疗，共治疗 30 次而痊愈。

7. 心得

新维 B_1 注射液穴位注射后，可使患处血流量增多，激活面神经，从而使麻痹的肌肉趋向恢复；又由于药液不易吸收，在面部穴位处停留时间较针刺时间长，可持续刺激瘫痪处穴位，疏通经络，达到事半功倍之效。

新维 B_1 注射液穴位注射后局部吸收较慢，易出现局部肿胀、疼痛难忍，个别患者不易忍受，可适当减少药液剂量，多选用几个穴位以减轻反应，从而达到治疗效果。

（四）曲安奈德穴位注射治疗周围性面神经麻痹

近年来在针刺治疗周围性面神经麻痹的同时，我结合应用醋酸曲安奈德注射液加利多卡因注射液做穴位注射，自 2001 年 1 月至 2006 年 12 月共治疗周围性面神经麻痹 50 例，大多能迅速见效，大大缩短治疗时间，且所用药液无痛感、无肿胀等不良反应，深受广大患者欢迎。

1. 临床资料

本组 50 例中男 21 例，女 29 例；年龄最小者 3 岁，最大者 64 岁，其中 20～40 岁者 42 例；病程在 3 个月以内者 38 例，其中多数在 7 天以内，3 个月～半年以内者 10 例，半年～1 年以内者 2 例；重度面瘫 8 例，中度面瘫 32 例，轻度面瘫 10 例；左侧面瘫 22 例，右侧面瘫 28 例。

2. 治疗方法

针刺取穴：双侧风池，患侧阳白、太阳、下关、颊车、迎香、地仓、攒竹、合谷。

针刺手法：风池采用轻刺补法不留针；其余穴位均采用补法，即刺入穴位后，待有酸胀等感应时，行轻微震颤手法，留针 15～30 分钟后出针。隔日 1 次，10 次为 1 疗程。

穴位注射方法：进针点取耳垂前缘略下，紧贴下颌骨后缘，用 5mL 一次性注射器，抽取醋酸曲安奈德注射液 1mL 加利多卡因 2mL，再加注射用水 2mL。进针处局部皮肤常规消毒，采用无痛手法进针，进入后在浅层回抽，如无回血，先注入少量药液，然后稍待片刻，待药液发生作用再逐渐进针，边回抽，边注射少量药液，待进针至 2~3 分处时，将药液推尽。嘱患者休息片刻，无不良反应时才可回去。穴位注射治疗每周 2 次，可在针刺治疗后进行，5 次为 1 疗程。

3. 疗效标准

痊愈：临床症状消失，眼睑闭合良好，皱眉时额纹正常，鼻唇沟正中，口角不歪斜，面部表情肌功能恢复。

好转：临床症状明显好转，面肌功能部分恢复。

无效：治疗 2 个疗程后（穴位注射 10 次），面部表情肌功能无改善。

4. 治疗结果

本组 50 例中痊愈 42 例，占 84%（其中治疗 1 个疗程者 38 例，2 个疗程者 4 例）；好转 7 例，占 14%（其中治疗 3 个疗程者 5 例，4 个疗程者 2 例）；无效 1 例，占 2%。总有效 49 例，有效率为 98%。

5. 典型病例

例1 吴某，男，42 岁，桐乡市崇福镇某厂厂长，1996 年 7 月 30 日初诊。诉 7 日前因受凉后觉右侧乳突处疼痛，继而出现右侧面部肌肉松弛，口向左侧歪斜，特来就诊。检查：患者右侧额纹消失，不能皱眉，右眼不能闭合，右侧鼻唇沟变浅，口向左侧歪，不能鼓气，舌苔薄白，脉弦和。诊为周围性面神经麻痹，系外邪入侵右侧面部阳明经脉所致。治以祛邪通络，疏导阳明经气为主。以针刺结合穴位注射进行治疗。

针刺取穴：右侧阳白、太阳、攒竹、四白、下关、地仓、双侧合谷。

针刺手法：以无痛进针法刺入穴位，待有酸胀等感应后，行轻微震颤手法，留针30分钟后出针。

穴位注射：以醋酸曲安奈德注射液1mL，加利多卡因2mL，再加注射用水2mL，取耳垂前下缘处做穴位注射。针刺及穴位注射治疗每周2次。

治疗效果：经1次治疗后，面瘫已稍有好转，右眼已略能闭合，口闭合时已不漏气。经过5次治疗，面部肌肉完全恢复正常，追踪观察10余年，疗效巩固。

例2 李某，女，52岁，住桐乡市梧桐钱林，2000年6月18日初诊。诉3个月前感冒后出现左侧面部肌肉功能消失，左眼不能闭合，口亦不能闭紧，饮水及汤等液体易漏出。经针灸及服药治疗已3个月，未见好转，特来就诊。检查：患者面色萎黄，左额纹消失，左眉不能皱，左眼睑不能闭合，左侧鼻唇沟消失，口向右侧歪斜，口不能闭合，时有液体流出，苔薄腻微黄，脉细软。诊为周围性面瘫，系风寒之邪入侵面部阳明经等所致。治以祛散风邪，通经活络。采用针刺与醋酸曲安奈德及利多卡因穴位注射治疗，取穴、针刺手法及穴位注射同例1。在穴位注射结束后片刻，患者突然感到咽喉部不适，唾液不能咽入，并有心烦、恐慌等症状，且逐渐加重，自觉不能支持，急请我分院院长、内科主任医师来会诊。检其体温、脉搏正常，听诊心、肺等均无殊，但患者自觉症状严重，当即送总院急诊室。待到达总院时，患者病情已全部消失，吞咽等生理功能一切正常。隔2天后患者仍来我院要求继续治疗，见患者面部肌肉功能已稍有好转，仍以上法治疗，但穴位注射时深度较前略浅，没有再出现以上不适反应。经 1 个疗程的治疗后，患者面部肌肉功能已大部分恢复，共治疗 2 个疗程而痊愈。

例 3　于某，女，54 岁，住桐乡市梧桐镇革新南江上，2006 年 12 月 27 日初诊。诉 7 天前早上起来发现左侧面部肌肉松弛，左眼不能闭合，漱口时不能闭紧而漏水。经服药及针灸治疗未见好转而来我处求治。检查：患者面色萎黄，精神不振，左侧面部肌肉瘫痪，左侧额纹消失，左眉不能皱，左眼不能闭合，左侧鼻唇沟明显变浅，吹气时漏气，口向右侧歪斜，苔白腻，脉细软，两手尺脉弱。诊为周围性面瘫，系面部阳明经络受病邪侵袭所致。治以祛邪通络。针刺治疗取穴同前，配合穴位注射维生素 B_{12}0.5mg，于耳垂前下缘处进针。12 月 29 日二诊时，患者面部肌肉功能无好转，针刺取穴同上，穴位注射药液改用醋酸曲安奈德注射液 1mL，加利多卡因 2mL，再加注射用水 2mL。注射后片刻，患者左侧面部瘫痪更加严重，告知患者属正常情况，应继续治疗。2007 年 1 月 1 日三诊时，患者面部肌肉瘫痪情况已有显著改善，左眼已能闭合，左侧鼻唇沟增深，口已能闭合。1 月 3 日四诊时，患者左侧面部肌肉功能已完全恢复，再治疗 1 次而巩固疗效。

例 4　宋某，女，63 岁，农民，住桐乡市同福合心村，2007 年 12 月 24 日初诊。诉 1 周前因患感冒出现右侧乳突后疼痛，5 天前晨起突然发现嘴巴漏水，并向左侧歪斜，右眼不能闭合，且症状逐渐加剧，故来求诊。检查：患者面色略萎黄，无高血压及头痛、头晕等病史，右侧面部肌肉松弛，右额纹消失，右眉不能皱，右眼不能闭合，右侧鼻唇沟消失，人中沟向左侧明显歪斜，嘴唇亦向左歪斜，舌质绛，苔白腻，脉弦紧。诊为右侧面神经麻痹，系外感风寒，病邪侵袭面部经络所致。针刺取穴治疗同例 1，隔天 1 次，同时结合穴位注射醋酸曲安奈德及利多卡因注射液，每周 2 次。经针刺加穴位注射后，面部肌肉的瘫痪程度已有所减轻；针刺 5 次及穴位注射 3 次后，面瘫已基本痊愈。为巩固疗效，共针刺治疗 10 次，穴位注射 4 次，面瘫已痊愈。观察半年，疗效巩固。

6. 心得

（1）治疗周围性面瘫用针刺加穴位注射醋酸曲安奈德及利多卡因注射液，确能使面瘫迅速恢复。我们按此方法治疗 50 例周围性面瘫患者，有 38 例在 5 次治疗内冶愈。提示针刺加穴位注射醋酸曲安奈德及利多卡因药物能使面神经炎症较快消退，从而使面部肌肉尽早恢复。

（2）该方法治疗面瘫，不但能使早期患者的面神经炎症迅速消除，对病程较长，用其他方法治疗无效的患者，亦能收到较好的疗效。

（3）该方法使用的药液注射后无痛苦，无局部肿胀，较易为患者接受；盐酸呋喃硫胺注射液行穴位注射后有明显疼痛，导致某些患者因害怕疼痛而中途停止治疗。经过对比，说明采用醋酸曲安奈德注射液做穴位注射优于盐酸呋喃硫胺注射液。但前者适合病程较短的患者，后者对病程较长的患者较为有效。

（4）在应用醋酸曲安奈德加利多卡因注射液时，我们亦遇到一些注射反应，如有的患者在注射后数分钟至半小时内，患侧面瘫加剧，如例 3。这是由于利多卡因药液麻醉了面神经所致，是暂时现象，也是药物击中目标的标志，不必害怕，1~2 小时后反应即消失。一般出现这种情况的患者，恢复也较快。也有极少数患者，用以上药液穴位注射后，出现口干、吞咽困难等情况，如例 2。临床中，我们共遇到 2 例这样的反应，2 例均自行恢复。出现这种情况，考虑可能是由于利多卡因影响到舌咽神经等所致，平卧片刻即可消失。因此，在施行穴位注射前，应事先告知患者可能出现的反应，使之做好思想准备。

（五）腰椎骨质增生性腰痛

1. 概述

腰椎骨质增生是临床常见的疾病，主要表现为腰部酸痛拘急、强直，或不能俯仰，行动困难，甚则夜寐不安，难以转侧，亦有因压迫神经而出现下肢酸痛者，每遇劳累或着凉等病情多反复发作，缠绵不愈，严重影响工作、劳动及日常生活。

在中医学中，本病属于"骨痹""腰痛"等范畴。

我院自 1971～1990 年间以骨宁注射液加维生素 B_{12} 注射液进行穴位注射结合针刺，治疗因腰椎骨质增生而致的腰痛数百例，均取得了较好的疗效。1985～1989 年，我们搜集了经单纯针刺治疗 10 次以上无效，加用以上药液穴位注射取得了较为满意疗效的患者 100 例，现总结如下。

2. 临床资料

病例选自我院门诊针灸科及理疗科患者，均经本院或别处针刺治疗 10 次以上无效，其中大多数患者亦曾服用中西药物治疗而效果不理想。所选患者均有直腿抬高试验阳性等，其 X 线片均示：腰椎第 2、3、4、5 等椎体增生，或唇状肥大，或有骨刺，以及椎体前后角有不同程度的骨赘形成。

在 100 例中，男 46 例，女 54 例；年龄最小 32 岁，最大76 岁，平均 58.5 岁；病程 1～2 年 19 例，3～4 年 31 例，5～6 年 26 例，7～8 年 22 例，8 年以上者 2 例。

3. 治疗方法

（1）针刺取穴：主穴根据 X 线片示腰椎增大部位选夹脊穴 2～4 对，或选取腰椎旁压痛明显处；配穴取殷门、委中、承山穴。

（2）针刺手法：腰部选用 3 寸长，28 号不锈钢针刺入夹脊穴，以上、下椎体横突间无阻碍为准。待到感应后，行轻微震颤手法，以酸麻达下肢或足趾为佳。首诊时可取第 1、3 腰椎左侧夹脊穴，第 2、4 腰椎右侧夹脊穴；第 2 次复诊时可取第 1、3 腰椎右侧夹脊穴，第 2、4 腰椎左侧夹脊穴，依次轮换。下肢穴位可任取 1 穴，单穴或双穴根据病情决定。按上法针刺后腰部及下肢均留针 15~30 分钟。

（3）穴位注射方法：出针后以骨宁注射液 1 支（2mL），加维生素 B_{12} 注射液 0.5mg（1mL），以 5mL 一次性灭菌注射器，体质较胖者及肌肉丰厚处用口腔科的细长针头为佳，抽取以上药液，混合后，找到腰部压痛最明显处，或 X 线片示骨质增生较严重的部位，选用 2~4 点，将药液分别注入即可。

以上治疗隔日 1 次，10 次为 1 疗程，共治疗 3 疗程统计疗效。

4. 疗效标准

治愈：腰部疼痛完全消失，腰部活动灵活，恢复正常劳动。

显效：腰部疼痛显著减轻，腰部活动功能好转。

无效：腰部疼痛及活动功能无变化。

5. 治疗结果

治疗最少半个疗程，最多 3 个疗程。治愈 88 例，占 88%；显效 10 例，占 10%；无效 2 例，占 2%。

6. 典型病例

例1 凌某，女，29 岁，住桐乡市梧桐镇庆丰小区，1985年 7 月 13 日初诊。诉因半月前跌倒导致腰及右下肢疼痛，行走困难而就诊。诊见患者痛苦面容，行走略有跛足，腰及右下肢疼痛，特别是右下肢后缘疼痛明显，脉弦紧，苔黄腻。检查：腰椎第 3、4 椎旁两侧压痛明显，右直腿抬高试验强阳性，右腿抬高仅 30°。X 线片示：腰椎均有明显唇样增生，尤以第 3 腰椎明显。诊为腰椎肥大伴腰部软组织扭伤。取第 2、3、4 夹脊穴，以及右侧环跳、委中、阳陵泉穴，行平补平泻法，留针 30 分钟，隔天 1 次。治疗 1 个疗程后，腰及右下肢疼痛未见好转。于第 2 疗程开始，每次针刺治疗后，加用骨宁注射液 2mL 及维生素 B_{12} 注射液 1mL（0.5mg），于第 2、3 及第 3、4 腰椎右侧夹脊穴做穴位注射。第 2 个疗程治疗后，腰及右下肢疼痛减轻一半，共治疗 3 个疗程而达痊愈。2006 年 8 月因患其他疾病来我处时，谓 20 余年前的腰痛经治愈后，从未发作。

例 2 丁某，男，51 岁，桐乡市政府公务员，1987 年 8 月 6 日初诊。诉腰部疼痛已 2~3 年，经常发作，影响工作。患者健康状况尚佳，苔厚腻，脉弦洪。检查：腰椎第 2、3、4 两侧椎旁均有明显压痛，双下肢直腿抬高试验阳性，双下肢抬高仅 40°。X 线片示：腰椎均有唇样骨质增生，第 2 腰椎处形成骨刺。诊为腰椎肥大伴骨刺。取腰椎第 1、2、3、4 侧的夹脊穴进行针刺治疗，每次取 1~2 对夹脊穴，轮流取用，配穴为双侧环跳、殷门穴。针刺手法平补平泻，针后留针半小时。治疗 1 个疗程后效果不够理想，从第 2 个疗程开始，根据 X 线片示第 2 腰椎骨刺，考虑该处病变较严重，故于针刺后加用穴位注射，用药同前例。第 2 个疗程结束后，患者腰痛消失，观察 3 年，迄未复发。

7. 心得

（1）因腰椎骨质增生而致腰痛的患者，临床上十分多见，以往单用针刺治疗，疗效不够理想。我们以针刺加骨宁注射液与维生素 B_{12} 注射液混合后做穴位注射治疗了 100 例此类患者，取得了较为满意的疗效，有效率达 98%，而且有很多患者数年不发作，疗效较为巩固。

（2）骨宁注射液具有抗炎、镇痛的作用，且药液在穴位局部停留时间较长，故刺激穴位局部组织的作用时间也较长，犹如针刺治疗时留针时间相对较长效果相对加强一样。维生素 B_{12} 注射液具有营养穴位局部组织肌肉、神经、血管的作用。两者共同作用于穴位，通过疏通经络而发挥更大的作用，故疗效较好。

（3）该药液注射应选择病变较严重处，效果较好。

（4）由于骨宁注射液吸收较慢，在极个别患者身上可出现一些副作用。我们曾遇到一老妇患右膝关节骨质增生，用骨宁注射液加维生素 B_{12} 注射液注射右侧阴市、阳陵泉、足三里等穴，1 周后穴位注射处疼痛加剧，经 X 线检查后发现以上穴位处均有钙化点。故临床应用时应注意，少数患者可有吸收不良的反应，如以上情况，应立即停用。

（5）1995 年夏季，我们曾遇到一位来自乌镇的 65 岁的女性患者，患脊椎胸、腰段多节骨质增生，用骨肽注射液对夹脊穴穴位注射 10 次，未见效，后改用骨宁注射液做穴位注射后，疼痛症状日渐减轻。考虑可能是因为骨肽注射液吸收速度较快，骨宁注射液吸收速度较慢，停留穴位的时间较长，因而收到效果。但是现在骨宁注射液已停产，我们采用骨肽注射液加维生素 B_{12} 注射液混合后做穴位注射治疗骨质增生性疾病，疗效也较好，且无吸收不良的反应，惜费用太高，百姓负担太重。

（6）穴位注射疗法是将西医的注射方法应用于中医针灸

的穴位与经络，是中西医结合的良好方法。通过应用小剂量的药物作用于穴位与经络，可产生较为显著的疗效，甚至能治愈某些顽难杂症，如以上所举的肌肉萎缩、慢性支气管炎等，取得了意想不到的疗效，值得进一步研究与临床应用。但选用药物应慎之又慎，要十分重视药物的过敏反应。我曾有一位学生在试用糜蛋白酶治疗顽固性肩周炎时，不幸出现过敏反应，导致患者即刻休克而死亡。故用药要再三考虑，遇有过敏体质的患者或者应用有可能引起过敏反应的药物时，要慎之又慎。

（六）硝酸一叶萩碱穴位注射治疗小儿麻痹症

我在门诊中曾遇到患肢肌肉萎缩较严重的小儿麻痹症的病例，经针刺治疗多次仍未见效，后改用硝酸一叶萩碱注射液做穴位注射，收到了显著的疗效。如1975年，有位8岁女孩沈某，左下肢大腿肌肉明显萎缩，呈垂足跛行步态。经针刺治疗30次，肌肉萎缩无改善，仍然跛行。遂用上药做穴位注射20次后，大腿腿围明显增粗，跛行显著减轻，治疗50次后痊愈。观察5年，疗效巩固。

近年来我们采用硝酸一叶萩碱注射液做穴位注射，治疗有严重肌肉萎缩的小儿麻痹症者共16例。其中临床治愈14例，有效1例，无效1例。其有效率达93.25%，临床治愈率87.5%，较单纯针刺的治愈率47.1%有明显提高。但由于近来预防工作做得较好，该病发病率显著降低。

从多年的临床工作中，我们体会到中西医有机地结合，对治疗某些顽固疾病可显著提高疗效。

针刀医学

一、概述

针刀医学原名为小针刀疗法，1994 年中医研究院组织专家论证，将小针刀疗法更名为针刀医学；并在 1993 年 10 月成立了中国中医药学会针刀医学分会。针刀医学也是特种针法的一种。

针刀医学的创始人为朱汉章教授，曾为北京中医药大学针刀医学教育研究中心主任，主任医师，教授。年轻时就以医闻名于苏北、沭阳，被当地民间誉为"小神仙"。1976 年的一天，朱汉章教授大胆尝试，以 9 号注射器的针头刺入一位来求治的木匠的手掌硬结处（蚓状肌和掌部屈肌交叉点）反复剥离了几下，又经过几天的康复治疗，最后消除了硬结，原来不能伸屈的手掌和手指竟然伸屈自如，并恢复了工作。由此，朱汉章教授得到启发，创新并制成了"小针刀"，这个将针灸针和手术刀融为一体的微型器械，就是我们今天使用的"针刀"。此项发明于 1988 年获得了第三十七届布鲁塞尔国际新科技发明博览会尤里卡金奖。

1987 年开始，朱汉章教授先后举办全国和地方性培训班100 多期，至今培训的医务人员达数万人，遍布全国各地。

1991 年后，针刀疗法随着改革开放的步伐走出国门，开始为世界人民服务。朱汉章教授及其学生通过出国讲学和学术交流等方式，很快在泰国、马来西亚、新加坡、俄罗斯、日本、美国、澳大利亚、墨西哥、意大利、智利、南非等 40 多个国家和地区建立了针刀治疗中心和医疗点，并培养外籍医师200余人。

1994年7月，朱汉章教授在北京市昌平区成立了中国中医研究院（现中国中医科学院）长城医院和中国中医研究院针刀医学培训中心。

二、学习针刀医学的过程

针刀医学是一种创新，包括治疗方法的创新，医学概念的创新和医学理念的创新。它将西医的开放性手术变成了闭合性手术，且有一整套闭合性手术的基础理论和操作技术。它把中医的经络理论用现代科学的观点和方法总结为电生理线路系统，这个系统不仅有客观的物质基础，而且有特有的病理生理功能，经络就是这个系统的主要干线。将这种理论应于临床，可以解决临床上各科的疑难疾病的治疗，取得了较好的疗效。今天的针刀医学，其应用范围不仅扩展到内、外、妇、儿、五官、皮肤等科，而且还对许多常见病、疑难病的发病原因、发病机理和针刀治疗机理提出了一整套全新的经得住实践检验的理论见解，这是朱汉章教授多年来临床探索和理论研究的结晶，对我国医学做出了重大贡献。

1992年夏季，我赴大连参加全国首届特种针法学术交流大会。会议期间，我有幸参加了大会举办的小型小针刀疗法学习班。会上沈阳某医院王文凯医师介绍了小针刀疗法的概要，以及小针刀治疗跟骨骨刺、屈指肌腱腱鞘炎（弹响指）、各种神经卡压综合征、软组织损伤及颈腰椎间盘膨出和突出等顽固疾病的经验。这让我感到极大的兴趣，平时我经常因治不好这些顽难疾病而感到非常遗憾，没想到小针刀竟有如此良好的疗效，于是心中下定决心，一定要把这个新的医疗技术学到手。

次年，以王静海医师为首的一些临床医师在杭州开办小针刀疗法学习班，医院领导劝阻说我年事已高（已届花甲之年），就不要去了，我说服了领导，力争赴杭州学习。在实习时，王静海医师要求学员们寻找一些顽固患者，在学习班上做示范。我找到一位原来在桐乡的烧鸡店老板沈某，因患顽固性腰痛（实为第三腰椎横突综合征）在我院针灸科每年针刺治疗数十次，已连续治疗4~5年，仍未能治好。经王医师1次小针刀治疗后，腰痛症状竟然消失，让我佩服得五体投地。学成后，我便在门诊中选择一些长期针刺治疗无效的病例，在符合小针刀治疗的适应证后，应用小针刀疗法治疗，取得了非常显著的疗效。如跟骨骨刺疾病，针刺治疗多次，仍未能治好，现在应用小针刀治疗，绝大多数在1~3次内使疼痛消失而愈。

1999年7月，北京市昌平区中国中医研究院长城医院，即中国中医研究院针刀医学培训中心，举办针刀医学专家学习班，由朱汉章教授亲自执教。我自费赴京参加学习，当时北京的气温每天都在40℃左右，我不畏高温酷暑，聆听朱汉章教授的亲自教导，得益匪浅。

在学习了针刀医学新的医学理论，并开展针刀疗法之后至今已10余年，我治疗了许多顽症痼疾，其中很多疾病是针灸治疗无法治愈的。患者要求针刀治疗者比要求针灸治疗者更多，地域更广，不仅本地人络绎不绝，外地及周边省市也经常有患者来求治，如远及河南省、云南省、江苏省等，以及杭州临安、留下、许村，湖州德清、新市、嘉兴、平湖、乍浦、海宁、海盐等，可见广大群众对针刀疗法是非常欢迎的。

三、什么是针刀疗法

针刀疗法是朱汉章教授在20世纪70年代末80年代初，

通过大量的临床实践，在现代西医外科手术疗法和中医针刺疗法的基础上，结合现代骨伤科关于软组织损伤和骨关节损伤方面的最新成就总结出来的一种新疗法；但它既不同于中医的针刺疗法，也不同于西医的手术疗法，是针刺疗法和手术疗法地有机结合和发展，是一种无创伤性、闭合性的手术及微创手术。

随着针刀疗法的形成和理论的不断完善，这一疗法从最初的比较单一的松解软组织粘连、瘢痕，逐渐应用到其他领域，也同样取得了满意的效果。特别是从 1987 年在全国推广应用以来，针刀疗法被全国同道运用到许多系统疾病的治疗上（包括内、外、妇、儿科等的多种常见病和一些疑难病的治疗），取得了意想不到的疗效。随着时间的推移和对多种疾病病因、病理的深入研究，以及诊断和治疗方法地不断探索和逐渐完善，为针刀医学的创立，奠定了坚实的理论基础和实践基础。

四、什么是针刀医学

针刀医学（acupotomology）是在针刀疗法（acupotomy）的基础上发展起来的，融中、西医理论于一体的中医新学科。它是在辩证唯物主义哲学思想地指导下，打破中医抽象思维模式和西方医学形象思维模式对立的格局，将两种思维模式有机地结合起来，并经过大量临床实践验证，而逐步形成横跨多个学科的中西医结合的新的理论体系。它的主要目的是运用解剖学、生物力学动态平衡学说、经络学说等理论来研究慢性软组织损伤、骨质增生及脊柱相关疾病的病因、病理机制，研究针刀闭合性手术的操作方法和作用机理，从而为骨伤科的常见病、多发病及一些内科、神经科、皮肤科等疑难病症的诊断和治疗提供较合理的理论依据和新的治疗方法。

五、针刀医学的基本理论

针刀医学有四大基本理论，包括慢性软组织损伤的病因病理学理论、骨质增生的病因病理学理论、经络实质的理论及闭合性手术的理论。

（一）慢性软组织损伤的病因病理学理论

联合国卫生组织把慢性软组织损伤列为世界上三大类疑难病（癌症、心血管病、慢性软组织损伤）之一。

慢性软组织损伤是指人体损伤了除硬组织之外的一切组织，由软组织损伤缓慢演变而成的疾病就称为慢性软组织损伤疾病。

1. 软组织损伤的形式有以下几种：①暴力损伤；②积累性损伤；③情绪性损伤；④隐蔽性损伤；⑤疲劳性损伤；⑥侵害性损伤（如烟、酒）；⑦人体自重性损伤（如肥胖症）；⑧手术性损伤；⑨病损性损伤（类风湿关节炎、疮疖、脓肿）；⑩环境性损伤（高温、严寒等）；⑪功能性损伤。

过去医学上研究软组织损伤只有暴力性损伤（指人体受到外来的跌、打、碰、撞、挤、压、拉等造成的损伤）和积累性损伤（指人体受到的一种轻微的持续性的反复地牵拉、挤压而造成的损伤，这种损伤通过长时间的积累，超过人体的自我恢复代偿能力，成为一种积累性损伤疾病）。实际上以上所举的 11 种损伤对人体软组织破坏的性质都是一样的，其病理变化的过程几乎是相同的（从组织形态学上来说），而且这种损伤过了急性期以后，在哪里损伤，人体的自我调节机制就在哪里发挥作用，进行自我修复，这样在特定条件下就会形成四大新的病理因素——结疤、粘连、挛缩、堵塞（包括血管、淋巴系统、体液通道阻塞等）。这种新的病理因素又导致了新的疾病，即慢性软组织损伤疾病。

慢性软组织损伤疾病的根本原因是动态平衡失调。

动态平衡的定义是人体器官在正常生命活动允许的范围内，在特定时间的量和度以内，自由的活动状态就叫"动态平衡"，反之则为"动态平衡失调"。

造成动态平衡失调的四大病理因素即粘连、瘢痕、挛缩、堵塞。

2. 针刀治疗的作用机制：下面我们通过举例来看一下针刀疗法的具体作用机制。

（1）肱骨外上髁炎：由于指总伸肌和尺侧腕伸肌在肱骨外上髁的附着点劳损出血，进而机化结疤，或桡肱肌肌腱摩擦劳损、出血、机化而粘连结疤，挤压该处的神经血管束，引起臂部活动受限，局部保护性痉挛疼痛，日久可能在肱骨外上髁的瘢痕处出现坚硬的钙化锐边。采用针刀剥离粘连，刮除、切断神经血管束，恢复患肢的正常活动。

（2）第三腰椎横突综合征：其病理机制是腰背筋膜骶棘肌和第3腰椎横突尖部因慢性摩擦劳损或摩擦损伤、出血、机化而发生粘连，使得腰部做屈伸运动时，第3腰椎横突被牵拉而不能自由运动，从而引起腰背筋膜和骶棘肌保护性痉挛性疼痛。用针刀在第3腰椎横突尖部进行剥离和松解，使得此处与骨粘连剥开，肌肉松解，往往就能立竿见影地消除症状，恢复内外的动态平衡。

（3）椎体的骨关节损伤：脊柱区带病因学发现脊柱的某些椎体的骨关节损伤会引起相应的内脏疾病。脊柱区带的范围为上起枕骨粗隆的上项线，下到尾椎末端，两侧在颈部棘突中线旁开2cm，胸、腰、骶部在棘突旁开3cm。脊柱区带内的肌肉、韧带、筋膜、关节囊等软组织是极容易劳损的，从而发生粘连、瘢痕、挛缩、堵塞，有可能卡压、牵拉区带内的神经末梢，引起神经末梢功能障碍，通过自主神经直接影响内脏器官的功能，其实质就是影响内脏自主神经电流量的变化。针刀疗法就是松解有病变的软组织，消除粘连、挛缩、瘢痕、堵塞等病理现象，使受牵拉的神经末梢的生理功能得以恢复，配合手法整复，最后使自主神经功能和电生理线路的电流量恢复正常，从根本上解除了某些内脏疾病的病因，使疾病得到根治。

（二）骨质增生的病因病理学理论

骨质增生是全球性的疑难病症，以前认为本病的主要原因是退行性病变（即老化），因为老化是不可逆转的，退变也不可逆转，因而无法根治。

经过我长期观察，凡是有骨性关节炎（骨质增生）或骨刺生成者大都有以下情况。

1. 有关节扭伤史，未得到恰当的治疗（扭伤必有骨错缝）。

2. 有关节周围软组织损伤史，软组织变性挛缩。

3. 关节内骨折。

4. 与罹患关节有力学关系的骨干畸形。

5. 类风湿关节炎或风湿性关节炎。

6. 单独的或较大的一个骨刺必然是某一软组织（大多是肌肉和韧带）的附着点。

7. 下肢髋、膝、踝关节有内、外翻畸形。

8. 年老体弱或肌力下降者大都有颈、胸、腰椎的骨质增生。

根据以上观察，可以得出人体内力平衡失调是骨质增生的根本原因的结论。

这一理论的建立，不仅揭开了骨质增生病因学之谜，更重要的是找到了治疗骨质增生疾病的根本出路，那就是恢复人体内力学平衡。针刀医学全面、系统地阐述了恢复人体内力学平衡的方法和治疗原则，并且创造了一整套的治疗各种部位骨质增生的具体操作方法。针刀医学问世以来，已使几百万骨质增生患者恢复了健康。

（三）经络实质的理论

朱汉章教授认为，经络是人体内庞大的电生理线路的干道，经络就是生物电轴和电通路。他提出，经络的实质就是机体的生物电流通过组织及体液中的电解质，按容积导电的形式投射在皮肤表面，于是各器官就形成了自己在体表特定分布的电力线，即生物电的电轴线，这就是经络，这些不同的电轴线的交点就是穴位。

从组织器官发出的电流沿着特殊的电通路传导，纵横交错，遍布全身，内联五脏六腑，外络四肢百节、五官九窍。其中纵横干路形成十二经脉及奇经八脉，别出或横行线路则构成十二经别、十五络脉。电通路的具体导电组织可以是体内任何一种组织。由多种组织构成的经络系统是独立存在的，但与神经系统有密切关系。

朱汉章教授认为，人体的生物电通路较大的有十八条，即十二经脉，加上任脉、督脉、阴跷脉、阳跷脉、阴维脉、阳维脉。

电生理线路的生物学特性：电生理线路系统的线路能随着生命的需要随时开启或关闭一些线路，并能随时改变其流通量或流速。

1. 电生理线路系统的生理功能

（1）电生理线路系统控制着整个神经系统的活动功能。

（2）电生理线路系统的第一个生理功能是对人体循环系统的重大作用，另一个生理功能是免疫功能。

（3）人体运动系统的一切活动，尤其是一些精巧的动作，都是由大脑做出决定后，通过电生理线路指挥有关的运动器官迅速完成的。

（4）其他各大系统的生命活动都是电生理线路系统的作用。

（5）人的一切情感活动都是电生理线路系统的作用。

2. 电生理线路系统的病理变化

（1）短路会使局部温度增高，新陈代谢的功能被破坏，组织器官的功能受到损伤。

（2）断线会引起该线路所辖器官的功能发生严重减退，若发生在重要器官处可引起死亡。

（3）电流通量的不正常减少、减慢、功能下降，会引起有关脏器的功能下降。

（4）电流通量的不正常增加或增快，将引起有关脏器的功能亢奋而致病。

（5）电生理线路系统中线路的不正常放电，会引起人精神方面的疾病。如严重的失眠、胡言乱语、突然晕厥、癫痫等。

（四）闭合性手术的理论

针刀医学将西医的开放性手术变成了闭合性手术，且自有一整套闭合性手术的基础理论和操作技术。针刀医学关于闭合性手术的理论有 8 个方面：①微观解剖学；②立体解剖学；③动态解剖学；④体表解剖学；⑤闭合性手术的针刀进法；⑥闭合性手术的手术入路；⑦闭合性手术的手术方法；⑧闭合性手术的工具——针刀。其中①～④内容复杂、专业，限于篇幅，这里从略。⑤~⑧属于具体操作规范，下面将详细讲解，要求临床切实掌握。

1. 闭合性手术的针刀进法的步骤

（1）定点：在病变处的进针部位用紫药水做记号，局部碘伏消毒后，盖上无菌小洞巾。

（2）定向：使刀口线和大血管、神经及肌肉纤维走向平行，将刀口压在进针点上。

（3）加压分离：右手拇、食指捏住针柄，其余3指托住针体，不要刺破皮肤，使进针点形成一个长形凹陷，刀口线和重要的血管、神经及肌肉纤维走向平行。这样，神经、血管就会被分离在刀刃两侧。

（4）刺入：继续加压，当感到一种坚硬感时，说明刀口下皮肤已被推挤到接近骨质处，稍一加压，即可穿过皮肤，此时进针点处皮肤基本消失，神经、血管也在针体两侧，此时可根据需要施行的手术方法进行治疗。

以上四步规程，一步也不能省略。

2. 闭合性手术的手术入路

要搞清施术局部的细微解剖，手术深度要达到病变部位。骨性标志附近的病变（如肋骨及脊柱横突附近），要先明确针刀达到骨面后，再用中指按在这一深度的针刀体上（使针刀不再超过这一深度），然后再移到病变处施行针刀手术，以免深入伤及内脏；其他病变部位要根据病情的不同，灵活应用。

3. 闭合性手术的手术方法

针刀在临床上的应用方法较为复杂，共有20余种，现仅举以下7种进行说明。

（1）纵行疏通剥离法：粘连、结疤发生于肌腱、韧带附着点时，将刀口线和肌肉、韧带走向平行，刺入患处，当刀口接触骨面时，按刀口线方向疏剥，根据附着点的宽窄分几条线疏剥。

（2）横行剥离法：当肌肉、韧带和骨发生粘连时，将刀口线和肌肉、韧带走向平行，刺入患处，当刀口接触骨面时，做与肌肉或韧带走行方向垂直的铲剥，将肌肉或韧带从骨面上铲起，当觉得针下有松动感时即出针。

（3）切开剥离法：当几种软组织，如肌肉与韧带，韧带与韧带之间互相结疤、粘连时，将刀口线和肌肉或韧带走行方向平行，刺入患处，将互相间的粘连或瘢痕切开。

（4）铲磨削平法：当骨刺长于关节边缘或骨干处，并且骨刺较大时，将刀口线和骨刺竖轴垂直，刺入针刀，当刀口接触骨刺后，将骨刺尖部或锐边削去磨平。

（5）瘢痕刮除法：如果瘢痕在腱鞘壁或肌肉的附着点处和肌肉腹处时，可用针刀将其刮除。先沿软组织的纵轴切开数口，然后在切开处反复疏剥2~3次，刀下有柔韧感时，说明瘢痕已碎，出针。

（6）通透剥离法：当某处有范围较大的粘连板结时，在板结处可取数点进针（进针点要选在肌肉与肌肉或与其他软组织相邻的间隙处），当针刀接触骨面时，除软组织在骨上的附着点之外，应将软组织从骨面上全部铲起，并尽可能将软组织之间的粘连疏剥开，并将瘢痕切开（大多用1型针刀，较容易达到要求）。

（7）切割肌纤维法：当某处因为部分肌肉纤维痉挛或挛缩引起顽固性疼痛、功能障碍时，将刀口线和肌纤维垂直刺入针刀，切断少量痉挛或挛缩的肌纤维，往往使症状立刻缓解。

以上是较常用的针刀手术方法，其他尚有较复杂的手术方法，不再详述。

4. 毫针在针刀治疗中的应用

针刀，毋庸置疑是闭合性手术的主要工具，但是毫针在针刀治疗中也具有非常有用的价值。其价值主要体现在以下几点。

(1) 深层立体定位：针刀医学的治疗中有四部规程，即定点、定向、加压分离和刺入。其中定点即在需行针刀手术的皮肤表面用龙胆紫做标志。毫针可在标志处先于针刀刺入病灶处，大多数病变处有硬结、阻力、重滞等感觉，若针下有空松、柔软等感觉，大多无病变。有些老年患者治疗腰部骨刺需要刺入两节脊柱的横突之间时，由于有些患者的骨骼有移位或畸形，1 次刺入有时达不到横突间，此时可退出部分毫针，略为向上或向下再次刺入，直到达到两横突间为止。固定毫针，针刀可沿毫针的方向深部刺入，然后拔出毫针，再施行针刀手术。毫针可测定病变部位的深浅，以及与皮肤的正确角度，此为立体定位法，可提高针刀治疗的疗效。尤其对初学者更有帮助，使针灸医师应用针刀更加容易入门。故我称毫针为侦察兵。

(2) 明确得气部位，提高疗效：如在电生理线路的经脉或穴位上施行针刀时，先以毫针刺入，待患者感觉到针下有酸、胀等感应，医者感到针下有沉紧、重滞等得气情况时，针刀可沿毫针方向达到同等深度，然后抽出毫针。这时施行针刀手术，可提高疗效。

(3) 毫针做探针可避免许多不良反应：当毫针刺入后，若出现针眼处溢血，表明已刺破浅表血管；若深部有明显疼痛感，则可能刺破深部血管。此时应立即退出毫针，附近另择施术点，以免损伤血管。在施行第三腰椎横突综合征针刀手术时，横突端有宽有窄（若第 12 肋骨外侧端处粘连则此处更窄）。骨端窄者，针刀刺入时易超过骨性标志，而导致误刺过深，此时可先用毫针刺入，当达到横突端骨面时，再选用适当长度的针刀，大多数可用 4 号针刀，少数体胖者用 3 号针刀，沿毫针针体刺入，达到骨面时，抽出毫针，再行施术。这样就不会因刺入过深而伤及内脏，确保安全。

（4）毫针在治疗颈椎病时的作用：在颈部应用针刀疗法治疗各种颈椎病时，毫针的应用尤其重要，因为颈部的神经特别敏感，稍不慎就会引起患者的不适。如施术时出现上肢麻木及触电样感觉时，可引起患者肩、臂、手指等处肿胀、麻木，并有剧痛难忍等严重反应，可持续 10 余天或数月不等。我在颈部施行针刀手术前，均选择先用毫针刺入颈椎椎体的棘突或横突的骨面上，然后根据需要再移到骨边上施术。但也曾遇到少数患者，即使在可以施行针刀手术的部位，如颈椎棘突和横突骨面上，先用毫针刺之亦出现严重的麻木与触电感和剧烈疼痛，这时应立即拔出毫针，另选其他安全部位，以免出现不良反应。

（5）毫针在治疗腰椎病时的作用：治疗腰椎骨质增生及腰椎间盘突出或膨出等疾病时，我常以毫针做探针，刺入腰椎上、下两节之间的横突间。操作时先从上一节横突之下缘，或两横突间中点空隙处刺入，如出现麻木向下肢、臀、腿、足部放射，说明此处是针刀施术的最佳部位，应稍稍提起毫针，留针不动，再以适宜长度的针刀（大多数为 3 号针刀，少数为 2 号针刀）刺入该处，使酸胀、麻木等感应向下肢传导或放射，可显著提高疗效。这和颈椎部位施行针刀手术时的要求不同，颈椎部位应避免出现麻木等反应，避免让患者疼痛难忍；而治疗腰椎疾病时，最好出现麻木等感应向下肢放射，可显著提高疗效。如毫针刺在腰椎椎体横突骨面上时，则应提起毫针退至皮下，稍为向上或向下调整角度，再行刺入，直至达到两椎体横突间为止。

（6）在某些禁区旁施行针刀，毫针可起到隔离作用：如在重要的血管旁施行针刀手术时，毫针可起到隔离血管与施术部位，保护好血管的作用，使我们安全施行针刀手术。如颈椎椎体横突以前的部位，均认为是针刀手术的禁区。我曾遇到一位女青年，因跌仆致右侧颈部扭伤3年而来就治，经检查在颈部第5颈椎横突端及右侧颈动脉中段外缘处，有明显压痛及牵拉痛，经别处久治无效而来我院求治。我以针刀手术松解其第5颈椎横突端2次后，颈后部疼痛全部消失，但颈前部疼痛丝毫未减轻。我遂以3支2寸长毫针，分别刺入患者颈动脉中段外侧，再在其上、下旁开0.5~0.8cm处各刺1针，皆留针不动，然后在其针刺部位外侧压痛处施行针刀手术，1次而愈。另有1名女患者因跌倒用手撑地而致肿胀疼痛2年，不能工作及劳动，久治无效。我也用同样方法，以2支1寸半毫针隔开桡动脉后，再行针刀手术，2次而愈。故毫针在重要的动、静脉旁可起到隔离作用，使得在禁区也可施行针刀手术，治疗顽疾。

综合以上几点，可见毫针在针刀治疗中可起到探针（侦察作用），以及确保施术安全（保险作用）的作用，从而显著提高针刀治疗的疗效。

（五）针刀医学的意义

1. 对人体的生命特性产生新的理解和认识：人体的生命特性是在哪里受到伤害或者缺损，就在哪里自我修复、自我调节，直至组织结构的缺损被补齐，功能得到恢复为止。因此，在治疗中应避免对人体的伤害性治疗。

2. 人体内存在新的生理系统：前面已全面深入地论证了

人体内存在一个新的生理系统，就是电生理线路系统。它所涉及的问题是多方面的，应该做多方面的研究工作，将它的作用全部发挥出来。

3. 力学因素在部分疑难病发生、发展中的新认识：针刀医学发现了某些疑难病的真正病因，即不能孤立地看到力对人体的影响，而忽略了人体对不正常力的反作用。可以用此来解释骨质增生、骨化性肌炎等的发生。

4. 重新认识疾病的发生和转归：外因是变化的条件，内因才是变化的根据。以往，治愈是指病变停止继续伤害人体，致病因素已经排除。朱汉章教授认为，治愈应该是在保证人体组织结构的完整性不受破坏，有关脏器的功能和人的工作能力不受影响的情况下，将致病因素排除。

5. 平衡是治疗一切疾病的根本目标：平衡是保存一切事物的根本条件。人患病就是身体的一个方面或者一个局部失去了平衡，将平衡恢复了，疾病也就治愈了。平衡也是发挥人体正常生理功能的基本条件。朱汉章教授通过 20 多年的实践，证明治疗慢性软组织损伤是恢复它的动态平衡，治疗骨质增生疾病是恢复它的力学平衡，治疗一些内科疾病是恢复它的代谢平衡、体液平衡、电生理平衡，治疗外科疾病是恢复它局部组织间功能的平衡，等等。概括起来针刀医学的核心就是"平衡"两个字。

六、针刀治验录

（一）颞颌关节功能紊乱症

1. 概述

颞颌关节功能紊乱症，又称颞下颌关节紊乱综合征，主要表现为关节疼痛、运动障碍、关节区弹响等症候群。好发于青壮年，以 20～30 岁发病率最高。本病病情较长，易反复发作，绝大多数为功能性改变。病程较长或病情严重者，因器质性病变导致长期开口困难或完全不能开口者，称为颞颌关节强直。临床上可分为两类：第一类是由于一侧或两侧关节内发生病变，最后造成关节内纤维性或骨性粘连，称为关节内强直，也有人称真性关节强直；第二类是病变在关节外的上下颌间皮肤、黏膜或深层组织，称为颌间挛缩或关节外强直，也有人称假性关节强直。

颞颌关节功能紊乱症是常见病和多发病，其主要症状是颞颌关节疼痛，咀嚼时疼痛加剧，该关节有弹响，开口困难，严重影响患者进食及正常生活。

2. 病因病理

本病多由于夜间磨牙、下颌关节咬硬物时受伤、单侧咀嚼的习惯、两侧颞颌关节发育不对称、关节负荷过重、关节受外伤或积累性损伤等，造成关节囊挛缩；或因周围肌肉、皮肤等的损伤、挛缩等，造成下颌关节运动受限。

颞颌关节功能紊乱症的病理发展可分为功能紊乱阶段、关节结构紊乱阶段及关节器质性破坏阶段。其原因大多由于颞颌关节的急性损伤未及时治疗，或长期积累性劳损，加以风、寒、湿邪入侵，引起该关节及附近的肌腱、韧带及关节囊的急慢性无菌性炎症，而致解剖位置、组织结构发生细微变化，最终导致局部渗出、粘连、结疤、挛缩而致该关节功能障碍。该病常反复发作，使患者出现张口困难，咀嚼时疼痛加剧。如病变不能及时治愈，迁延日久或数年，则出现进行性开口困难或完全不能开口。

3. 临床表现

本病的主要表现有开口运动异常（开口过大或过小，出现关节绞锁症状），开口或咀嚼运动时关节部位麻木、酸痛，关节运动时发生弹响声。关节内强直的主要症状是进行性开口困难或完全不能开口，病史较长，一般在几年以上。开口困难的程度因强直的性质而不同，如属纤维性强直，一般可有一定的开口度，而完全性骨性强直则完全不能开口。

检查见两侧咀嚼肌发育、下颌角大小、下颌骨长短不对称，在颞颌关节处有压痛且两侧关节不对称，关节运动时发生弹响；有的患者髁状突活动减弱或消失。医者用两手小指末端放在患者外耳道内，两手拇指放在颧骨部做固定，请患者做开闭口运动和侧方运动，此时通过外耳道前壁，能查明髁状突有无动度，并且可以对比两侧髁状突运动的差别。关节内强直则髁状突没有动度或者动度极小（纤维性强直），而健侧则活动度正常。对于关节外强直来说，多数挛缩的瘢痕较关节内强直的骨性粘连有伸缩性，所以开颌运动时，患侧髁状突间尚可有轻度动度，尤其侧方运动时，活动更为明显；但如颌间瘢痕已骨化，呈骨性强直时，则髁状突的活动也可以消失。

X线摄片常示髁状突位置不正常或运动受限。

该病初起，病程较短，病情较轻者，一般保守疗法皆可治愈，而对于某些顽固患者，则缺乏有效的治疗方法。我们在临床上遇到用各种保守疗法无效的顽固性颞颌关节功能紊乱症24例，应用针刀疗法治疗后，取得了较为满意的疗效。

4. 临床资料

24例患者均为本院门诊理疗科及针灸科患者，其中部分患者由本院外科、骨科、口腔科等科室转来；时间从1993年夏季～2008年夏季共15年；24例患者均经过中药、西药、针灸、局封、理疗等1～3种方法多次治疗无效，转而求治于针刀疗法。24例中，男性10例，女性14例；年龄最大71岁，最小21岁，平均43岁；病程最长10年，最短2个月，平均13个月；单侧病变22例，双侧病变2例；病变部位以髁状突为主者共21例，其他2例除髁状突外，在面部其他部位如下颌角、咬肌粗隆等多处有压痛点，另1例病变在冠突上缘处，临床较少见。

5. 诊断标准

（1）颞颌关节感觉疼痛，咀嚼、讲话等运动时疼痛加剧，进食硬性及韧性食物感到困难。

（2）在颞颌关节区可找到明显压痛点。24例中有23例在髁状突周围找到压痛点，仅有1例在冠突上缘有压痛点。

（3）张口困难，颞颌关节启闭、左右错动等运动时出现不同程度障碍（医者可用双手小指末节伸入患者外耳道内检查），同时伴有弹响。在24例中，开口时上、下齿之间仅容1横指的有19例，容1横指半的5例（正常人可容3横指以上）。

（4）X线摄片常示髁状突位置不正常，关节间隙变窄等异常情况。

6. 治疗方法

（1）针刀治疗：患者取侧卧位，患侧朝上，也可取半卧位，术者站在患者患侧。先检查压痛点，局部碘伏消毒，可用2寸毫针做探针先行刺入。

对于真性关节强直，行关节囊松解术。在面部颞颌关节凹陷处垂直进针刀，切开关节囊，在囊内上、下松解2~3刀。

对于颌间强直，行关节周围组织松解术。在关节周围触及挛缩硬块，在硬块部进针刀，如为肌肉挛缩，则横行切断部分肌纤维；如为粘连，先纵行再横行松解2~3刀。注意避开重要的血管与神经。

对于冠突上缘部位的针刀手术，请患者自己用手指将下颌骨尽量向下拉，用一切办法强行张大其口，在上、下齿之间放一叠纱布固定之，针刀在颧骨下缘、下颌切迹上缘之间向前方刺入冠突上方，刀口线与冠突上方同一水平，在硬结处及有阻力处切割2～3刀后出针刀，每周1次，直至痊愈为止。

（2）手法治疗：针刀术后立即手法治疗。让患者坐于椅子上，一助手站在背后将患者头部固定，医师两手拇指包上无菌纱布，放入患者口内两侧下槽牙上，将下颌关节下压，使下颌关节分离，然后双手端起下颌关节，向后上方推顶复位。

（3）康复治疗：患者坚持每天做张口、闭口功能锻炼。

7. 疗效标准

痊愈：患者经针刀治疗后，张口达到3横指，咀嚼、讲话时疼痛完全消失，观察1年未复发者为痊愈。

显效：治疗后张口达到2横指以上，不到3横指，观察1年未复发者为显效。

无效：治疗前后患处疼痛无减轻，张口无进步者为无效。

8. 治疗结果

痊愈21例，占87.5%；显效2例，占8.33%；无效1例，占4.16%（该病例为骨性强直）。有效率为95.83%。

9. 典型病例

例1 陈某，男，45岁，桐乡市邮局集邮门市部职工，1998年6月13日初诊。诉10年来面部双侧牙关疼痛，张口十分困难且呈进行性加剧，进食及讲话非常不便，影响日常生活。10年来不断求治于杭州市各大医院及本市某医院口腔科多位专家，曾用中、西药物及理疗、针灸等各种方法治疗，均未收效。近期本市某医院口腔科专家建议患者赴杭做外科手术治疗，因害怕手术有后遗症，特来我院针灸科求治。检查：患者体质尚健康，张口时上、下齿之间仅容 1 横指，双侧髁状突上缘及后缘压痛明显，以双手小指末节伸入患者外耳道内，请其做张口及左右错动活动，检查其双侧髁状突活动度均甚小，右侧较左侧严重，右侧面部下颌角处压痛亦较明显，其他亦有多处压痛点。诊为双侧颞颌关节功能紊乱症（真性关节强直）。

针刀治疗：按上述真性关节强直的治疗方法进行治疗，即行关节囊松解术。局部皮肤碘伏消毒，在面部颞颌关节凹陷处垂直进针刀，切开关节囊，在囊内上、下松解 2~3 刀，嘱患者每天做张口、闭口锻炼。每隔 5~7 天做 1 次针刀手术治疗。第 2 次选择在颞颌关节后缘做针刀手术松解，第 3 次治疗选择在散在性压痛处治疗。5 次为 1 疗程。

治疗效果：经过 1 个疗程后，疼痛减轻，并能张口达 2 横指。2 个疗程后，疼痛基本消失，张口已能达到 3 横指许，症状已全部消失而达痊愈。再请本市某医院口腔科专家检查，专家感到非常奇怪，针刀治疗竟能治愈该病且面部不遗留疤痕。继续追踪观察 10 年，疗效巩固。该病例后被收录于人民画报出版社出版的《共和国专家成就博览》一书中。

例 2　侯某，男，71 岁，桐乡市农业经济局种子公司职工，2007 年 4 月 11 日初诊。诉右侧颞颌关节疼痛，不能完全张口已 2 月余，在本院外科、骨科、口腔科等辗转就医，最后转到理疗科就诊。检查：患者身体健康，面色红润，用双手小指伸入患者双侧外耳道，嘱患者做张口、闭口及左右错动等动作，左侧基本正常，右侧髁状突活动度显著减少，且该关节前、后缘处压痛明显，开口时两齿间只能容 1 横指半。诊为右侧颞颌关节紊乱症伴轻度关节强直。先以针刺加超短波电疗各 10 次，无明显好转，遂改为针刀手术治疗。

针刀治疗：局部皮肤碘伏消毒，在右侧髁状突前、后缘处做针刀治疗。针刀垂直于皮肤进针，在该处松解 2~3 刀后即出针刀，每周治疗 1 次。

治疗效果：经 4 次针刀手术治疗后，右侧颞颌关节疼痛消失，张口时上、下齿之间可达 3 横指半，患者已完全恢复正常。继续追踪观察 1 年，疗效巩固。

例 3 李某，女，28 岁，农民，住桐乡市灵安乡，1995 年 7 月 23 日初诊。诉 3 个月来左侧面颊部疼痛，不能张大其口，不能咀嚼微硬的食物，如食鸡肉等较韧性的食物，只能囫囵吞下，生活上非常不便，经多方治疗，如吃药、打针等，均无效果，特来求治。检查：患者健康状况尚可，左侧面颊部下颌冠突上缘处有明显压痛，下颌关节活动时疼痛加剧，张口十分困难，张口时上、下齿之间只能容 1 横指，双侧髁状突无病变及疼痛。诊为左侧颞颌关节功能紊乱症（左冠突的慢性劳损致该处肌腱等软组织挛缩）。

针刀治疗：患者取半卧位，局部皮肤碘伏消毒，于颧骨弓中点下缘进针刀，刀口线与皮肤成 30° 角向冠突上方进行，遇有硬结处，松解 2~3 刀后出针刀。5 天治疗 1 次，治疗 2 次后，效果不明显。第 3 次治疗时嘱患者自己用手将下颌用力向下扳，用强力张大其口，使针刀刺入后能深入冠突上缘处，切割 2~3 刀后出针。

治疗效果：患者第 4 次来诊时谓，上次治疗后疼痛显著减轻，嘴巴也张大得多。检查：张大口时上、下齿之间已能容 2 指半。仍照上法再治疗 1 次，开口已能容 3 指许，症状完全消失而痊愈。观察 1 年，疗效巩固。

10. 心得

当颞颌关节所关联的肌肉、肌腱、韧带、关节囊等软组织在外伤或暴力（如咬坚硬食物等），以及长期积累性损伤，或因风湿性关节炎、类风湿关节炎等疾病的侵袭下，该处软组织就会发生渗出、水肿，进而机化发生粘连；同时由于无菌性炎症及外伤刺激引发局部疼痛，通过神经反射，局部发生保护性作用，引起肌肉紧张而产生痉挛，并影响该关节局部的血供和代谢产物的排泄；同时可并发韧带撕裂伤，影响关节的正常关系而发生畸形或关节强直。在以上3种因素的综合作用下就会导致该关节所属的软组织出现粘连、挛缩、结疤而致张口困难。由于本病的发生不单是疼痛引起的痉挛，故非针刺所能解决；也不单是渗出所致的无菌性炎症，因而又不是局封所能收效的。针刀疗法既能松解痉挛的肌腱、韧带及关节囊，又能解除粘连、疤痕，可以直接祛除病因；同时又能疏通经络，运行气血，增加机体的免疫功能，更好地发挥其调整、修复的作用；而且针刀手术又是在微创下进行的，术后面部不遗留任何疤痕。

针刀治疗颞颌关节功能紊乱症有较好的疗效。我们所治的24例患者均为经其他方法治疗无效者，经针刀治疗后，有效者23例，占95.83%；无效者1例，因该例患者病程较长，病变关节周围的软组织硬化、骨化而致骨性强直，经治疗2次无效而放弃。例1患者患病后，迁延十载，长期求治于各处医院未见效，后经针刀治疗而愈，且不留疤痕。经长达10年的观察，疗效巩固。例3患者李某在左侧冠突上缘有明显压痛，起初我们只在患者闭口的情况下进行切割剥离，因闭口时针刀不能深达冠突上缘，故2次手术后患者仍然不能张大其口而致效果不佳。第3次手术时嘱患者强行张大其口，使针刀能深入冠突上缘进行松解、剥离粘连，手术后，患者立即能自然张大其口，且不发生疼痛，针刀治疗取得了立竿见影之效。术后嘱患者每天做张口、闭口功能锻炼，但也应避免张口过大及咬嚼硬物，以免再次使颞颌关节受到创伤。

在针刀治疗颞颌关节功能紊乱时应防止出血，我在治疗该病时曾遇到1例20岁女青年，在施术中刺中小动脉，患者感觉疼痛异常，立即拔出针刀，血向上直射而来，在旁的助手立即用消毒棉球迅速按压住创口片刻，止住了出血，然后改变针刀的进针部位，顺利完成了手术。

（二）屈指肌腱鞘炎

1. 概述

屈指肌腱鞘炎，又称屈指肌腱狭窄性腱鞘炎，多见于手工劳动者，为门诊常见病和多发病，以拇指和食指发病最为多见。因手指在伸屈活动的过程中，发生"咔嗒"弹响声，故名"弹响指"。又因屈指时可突然屈曲似扳机样，故又称为"扳机指"。由于手指伸屈频繁，屈指肌腱和腱鞘因摩擦而损伤，之后腱鞘修复结疤，滑液分泌减少，使摩擦损伤加剧。本病以拇指和食指腱鞘炎最为常见。

屈指肌腱鞘包绕指浅屈肌腱和指深屈肌腱，此腱鞘由外层腱纤维鞘及内层滑液鞘组成。腱纤维鞘是由掌侧深筋膜增厚所形成的管道，附着于指骨关节囊的两侧，对肌腱起着固定和润滑的作用。腱滑液鞘是包绕肌腱的双层套管状的滑液鞘，分脏层和壁层。脏层包绕肌腱，壁层紧贴腱纤维鞘的内侧面。滑液鞘起着保护和润滑肌腱，避免摩擦的作用。由于手指掌侧指横纹处无皮下组织，故皮肤直接与腱鞘相连，外伤后可直接造成腱鞘炎。因此，屈指肌腱鞘炎大多在手指掌侧横纹处。

患者由于患指关节周围疼痛和手指屈伸活动受限而给工作和生活带来诸多不便。临床表现为患指伸屈受限，指横纹处疼痛，或有肿胀，严重者不能执筷子和扣纽扣，病程日久者，患者诉指关节处多有弹响声；压痛点处多可触及条索状、块状硬结。以往大多采用局封、针灸、服药等治疗，但治疗后大多易于反复发作，有的患者经多次针灸和局封，仍然无效，甚至有的迁延数年，无法根治。

2. 临床资料

我于1993～2008年针刀治疗屈指肌腱鞘炎72例，均得到了根治。

本组病例共72例，其中男16例，女56例；年龄最小28岁，最大76岁，平均43岁；病程最短半个月，最长10年，平均13个月；患指分布：拇指68个，食指6个，中指4个，共计78个手指，其中6例为每人有2指同时患病。72例患者均为经过1～2种方法治疗无效而要求针刀治疗者。

3. 诊断及治疗标准

以国家中医药管理局发布的，1955年1月1日实施的《中医病症诊断疗效标准》中对屈指肌腱狭窄性腱鞘炎的诊断标准为依据，并对有以下手术指征者采用本法治疗：①屈指肌腱狭窄性腱鞘炎发生明显绞锁症，手指不能自主屈伸活动。②掌指关节处疼痛，屈伸活动困难，有手指屈伸活动弹响及"扳机指"现象，近掌指关节掌侧有局限性压痛，并可触及较大硬结。

本组72例患者（78个手指）大多为晚期患者，其中有21例（25个手指）呈固定性绞锁状态。

4. 操作方法

全部患者均在门诊治疗，患侧掌心向上平放于治疗台上，手术处局部皮肤碘伏消毒，患指掌侧指横纹触到硬结处或压痛点处即为进针刀点。由于该处神经比较敏感，患者大多怕痛，我们一般在局麻下进行针刀手术，方法是用5mL一次性消毒注射器，抽取曲安奈德注射液 1mL 加利多卡因 3mL，混合后注入病变处。然后应用 4 号针刀，刀口线与屈指肌腱平行刺入达骨面，先做切开剥离，再做纵行或横行剥离，若有硬结则做切开剥离，待针刀下松动后出针刀。然后行手法治疗（过度掌屈背屈手指 2~3 下）和康复治疗（患指做屈伸运动）。

运用本法的关键在于确定狭窄部位和正确的切割方法。

狭窄部位的确定：将患指尽量屈曲，触摸到结节，然后将患指伸直，结节向远端滑动，结节滑动的距离，即为狭窄部位。不可将结节部位当成狭窄的部位。

正确的切割方法：从狭窄的一端开始，一针接一针的一直刺到另一端。务必彻底切开狭窄的腱鞘。

注意：据文献报道，在针刀治疗中，曾发生拇长屈肌腱的断裂及损伤。由于针刀疗法是闭合性手术，不是在直视下进行的，所以必须严格掌握规范治疗，手术时刀口线与屈指肌腱要绝对平行，不能稍有偏斜，否则易切断肌腱，使患指不能屈伸。因此，治疗时既要完全松解肌腱及腱鞘滑车之间的粘连，又不要过多地对肌腱及其周围组织造成不必要的损伤。

手术后即可检查治疗效果。嘱患者做屈伸手指活动，如患指伸屈自如，无"弹响"和"扳机指"现象，即为治疗成功。而有些患者病变较严重，病程较长，肌腱与腱鞘滑车之间有明显粘连，腱鞘滑车被切开后虽可消除绞锁，但患指做自主屈伸运动时，仍有轻度弹响和阻滞感，应隔 5~7 天后再行第 2 次手术，直至痊愈。

5. 疗效评定

治愈：患指掌侧无肿痛，无压痛，自主屈伸活动正常，无弹响声及绞锁现象。

好转：局部肿痛减轻，患指活动时有轻微疼痛，或有弹响声，但无绞锁现象。

未愈：临床症状无改善。

6. 治疗结果

经术后随访，本组72例患者（78个手指）经1次针刀治疗后治愈58个手指，占全部病指的74.35%；2次针刀治疗后治愈13个手指，占16.66%；3次针刀治疗后治愈7个手指，占7.7%。最终，72例患者78个手指全部治愈，治愈率为100%。

7. 典型病例

例1 张某，女，42岁，农民，住桐乡市芝村马家埭，2002年1月10日初诊。诉右手中指呈屈曲状，不能伸直已长达10年，不但不能工作，连洗衣服等家务劳动也不能做，长年来多方求治，服药、针灸等治疗均不见效。诊见患者面色红润，舌苔薄白，脉弦和，素体健康。检查：右手中指与掌面呈30°屈曲状，用外力强行拉直时只能达到130°（正常人可达到180°），且疼痛难忍，放松后患指仍然缩回至30°，右中指根部掌侧面有一绿豆大的硬结，压痛十分明显。诊为右中指屈指肌腱鞘炎。按上述治疗方法施行针刀手术1次。相隔10天后，患者特地乘车来我院针灸门诊室，当着众多患者跟我说："我右手中指弯曲10年，不能做家务及工作，心中非常苦恼，治病求医连续10年也没有治好。来此针刀治疗只1次，回去后一天比一天好转，现在已完全恢复正常。"同时将患指当众反复伸屈数遍给大家看，并连声致谢。门诊室中所有患者均感到惊奇，有好多患者讲："十年顽症，一次治愈，针刀疗法，真是太神奇了！"

例2 周某，女，65岁，农民，住桐乡市虎啸，2001年8月16日初诊。诉右手拇指近端指关节疼痛，不能伸直已有

5 年余，严重影响田间生产和家务劳动，经多处求治，服药及外敷药物、针灸、理疗等均未见效，特来求治。诊见患者身体健康，面色正常，右手拇指呈屈曲状，患指根部掌侧有一条索状硬结，压痛明显，患者自己强行将拇指扳直时，可听到"咔嗒"响声。诊为右拇指屈指肌腱鞘炎（弹响指）。按以上手术方法为其行针刀治疗 1 次。10 余天后患者特地乘车前来我科当面道谢，讲："我这个手指不能劳动，每天疼痛难忍，看了 5 年病，都没有治好，想不到用针刀疗法，1 次就治好，真是有心思。"（有心思为桐乡土话，意即高兴、有兴致等。）

例 3 姚某，女，46 岁，住桐乡市梧桐镇九曲小区，2009 年 1 月 12 日初诊。诉 5 个月前首先出现右手大拇指肿胀疼痛，不能干活，吃了一段时间的药，大拇指疼痛有所好转，但变为食指肿胀疼痛，去本地中医院治疗 1 个多月，未见好转，即赴浙江省第二人民医院治疗一段时间，也未见效，又回桐乡服用中药，先后治疗 3 个多月，花去很多治疗费用，也未见丝毫好转，便抱着试一试的心态来要求针刀治疗。检查：患者身体健康，面色红润，右手食指第 3 节红肿，疼痛拒按，右手掌握拳困难，食指及中指根部腱鞘处肿胀，压痛明显。诊为右手食指及中指屈指肌腱鞘炎。在该腱鞘处做针刀治疗。1 周后患者来我处谓："自针刀治疗后第 3 天病就完全好了，针刀治疗 1 次就消除肿痛。"并写来感谢信表示感谢。

8. 心得

屈指肌腱狭窄性腱鞘炎易发生于 40 岁以上的中老年人，以女性患者居多，由于手指伸屈频繁，尤其是拇指和食指伸屈更多，屈指肌腱和腱鞘长期摩擦，发生慢性创伤性炎症；甚至环状韧带（即腱鞘滑车）可增厚 3～4 倍，导致该处腱鞘变得坚硬和狭窄；同时屈指肌腱也发生创伤性水肿，被增厚的环状韧带挤压成葫芦形，形成解剖学上的绞锁症，此时患指做屈伸指活动会出现疼痛、"弹响指""扳机指"；而患指屈伸活动时，因肌腱与腱鞘滑车之间的摩擦，又加重了疼痛和局部的炎症反应，使腱鞘狭窄进一步加重。这样就形成了一个恶性循环。有的患者以为通过多活动患指能减轻该病，而增加了患指的伸屈活动，结果导致病情加重。依据针刀医学关于慢性软组织损伤的理论，屈指肌腱鞘损伤后，可引起粘连、瘢痕和挛缩，造成局部动态平衡失调，而产生上述临床表现。在慢性期急性发作时，病变组织有水肿渗出并刺激神经末梢，使上述临床表现加剧。依据上述理论，屈指肌腱鞘的损伤部位主要在肌腱滑液鞘。治疗时用针刀将因增厚而变得狭窄的屈指肌腱鞘滑车部纵行切开，使纤维鞘内的粘连松解、瘢痕刮除，从而打破了恶性循环，消除了绞锁和弹响，使患指屈伸活动时减低了肌腱与腱鞘滑车之间的相互摩擦，因此可以消除炎症和由此造成的疼痛，使手指部的动态平衡得到恢复，使此病得到根治。故我们所治的 72 例患者（78 个手指），均在 3 次针刀治疗内治愈，其中 1 次针刀治疗治愈 58 个手指，占总数的 74.35%。又据我们门诊观察，大多数患者在术后 1~2 周，硬结即可逐渐消失而获痊愈。

（三）肱骨外上髁炎

1. 概述

肱骨外上髁炎又名网球肘，好发于经常做旋转前臂、伸屈肘关节的人，大多由积累性劳损引起。其临床表现为起病缓慢，肘关节外上方活动时疼痛，局部有轻度肿胀，压痛明显，并可放射至肩前和前臂，前臂旋后受限，不能做握拳旋转前臂的活动，握物无力，抗阻力下伸腕时疼痛加剧，伸肌牵拉试验

（+）。病理表现为伸腕肌、伸指总肌、旋后肌附着点的肌腱内部轻度撕裂和局部轻微充血、水肿，关节肌肉挛缩，在自我修复过程中产生疤痕，并产生粘连。我们应用针刀疗法治愈了许多经其他方法治疗无效的患者，现举 3 例报道如下。

2. 典型病例

例1 邬某，女，42 岁，服装设计师，住桐乡市梧桐镇鱼行街，1994 年 7 月 16 日初诊。诉工作劳累，经常用右手裁剪衣服，致使右肘关节处疼痛，有时不能坚持裁剪等工作，且症状日渐加重已有 1 年余，经服药等多方治疗无效。检查：患者身体健康，右肘关节肱骨外上髁处肿胀疼痛，并放射至前臂，局部压痛明显，前臂旋后受限，旋臂屈腕试验阳性。诊为右肱骨外上髁炎。

针刀治疗：患者采取半卧位，将右肘关节屈曲 90°平放于治疗桌面上或躺椅靠手上。在右肱骨外上髁处碘伏消毒后，先用 2 寸长毫针刺入找到最疼痛处，然后用 5mL 一次性注射器抽取曲安奈德 1mL，加利多卡因 2mL，再加注射用水 2mL，将以上药液混合后注入该处，稍等片刻，用 4 号针刀沿毫针方向刺入同样深度，刀口线与伸腕肌纤维走向平行，针刀体和桌面垂直刺入至肱骨外上髁骨面处（即毫针刺入处），然后拔除毫针，先用纵行疏通剥离法后，再用切开剥离法，直至锐边已刮平，然后使针刀体与桌面呈 45°角，用横行铲剥法，使刀紧贴骨面剥开骨突周围粘连的软组织，再疏通一下伸腕肌、伸指总肌、旋后肌肌腱，出针刀，消毒棉球压迫针孔片刻，待不出血为止，外敷创可贴。

治疗效果：1 周后复诊时患者谓："经 1 次针刀手术后，右肘部肿胀疼痛明显减轻。"仍按以上方法再治疗 1 次，患者痊愈，并恢复裁剪工作。2008 年 7 月 20 日上门随访时患者谓:"自治疗后疼痛等症状完全消失,一直做裁剪工作,至今已整整 14 年,未曾复发。"

例2 陈某,男,57 岁,浙江省德清县新市镇勾里,2008年9月1日初诊。诉半年前劳动过累,致右肘部经常疼痛,症状逐渐加剧,并有轻度肿胀,严重时不能继续劳动,经当地医院针灸、服药、外敷膏药等治疗,均未见效,特来桐乡求治。患者身体健康,面色正常,舌苔薄白,脉弦和。检查:颈部无不适,颈椎椎旁无压痛,肩关节活动正常,右肘关节肱骨外上髁轻度肿胀,局部压痛明显并放射至前臂,前臂旋后受限,抗阻力下伸腕时疼痛加剧,伸肌牵拉试验(+)。诊为右肱骨外上髁炎。按以上方法进行针刀治疗,每周1次。经1次治疗后,右肱骨外上髁肿胀及疼痛显著减轻,共经2次治疗。后来其同村人来治疗时谓:"陈某经2次治疗后,右肘疼痛、肿胀均全部消失,并已恢复劳动。"

例3 吴某,女,61 岁,农民,住德清县新市勾里,2008年3月12日初诊。诉2年前因田间劳动致右肘臂肿胀疼痛,并放射至前肩和前臂,活动前臂后疼痛加剧,不能做握拳、旋转前臂动作,握物无力,以致严重影响劳动及做家务。曾在当地医院摄 X 线片,未查出病因,经服药、针灸、外敷膏药治疗,均未见效,特来求治。患者面色略黄,舌苔薄白,脉细而软。检查:右肘肱骨外上髁中度肿胀,压痛明显,右肘关节做旋转活动受到限制,旋臂曲腕试验阳性。诊为右肱骨外上髁炎。按治疗例1患者时一样,行针刀手术治疗1次。2009年5月20日其子陪其他患者来治病时谓:"我母亲于去年3月因肘臂疼痛,在当地多次治疗都看不好,来桐乡做了1次针刀手术,回去过了1个星期就全部好了,并能参加各种劳动,至今已有1年多,也没有复发,真是非常感谢。"

3. 心得

肱骨外上髁附着的肌腱损伤后引起的粘连、瘢痕和挛缩，可造成局部的动态平衡失调，用针刀对损伤的肌腱进行松解粘连、刮除瘢痕、切断神经血管束，使局部的动态平衡得到恢复，此病就得以根治。以上病例的根治也证明了针刀治疗的优越性。

在临床上我们还遇到很多久治不愈的肱骨外上髁疼痛的患者中有很大一部分同时患有颈部疾病，诊治时应详细检查。有的患者是因颈椎病引起的肩臂及肘关节疼痛，此为颈臂综合征，只要治疗好颈部病变，右肘疼痛也就消失了。而有些颈部软组织病变，除了 X 线检查外，必须用手仔细摸查，才能找到病根。

（四）冈上肌损伤

1. 概述

冈上肌位于肩胛冈上缘，起于冈上窝，止于肱骨大结节，作用是使臂外展。该肌常易损伤，如摔跤、搬抬重物，或其他体力劳动，均易损伤此处肌肉。损伤的部位大多为此肌的起点，也有在肌腱处或在肌腹部位受损的。若损伤在冈上肌的止点——肱骨大结节处，因其位于三角肌深面，常被误诊为肩周炎。若损伤在肌腹处，常被笼统诊断为肩痛。若损伤在冈上窝起点处，常被诊断为背痛。冈上肌的神经受肩胛上神经支配。肩胛上神经来自于臂丛神经的锁骨上支，受第 5、6 颈神经支配，若第 5、6 颈神经受压迫，也可导致冈上肌疼痛不适，此时，应同时治疗颈椎病。针刀治疗适应于陈旧性冈上肌损伤，损伤超过 1 个月即为陈旧性，时间越久，治疗效果越明显。

我曾治疗冈上肌损伤多例，有的患者病史长达 10 年。

2. 典型病例

董某，女，40 岁，皮鞋厂工人，住桐乡市石门叶家浜，2008 年 7 月 23 日初诊。诉右肩部有明显外伤史 10 年。现已在皮鞋厂工作 10 余年，常年低头劳动，出现右肩胛冈上缘疼痛，症状逐年加剧，不能吹电风扇及开空调，否则疼痛更剧，曾在当地医院治疗，服药多年无效。患者体质较瘦，面色略苍白。检查：右侧第 5、6 颈椎旁中度压痛，右侧肩胛冈上缘压痛非常明显，外展右上臂时，其冈上缘压痛点处疼痛增剧。颈椎 X 线片示第 5、6 颈椎处略有反屈。诊为右侧冈上肌损伤、颈 5、6 椎体反屈。

针刀治疗：患者采用俯卧位，暴露右肩胛上缘处。局部皮肤常规消毒，以毫针刺入肩胛冈上缘冈上肌起点最疼痛处，深度直达骨面，针刀体与背平面呈 90°角，刀口线与冈上肌纤维走向平行，沿毫针针体刺入直达骨面，然后拔出毫针，先纵行剥离，后横行剥离，待针刀下有松动感时出针刀；又在第 5 颈椎右侧横突骨面压痛处做为针刀手术点，仍以毫针做探针，刀口线与脊柱纵轴平行，刺入达横突骨面后，先纵行剥离，再横行剥离后出针刀。以上创口均敷以创可贴。

治疗效果：1 周后复诊，经此次治疗后，患者颈部及右肩胛上缘处疼痛已有减轻。经 4 次治疗后，右冈上肌处压痛已消失，右肩外展活动无阻碍，患处吹电风扇也不觉疼痛。患者谓："想不到 10 年顽症，针刀治疗 4 次就治好了。"感激之情，溢于言表。

（五）冈下肌损伤

1. 概述

冈下肌起于冈下窝，止于肱骨大结节，作用是使上臂内收、外展。在日常门诊中，此肌的损伤也不少见。冈下肌损伤的特点是：大多数在起点处损伤，慢性期疼痛非常剧烈，患者常诉肩胛骨下有钻心样疼痛；若损伤在肱骨大结节处（肩关节后下缘处），则有明显的疼痛和压痛，且在疼痛点的下方1cm处，尚有一明显的压痛点，此疼痛点是冈下肌腱下滑囊炎，不是冈下肌损伤所致。腱下滑囊炎大多数也是损伤引起，可以一并治疗。

冈下肌起始部损伤，慢性期疼痛较剧烈。其原因是：第一，肩胛上神经止于冈下窝，故冈下肌起始部神经末梢较多，且敏感；第二，冈下肌在起始部的损伤多较重，随着时间的延长，结疤粘连较重，挤压神经末梢也较严重。

依据针刀医学慢性软组织损伤的理论，冈下肌损伤后，可引起粘连、瘢痕和挛缩，造成背部软组织的动态平衡失调，产生冈下窝钻心样疼痛和肩痛的临床症状。慢性期急性发作时，有水肿渗出刺激神经末梢，可使上述临床表现加剧。依据上述理论，冈下肌损伤的部位主要是冈下窝、肱骨大结节等肌腱的起止点。只要用针刀将其附着处的粘连松解，瘢痕刮除，使冈下肌的动态平衡得到恢复，此病就得以根治。

我们在临床上遇到多例顽固性冈下肌损伤的病例，均用针刀治疗而愈。

2. 典型病例

例1 张某，女，43 岁，住桐乡市梧桐民安村文桥头，2008 年 5 月 11 日初诊。诉 3 年前因锄地等劳动后，出现左背肩胛骨下部肿胀疼痛，此后症状逐渐加剧，常有钻心样疼痛，并影响左上肢活动，经多方医治，服药、针灸等均未见效。患者身体健康，舌苔薄白，脉弦和。检查：左肩胛骨下部（冈下窝处）压痛非常明显，左上臂外展、内收均受限制。诊为冈下肌起始部损伤。

针刀治疗：患者采用俯卧位，在冈下窝处每次取2~3个进针刀点，刀口线与冈下肌纤维平行，针刀体和肩胛骨平面成90°角刺入，达骨面后，先纵行剥离，后横行剥离，并在针刀施术时感觉阻力较大时做切开剥离，术后外敷创可贴，7天治疗1次。

治疗效果：经1次治疗后，患者疼痛已减轻，共治疗4次。患者于同年8月18日来治疗颈椎病时谓："左肩背部疼痛已完全消失，活动也恢复正常。"

例2 孙某，女，53岁，桐乡市教育局副局长，1998年8月13日初诊。诉半年前右肩关节后下缘因外伤而致疼痛，有时剧痛难以忍受，右肩关节不能外展及上举。半年来历经针灸、理疗、推拿、服药等治疗，皆不见效。患者身体稍瘦，面色红润。检查：右肩关节后下缘冈下肌外侧端止点处压痛非常明显，并在其下方1cm处尚有一处压痛点，左上臂外展上举时最多只能举90°。诊为右冈下肌损伤伴冈下肌腱下滑囊炎。

针刀治疗：患者采取正坐位，两上肢肘部自然放在胸前桌上。选取右肩关节后下方2个压痛点为进针刀点，1点在肌腱上，1点在冈下肌腱滑囊处，刀口线和冈下肌纤维走向平行，针刀体和上臂背面呈135°角刺入。上点先纵行剥离，后横行剥离，下点做切开剥离。2个压痛点出针后均敷以创可贴，嘱隔1周后复诊。

治疗效果：二诊时患者谓，右肩疼痛已消失大半，并能上举至160°。共经2次针刀治疗后，右肩部疼痛完全消失，右肩关节活动也恢复正常。2008年9月1日电话随访，患者谓："自治愈至今已有10年，迄未复发。"

（六）三角肌下滑液囊炎

1. 概述

三角肌下滑液囊是三角肌和肩关节之间的一个滑液囊，有时此囊与肩峰下滑液囊相通。

三角肌下滑液囊分泌的滑液主要供给位于三角肌下面、冈上肌表面的冈上筋膜，以及冈下肌和小圆肌表面的筋膜，使三角肌和下边肌肉的肌腱部不会因摩擦而受损。

三角肌下滑液囊因受外伤和劳损，囊壁的膜性通道被自我修复的瘢痕组织堵塞，囊内的滑液排不出来，使滑液囊鼓胀，造成局部酸、胀、痛等感觉。由于失去滑液供应，冈上肌、冈下肌、小圆肌的筋膜得不到润滑，肩部肌肉欠灵活，因而影响到工作及劳动。

我们在临床上用针刀治愈数例该病，疗效较好。

2. 典型病例

钱某，女，59岁，农民，住海宁许村，2002年8月16日初诊。诉半年前劳动时右肩略下方受伤，致使肩部酸痛不适，右上肢上举、外展均有困难，并影响劳动，曾经应用封闭疗法及外敷麝香追风膏治疗，均未见效。检查：患者右肩关节下缘三角肌的中、上部有轻度隆起，皮肤发亮；右肩峰下滑液囊下缘、肩关节下缘有轻度摩擦音；嘱其外展上举时，肩部疼痛加重。诊为右三角肌下滑液囊炎。

针刀治疗：患者端坐，患侧上肢自然下垂，前臂放于同侧大腿上。在右肩关节外侧下缘明显隆起处进针刀，刀口线和三角肌纤维走向平行，刺入2cm左右（未达到骨面），在冈上肌、冈下肌腱膜缘纵行切2～3刀，出针刀。外敷创可贴，然后指压针孔，使其隆起处平复或稍凹陷。同时给予手法治疗（用手指垂直下压滑囊，以排出囊内的滑液）和康复治疗（进行肩部功能锻炼），并嘱 1 周后复诊。

治疗效果：1 周后患者谓，治疗 1 次后，三角肌处肿胀疼痛已显著减轻。再按上法治疗 1 次而病愈。2008 年 8 月 31 日随访其子（我院外科某医师）谓："我母亲患三角肌下滑液囊炎，采用封闭等治疗都无效，自采用针刀治愈后，至今未曾复发。"

（七）肱二头肌短头肌腱炎

1. 概述

肱二头肌短头肌腱炎是一种临床常见病。肱二头肌是上肢屈肌腱，常由于上肢频繁地屈伸、后旋而劳损。因上肢做屈伸和前臂前后旋转的活动最多，故此病发病率很高。本病易误诊为肩周炎，用强的松龙封闭可见效，但易复发。

肱二头肌呈梭形，起端有两个头，长头起自肩胛骨盂上结节，通过肩关节囊，经结节间沟下降；短头起自肩胛骨喙突尖部，喙肱肌外上方，在肱骨下 1/3 处与肱二头肌长头肌腹融合，并以一个腱止于桡骨粗隆。主要功能是屈肘，当前臂处于旋前位时，能使其旋后，此外，还能协助屈上臂。

肱二头肌短头和喙肱肌起始腱相邻并列，而肱二头肌短头和喙肱肌的作用和活动方向不是同步、一致的。喙肱肌是内收，屈臂向前，肱二头肌是曲肘，使前臂旋后，所以和喙肱肌肌腱经常交错摩擦而损伤。如进行突然地屈肘、后旋前臂的动作，可损伤肌腱。另外，若喙突滑液囊和喙肱肌滑液囊因病变而闭锁，使喙肱肌和肱二头肌短头失去润滑，肱二头肌短头就会因之迅速磨损而发病。肱二头肌短头损伤或劳损后，局部出现瘢痕、粘连，使局部血运和体液新陈代谢产生障碍，而引起肌腱部位变性。

2. 典型病例

例1 杨某，男，51 岁，农民，住桐乡市梧桐杨家里，2007 年 8 月 13 日初诊。诉右肩部半年来经常酸痛，上举、后伸、摸背等动作均受限制，并影响劳动及工作，经多处医院诊治，均诊断为肩周炎，X 线摄片检查无异常发现。经针灸、理疗、推拿、服药等治疗，均未见效。检查：患者右肩关节外展、上举 90°，后伸摸背时手掌只能及腰部，右肩关节前缘喙突处疼痛并有明显压痛。诊为肱二头肌短头肌腱炎。

针刀治疗：患者仰卧于治疗床上，患侧上肢和躯干呈 30°夹角。以右肩关节前缘喙突压痛明显处为进针刀点。皮肤碘伏消毒，并以 5mL 一次性注射器抽取曲安奈德 1mL，加利多卡因 2mL，再加注射用水 2mL，将以上药物混合后注入该处，刀口线和肱二头肌短头走向平行，刺入直达骨面，先纵行剥离，再横行剥离。若感觉该处阻力较大，表示瘢痕较重，可再切开剥离 2 刀后出针刀，外敷创可贴，嘱 7 天后复诊。

手法治疗：针刀术后，将肘关节屈曲，肩关节外展、后伸、略外旋，在肱二头肌短头肌腱拉紧的情况下，用另一手拇指在喙突部施以弹拨理筋法，接着在局部按压 5 分钟，再摇动肩关节。回家后鼓励患者多做关节功能锻炼。

治疗效果：二诊时患者谓，经 1 次针刀治疗后，右肩关节疼痛已明显减轻，关节活动也明显进步。共行 2 次针刀手术，肩部症状全部消失而愈。追踪观察 1 年，疗效巩固。

例2 王某，男，40 岁，农民，住桐乡市炉头大王渡，2006 年 5 月 16 日初诊。诉因工作劳累过度，右肩前部疼痛已 3 ~ 4 年，上举、后伸、后反均甚困难，严重影响田间劳动。曾经针灸、服药、拔火罐、外敷膏药等治疗多次，均未见效，且症状逐渐加重，特来求治。检查：患者右肩关节外展、上举仅 60°，右手后反仅及腰部，右肩关节前缘喙突处有明显压痛。右肩关节 X 线正侧片显示无异常发现。诊为右侧肱二头肌短头肌腱炎。针刀及手法治疗与例 1 相同。2007 年 5 月 11 日患者来治疗其他疾病时谓："1 年前右肩关节前缘疼痛，经针刀治疗 1 次即痊愈，迄未复发。"

（八）肱桡关节滑囊炎

1. 概述

肱桡关节滑囊即肱二头肌桡骨滑囊，位于肱二头肌止腱和桡骨粗隆前面之间，在肱桡肌深面的内侧面，旋前圆肌的外侧面下缘，桡侧腕长伸肌的内侧面。此滑囊分泌的滑液主要润滑周围几条肌腱。

肘关节是活动最频繁的关节。伸、屈、内旋、外旋都有桡肱关节和该滑囊周围的几条肌腱参与，因此，该滑囊摩擦劳损的机会极多，修复过程中易将其向外排出滑液的通道堵塞，造成滑囊闭锁、膨胀，而引起胀痛不适。

此病常被误诊为肱骨外上髁炎和肱桡关节病。此病大多由劳损造成滑液囊闭锁，多缠绵难愈，临床针灸、理疗、封闭、服药都很难见效。针刀治疗该病有满意的疗效。我在临床上遇到多例该病，均用针刀治疗而愈。

2. 典型病例

吴某，女，62 岁，农民，住湖州市德清新安村，2008 年 3 月 17 日初诊。诉近 3~4 个月来右侧肘关节劳动后经常酸胀不适，影响肘关节的活动，尤其夜间或休息时疼痛更剧，夜间常疼痛不能入睡，上肢不管怎么变动体位，也不能缓解疼痛。患者身体尚可，痛苦面容。检查：掌侧肘关节外侧有压痛，伸肘时相当于尺泽穴附近，屈肘时相当于曲池穴附近；肘关节横纹中，肱二头肌腱与肱桡肌之间，肱骨外上髁前内侧和桡骨小头的内侧均有压痛；将上肢伸直，肘关节之掌侧，桡骨粗隆处有明显压痛。右肘关节活动功能正常。诊为右桡肱关节滑囊炎。

针刀治疗：治疗时不能曲肘位进针刀，要将上肢伸直，平放于治疗台上。医师左手拇指在桡骨粗隆处将肱桡肌扳向外侧，并沿肱桡肌内侧缘深掐下去，刀口沿医师左手拇指指甲平面刺入皮下，即到桡肱关节滑囊，继续进针刀达骨面，医师左手拇指稍抬起，但仍将肱桡肌向外扳扶以便于施术，行切开剥离2~3刀，即可出针刀，以创可贴覆盖针孔。医师左手拇指压住针孔，右手过伸、过屈患者肘关节1~2次，治疗结束。针刀治疗术后，用力下压滑囊，以排除囊内滑液。注意：治疗该病不可从外侧曲池穴处进针刀，这样易造成不必要的损伤，而且很难刺中滑囊；同时进针刀时一定要将肱桡肌扳向外侧，否则很难避开重要的神经、血管。

治疗效果：该患者经1次治疗后，2008年8月13日同村的陆某来治疗颈椎病时谓："吴某肘部疼痛自1次针刀治疗后，症状已完全消失而愈。"

（九）腕背伸肌腱鞘炎

1. 概述

腕背侧韧带系由增厚的深筋膜组成。两侧附于桡骨、尺骨及腕骨，从韧带的深面发出5个筋膜间隔，止于桡骨和尺骨下端背面的骨面上，将腕后区分成6个骨性纤维管道，来自前臂的12条肌腱，分别为6个滑液鞘所包绕，经过这6个管道到达手背和手指。从桡侧到尺侧从各个管道中通过的肌腱依次为：①拇长展肌腱与拇短伸肌腱；②桡侧腕长伸肌腱和桡侧腕短伸肌腱；③拇长伸肌腱；④指总伸肌腱和食指固有伸肌腱；⑤小指固有伸肌腱；⑥尺侧腕伸肌腱。

腕后区的这6个骨性纤维管道就是腕背伸肌腱鞘，6个腱鞘均可发生腱鞘炎，但以拇长展肌和拇短伸肌腱鞘炎、指总伸肌和食指固有伸肌腱鞘炎多见。

腕背伸肌群的肌腱均排列于腕关节的背侧，担负着复杂的伸腕、伸指任务。这些腱鞘都拥挤在狭窄的骨性纤维管道——腕背伸肌腱中。由于伸腕和伸指活动十分频繁，肌腱易受摩擦损伤。劳损性的摩擦损伤和急性外伤均可引起腕背伸肌腱鞘炎，腕背伸肌腱鞘损伤后，经粘连、瘢痕和挛缩，导致管腔变窄，从而引起一系列的临床表现。

我们在门诊曾治疗多例病程较长的腕背伸肌腱鞘炎患者，取得了显著疗效。

2. 典型病例

例1 潘某，男，49岁，油漆工，住桐乡市梧桐革镶子浜，2007年3月9日初诊。诉因长期做油漆工，并且右腕自10余年前受伤后，出现右腕背部长期酸胀、疼痛，且手掌背伸活动局部受限，腕背有一黄豆大硬结，经多次针灸、服药等治疗均无效。患者形体较瘦。检查：右腕关节背伸受到限制，腕背中间有一黄豆大硬结，压之明显疼痛。诊为右背伸肌（相当于指总伸肌腱和食指固有伸肌腱处）腱鞘炎。

针刀治疗：患者采用半卧位，腕部掌面朝下，平放于躺椅靠手上，腕部下面放一脉枕，使腕部处于腕曲位。以右腕背硬结处为进针刀点，刀口线与肌腱走向平行，针刀体与腕平面呈90°角刺入，深度直达骨面，将硬结纵行切开2～3刀，然后先纵行剥离，再横行剥离后出针刀，外敷创可贴。针刀术后，握住患者手指牵拉数次。

治疗效果：经1次治疗后，患者右腕部肿胀、疼痛等症状全部消失而愈，追踪观察达2年余，迄未复发。

例2 李某，女，67 岁，农民，住桐乡市崇福芝村，1994
年 5 月 18 日初诊。患者诉右侧腕背部 3 年前在田间劳动受伤，
导致肿胀、疼痛，经当地医院外敷伤科膏药及内服中、西药物
治疗后，均不见效，且症状逐渐加剧。最近 3 个月来右腕背部
肿胀更加严重，疼痛亦日趋加剧，入夜后疼痛更甚，不能入
眠，服止痛药及消炎药毫无效果。患者痛苦面容。检查：右腕
背部异常肿胀，其肿胀程度已超出了手掌的厚度和宽度，我自
临诊以来，从未见过腕关节肿胀得比手掌还要大的病例，右侧
腕背部从拇指侧至小指侧可摸到多条条索状硬物，右腕背屈及
手指伸屈活动均受限制。诊为右腕背伸肌腱鞘炎（6 个腱鞘均
发生腱鞘炎）并发腕部皮下（腱鞘周围）广泛性肿胀。

针刀治疗：患者采用卧位，右手放在治疗床边，腕关节掌
面朝下，腕下放一脉枕。在腕背中间选择 2 点有条索状及压痛
最明显处为进针刀点，刀口线与肌腱纤维走向平行，针刀垂直
于皮肤刺入，深达骨面，先纵行剥离，后横行剥离，待针刀下
松动后出针刀，外敷创可贴，嘱 3~5 天后复诊。

治疗效果：3 天后患者来复诊，谓右腕疼痛已有所减轻，
夜间已能入睡 4~5 小时。检查患者右腕关节背部肿胀有所减
退。第 2 次针刀手术时，另外再找 2 点疼痛较明显处为进针刀
点，手术方法同前。经 2 次针刀手术后，疼痛及肿胀又有减
轻，入夜能睡 6~7 小时。总共治疗 10 次，右腕肿胀消退殆
尽，与左腕大小一样，疼痛完全消失而愈。观察 3 年，迄未
复发。

例3 沈某，女，60 岁，住桐乡市石门叶家浜，2008 年
10 月 24 日初诊。诉右侧腕背部肿胀疼痛已 1 年余，不能做田
间劳动，家务劳动也很困难，经多方治疗未效。检查：患者右
手腕背部明显肿胀，有 3 处触及条索状，伴有压痛。诊为右腕

背伸肌腱鞘炎。

针刀治疗：令患者掌面朝下，腕部平放于治疗台上，腕下放一脉枕，使腕部处于掌屈位。取较明显的3处条索状处为进针刀点，局部皮肤碘伏消毒，刀口线与肌腱走向平行，针体和腕平面呈90°角刺入，直达骨面，先纵行切开，再横行剥离。

治疗效果：1周后同村人来院谓："沈老太太患了1年多的手背疼痛，经1次治疗后，疼痛肿胀基本消失，并已能参加采菊花等劳动。"采菊花后患者又来治疗1次而达痊愈。

3. 心得

以上所举3例均为顽固病症，口服药物治疗无效。例1中，患者病程已10年之久，经针刀治疗，1次而愈。例2中，患者局部肿胀、疼痛，彻夜难眠，无法治愈，经针刀治疗，1次见效，10次而愈。例3中，患者起病已1年余，不能劳动，经针刀手术1次治疗疼痛消失，共经2次针刀治疗而达痊愈，并恢复了各种劳动。可见小小针刀，不知治好了多少疑难杂症。

（十）桡骨茎突部狭窄性腱鞘炎

1. 概述

狭窄性腱鞘炎可发生于指、跖、腕、踝等部位，但以桡骨茎突部发病较为多见。在腱鞘炎中以狭窄性腱鞘炎较为难治，一般保守疗法难以奏效。过去对该病的治疗有多种方法，如推拿、针灸、理疗、中西药等，但疗效多不巩固。针刀医学对该类疾病的治疗，疗效较好。

2. 解剖

桡骨下端外侧面粗糙，向远侧延伸为茎突，茎突基底稍上方有肱桡肌附着，茎突末端有桡侧副韧带附着。在桡骨茎突的外侧，有一条浅沟，拇长展肌腱及拇短伸肌腱共同经此沟外面的骨纤维腱管到达拇指。腕背韧带附着于桡骨下端的外侧缘及桡骨茎突。

3. 病因病理

在腕部桡骨下端茎突处有一腱鞘,拇长展肌腱和拇短伸肌腱通过此腱鞘,进入拇指背侧。此腱沟表浅而狭窄,底面凹凸不平,沟面又覆盖着伸肌支持带。正常情况下,两根肌腱只能紧密地通过这一坚韧的腱鞘。长时间外展拇指时,肌腱在狭窄的腱鞘内不断地运动、摩擦,造成积累性劳损,使腱鞘组织纤维轻度撕裂、破裂,轻度出血、水肿,在水肿吸收和修复的过程中,腱鞘内壁不断结疤增厚,导致管腔更为狭窄,使两根肌腱受挤压和粘连,从而出现痉挛、疼痛、局部肿胀。

4. 治疗

该病在门诊中较为常见,患者甚多,大多数为其他方法治疗无效后而来求诊者。我们用针刀疗法治疗 1~3 次,均能治愈。

5. 典型病例

李某,女,63 岁,农民,住桐乡市梧桐三新村,2007 年 8 月 24 日初诊。诉半年来右腕部桡骨茎突周围疼痛,疼痛向下放射到手指,向上放射至前臂,腕部肿胀,拇指和腕关节活动受限,不能做家务及田间劳动,曾经针灸、服药、封闭等治疗多次,均不见效。患者痛苦面容。检查:右腕部桡骨茎突及周围肿胀,局部压痛明显。让患者右侧拇指内收屈曲放于掌心,握紧拳头,再使腕部向尺侧倾斜,可引起桡骨茎突处剧烈疼痛。诊为桡骨茎突狭窄性腱鞘炎。

针刀治疗:患者采用半卧位,右手握拳将腕部放于治疗桌上面的脉枕上,在桡骨茎突处寻找最敏感的压痛点为进针刀点。可用 2 寸毫针先行刺入,局部无出血时,再以曲安奈德、利多卡因做局部麻醉；然后用 4 号针刀，刀口线和桡动脉平行，沿毫针方向刺入，注意勿伤及桡神经和桡动脉；然后拔出毫针，针刀先在腱鞘内纵行疏剥，再刺穿腱鞘使刀口接触骨面，倾斜针体，将腱鞘从骨面上剥离铲起。拔出针刀后用消毒干棉球压迫针孔 3 分钟，外敷创可贴，并行手法治疗。

手法治疗：用拇指重点揉按桡骨茎突部及其上下方，达到舒筋活血的目的。具体做法为一手握住患侧腕部，另一手食指及中指夹持拇指，其余手指紧握患者其他四指进行对抗牵引，并使患者腕部向尺侧和掌侧屈曲，同时，缓缓旋转推按桡骨茎突，反复 3~4 次。

治疗效果：1 周后复诊时局部肿胀、疼痛已消除大半，再按上法治疗 1 次，手术方法同上，但不将腱鞘从骨面上铲起。治疗后 1 月余，患者偕同村人来治病时，谓手腕部肿胀疼痛自第 2 次治疗后半月即全部消失。追踪观察该患者 1 年之久，迄未复发。

（十一）跟痛症

1. 概述

跟骨为跗骨中最大的一块，近似长方形，居距骨之下，分上、下、前、后、内侧和外侧六面。后面隆凸处称跟骨结节，其上部光滑，中部粗涩，为跟腱的附着处。跟腱是小腿三头肌的总腱，有屈膝、屈踝、保持站立、减低震颤的功能，在行走、足屈曲和弹跳中发挥作用。当过量运动反复牵拉跟腱时，可使其损伤导致跟腱腱鞘水肿、充血，在修复过程中可形成挛缩、疤痕；由于机体的应激反应，还可产生防御性骨质增生，久而久之，便在跟骨结节跟腱附着处形成骨刺，并出现临床症状，如局部肿胀疼痛，足跖屈无力，不能点脚站立，行走时全足跖着地，抬跟困难，跛行。

跟痛症分跟后痛和跟下痛。足跟是身体负重的主要部分，由于长期慢性劳损，尤其是持久站立、行走的刺激，容易发生跟骨周围的疼痛。跟后痛多是跟后滑囊炎和跟腱周围炎，常在受损伤后发生，主要表现为足跟后部疼痛和跟腱周围肿胀疼痛。跟下痛可因跖筋膜炎、跟骨下滑囊炎、跟骨下脂肪垫劳损、骨膜炎、跟骨骨刺引起。跖筋膜炎疼痛可沿跟骨内侧向前扩展到足底，开始走路时疼痛加剧，活动片刻疼痛减轻。滑囊炎在走路或站立时跟下疼痛较明显，并有跟骨结节下方肿胀、压之囊性感。跟骨下脂肪垫劳损多由外伤所致，站立、行走时疼痛，压痛，按之坚硬感，无坚硬感者多为跟骨骨膜炎。跟骨骨刺多为老年人，无外伤史，疼痛程度与骨刺方向有关，与大小不成正比。

2. 针刀疗法

（1）滑囊炎：患者仰卧位，足背屈固定，在压痛点及肿胀明显处定位，刀口线与跟腱纵轴平行，行纵行疏通、剥离3刀，出针刀，敷创可贴。

（2）脂肪垫劳损：刀口线与跟腱平行，达脂肪垫后先纵行切开剥离；然后将刀锋提到脂肪垫上面，刀口线方向不变，针体倾斜，与足跟成30°角，通透剥离；将脂肪垫与跖筋膜剥离后，针刀反方向进行，出针刀，敷创可贴。

（3）骨膜炎、跖筋膜炎：在压痛明显处定位，刀口线与跖筋膜平行，垂直进刀，先纵行剥离，后横行疏通剥离，手感松动后出针刀，敷创可贴。

跟下痛大多因劳损引起，有的与所穿鞋子有关，如穿高跟鞋等，故术后应更换为平跟鞋，暂时不宜过多行走，否则仍易复发。

3. 临床资料

跟骨骨刺所致的跟痛症是门诊中的常见病及多发病，且一直是临床治疗上的疑难问题，中药贴敷、针灸、理疗、封闭、服药等收效甚微，即使用外科手术切除骨刺，仍有好多患者不能根治。我们自 1993 ~ 2008 年间，应用针刀治疗因跟骨骨刺所致的跟痛症 68 例，所有患者均获得满意疗效。

68 例均为本院针灸科和理疗科门诊的患者，且均为使用 1 ~ 2 种治疗方法无效后而来就诊的。其中男性 22 例，女性 46 例；年龄 45 ~ 78 岁，平均 58 岁；病程（指发现足跟疼痛开始）3 ~ 5 年，平均 2 年零 3 个月；左足 32 例，右足 34 例，双足 2 例。临床表现：足跟底部疼痛，跟骨结节处压痛明显，大部分患足足弓加深，跖长韧带和跖腱膜在足弓处可清楚摸到。68 例患者均经 X 线片确诊，显示跟骨处有鸡嘴样骨刺形成，其中 1 例骨刺弯曲，形如钩藤样。

4. 治疗方法

患者采用俯卧位，患足踝关节前缘垫一枕头，足跟朝上，将足放置平稳，在压痛最明显处向后 1cm 为进针点，用龙胆紫做标志。皮肤碘伏消毒，用 5mL 一次性注射器抽取曲安奈德 1mL，加利多卡因 2mL，再加注射用水 2mL，针尖在标志处与足跟的后平面呈 60°角刺入，待遇到硬物时，即为骨刺尖端处，将药液缓慢注入，拔出注射器。选用 4 号针刀，刀口线与足纵轴平行，沿注射器针体方向刺入，深达骨刺尖部后，掉转刀口线与足纵轴垂直，做横行切开剥离 2 ~ 4 刀然后拔出针刀。敷创可贴后再压迫 1 ~ 2 分钟，以防出血。然后将患足屈伸 2 ~ 3 次，同时医者用另一只手向足背方向顶推足弓部的跖长韧带和跖腱膜 2 ~ 3 次，即可使跖长韧带和跖腱膜的挛缩和粘连解除。治疗 1 次后症状未消失者，可隔 7 ~ 10 天再进行第 2 次手术。

5. 疗效标准

痊愈：足跟疼痛消失，1年内未复发。

好转：局部疼痛显著减轻，1年内又复发。

无效：治疗后症状无改善。

6. 治疗结果

痊愈66例，占97.05%，其中经过1次针刀手术治疗后痊愈者50例，经过2次针刀手术治疗后痊愈者12例，经过3次针刀手术治疗后痊愈者4例；好转2例，占2.94%；无效0例。有效率为100%。

7. 典型病例

例1 陈某，女，69岁，住桐乡市梧桐镇钱家白场，2001年12月17日初诊。诉右足跟底部疼痛已有4年，4年来多方求治，均未见效。患者形体较瘦小，舌质淡，苔厚腻，脉弦紧。检查：右足跟骨结节处压痛明显。X线摄片检查显示右足跟骨结节处有骨刺形成，形如鸡嘴。诊为跟骨骨刺引发跟痛症。按以上所述，局麻后行针刀手术治疗1次。10余天后，患者女儿特地来我院针灸门诊室当面道谢，并谓："我母亲右足底因生骨刺而痛了4年，到处治疗都没有效果，想不到用小针刀治疗1次，疼痛完全消失而痊愈，真是万分感谢。"

例2 吴某，女，49岁，农民，住桐乡市炉头南王，1994年6月8日初诊。诉患者左足足跟底部疼痛1年半，行走时疼痛加剧而致行走困难，经服药、针灸等治疗多次，均不见效。患者身体健康，体质略胖，面色红润，苔薄白，脉弦和。检查：右足跟骨结节处压痛十分明显。我院X线报告单所述为跟骨骨刺（X线片放在家中未拿来）。诊为跟骨骨刺。即按前述治疗方法给予针刀治疗2次，足跟疼痛丝毫未觉减轻。第3

次嘱咐患者必须将 X 线片带来，查看后见其跟骨骨刺竟如中
药钩藤状卷曲，于是在第 3 次针刀手术时，进针点向足趾方向
前移 1.5cm，并调整进针角度，与足掌前半部成 60°角进针
（之前是与足跟成 60°角进针），针刀刀口必须抵达骨刺尖端。
经第 3 次针刀治疗后，足跟疼痛完全消失而愈。故在进行针刀
手术前必须亲自查看 X 线片，以求手术能更准确地针对病
患处。

例3 吕某，男，78 岁，住桐乡市梧桐镇南门邵家桥，
2005 年 3 月 14 日初诊。诉右足足跟底部疼痛已 2 年余，且疼
痛逐渐加剧，行走时更加严重，特来求治。患者形体较胖，面
色红润，舌苔厚腻，脉弦洪。检查：右足跟骨结节处压痛非常
明显。我院 X 线片检查显示为右跟骨骨刺，形如鸡嘴状。针
刀治疗方法如例 1，经 2 次针刀手术治疗而愈。患者曾于 1993
年夏因左足跟骨骨刺，行走疼痛，而来做针刀治疗。2008 年 7
月 15 日在小菜场遇见患者时，患者谓两足跟疼痛自治疗后完
全消失。

8. 心得

（1）跟骨骨刺的生长部位均在跖长韧带和跖腱膜的跟骨
结节附着点处，跖长韧带和跖腱膜后端均附着在跟骨结节的上
下缘，且跟骨骨刺一样指向足前方（也有个别不同，如例 2 患
者骨刺如钩藤状，但较为少见）。由此可见，产生骨刺的原因
是跖长韧带和跖腱膜挛缩引起跟骨附着点处持续性地牵拉损
伤，不断地损伤导致韧带和腱膜的纤维不断地撕裂，故人体为
加强此处的强度，防止纤维拉断，就使附着点不断钙化和骨化
而形成骨刺。针刀对跖长韧带和跖腱膜在跟骨结节的附着点进
行剥离，并且用手法将跖长韧带和跖腱膜推顶，松解了跖长韧
带和跖腱膜的挛缩和粘连，使疼痛得到了缓解。所以祛除了骨

刺形成的原因，骨刺就能得到根治。可见针刀治疗跟骨骨刺是一种值得推广的治疗方法。

（2）我们在对临床上单侧足跟痛的患者做双侧跟骨 X 线摄片对照时发现，有些患者的两侧足部虽然均有跟骨骨刺，却常表现为一侧痛而另一侧不痛，有的患足跟骨骨刺很小或无跟骨骨刺，足跟疼痛却很明显，显然跟骨骨刺的多少、大小与跟骨疼痛不成正比。有学者也证实足跟疼痛与跟骨骨刺无关。他们认为，足跟疼痛的主要原因是跟骨内压增高和跟骨内静脉淤滞。另有人提出"力平衡失调"学说，认为慢性劳损使肌肉韧带处于长期紧张状态，附着于跟骨的跖长韧带、跖腱膜产生慢性炎症，炎症刺激引起疼痛。经过临床实践，我认为上述两种原因虽然都有，但后者最重要。武国桢还发现，跟痛症患者在足跟部的痛点有一定的规律，其中跟骨结节中点偏前部痛点（即跖腱膜跟骨附着点）占81%，跟骨内侧缘痛点（即拇趾展肌附着点）和跟骨外侧缘痛点（即小趾展肌附着点）分别占7.4%和6.3%（《首届国际针刀医学学术交流会论文集》1999.4）。因而，他认为绝大多数患者的疼痛是由于以跟骨为附着点的肌腱、韧带的劳损，无菌性炎症，局部增生肥厚卡住了该处的微小神经。这也是采用针刀闭合松解的理由。

（3）跟痛症在施行针刀手术前，应常规做跟骨 X 线摄片检查。其目的是不仅看有无跟骨骨刺，还要看骨刺的形状是鸡嘴状或钩藤状，而且还可以排除跟骨其他病变。我们认为，大多数患者跟骨跖底应有固定的痛点，应根据压痛点决定手术松解的组织。若痛点在跟骨跖底中点偏前，松解的组织应是跖腱膜在跟骨的附着处；若痛点在跟骨前外侧缘，则松解小趾展肌在跟骨的附着处；有少数患者跟骨呈现弥漫性疼痛，痛点不具体，应考虑是否有跟骨内压增高，是否需做跟骨钻孔减压术。

有固定痛点的患者在局部注射麻药后，疼痛症状立即消失，这是针刀手术松解的有效指征。为防止针刀在松解组织时迷失方向，应以注射针头为针刀进入组织的导针。否则不仅达不到治疗的目的，还有可能损伤其他正常组织。

（十二）膝关节骨性关节炎

1. 概述

膝关节的局部损伤、炎症和慢性劳损可引起关节面软骨变性，软骨下骨板反应性骨损伤，导致膝关节出现一系列症状和体征，称为增生性关节炎。由于上述病理改变的存在，临床上又常把增生性关节炎称为骨性关节炎，或叫退行性关节炎。

2. 病因病理

根据发病原因，膝关节骨性关节炎分为继发性和原发性两种。所谓继发性是指该病常继发于关节的先天或后天畸形、关节损伤；原发性多见于老人，发生原因是遗传和体质虚弱等。

针刀医学认为，膝关节骨性关节炎的根本原因在于膝关节内部力的平衡失调，与年龄的变化关系不大。依据这一理论来制订治疗方案，临床取得了满意的疗效。

膝关节骨性关节炎的发病过程大致如下：先是膝关节软骨面的损伤。正常的软骨面外观呈浅蓝色，润滑而光泽，压之坚韧。发病初期，软骨面的一部分变为浅黄色，粗糙，失去光泽，压之较软，以后该部分骨面出现裂隙，或呈绒毛状外观（称为胶原纤维变性）。当绒毛状外观变性的软骨面软化、碎裂、脱落而消失后，软骨板就暴露在膝关节腔内，裸露的软骨下骨板直接受到反复应力的冲击，便出现反应性骨质增生，肉眼下呈现出牙样外观，附着于骨端周围的韧带亦因关节软骨面的消失而松弛，关节的各种活动可刺激软骨膜，故骨端边缘往往有骨刺形成。似牙样骨板有许多裂孔，关节运动的压力波可通过这些裂孔传导至骨端松质骨的髓腔内，使骨小梁因受压萎缩而被吸收，骨端呈囊肿样改变。囊肿的内容物为关节液，有些是纤维组织和纤维软骨组织。

研究证实，膝关节骨性关节炎是受外在因素的影响而形成的。一是膝关节周围的软组织损伤引起粘连、牵拉，破坏了膝关节的力平衡，使关节内产生了高应力点；二是由于某种疾病，如类风湿关节炎破坏了关节周围的软组织，从而使关节内力平衡失调出现了骨刺。这是针刀医学对这一疾病根本性的新认识。

当我们走路时膝关节一屈一伸，伸直时，关节承受压力；屈曲时，幅度在30°以内，关节不承受压力。当软组织损伤后，失去了对膝关节的控制能力，膝关节失去稳定，关节面的压力分布就不平衡。这就是膝关节骨性关节炎形成的根本原因。

3. 临床资料

我们自1999~2008年10年间，应用针刀疗法治疗重症膝关节骨性关节炎42例，取得了较为满意的疗效。

42例患者中，男18例，女24例；年龄最大87岁，最小48岁，平均64岁；病程最长者18年，最短者3个月（自觉膝关节疼痛严重后方来求诊，实际上早已患病），平均2年1个月。X线片显示：双膝关节有增生样改变者18例，单侧膝关节有骨质增生者24例；42例均显示关节间隙变窄，软骨下骨质边缘硬化，其中7例有明显骨刺形成。双膝关节有不同程度的屈伸功能障碍者14例，单侧屈伸困难者21例；并发周围软组织损伤，如膝关节内侧或外侧副韧带损伤等17例，尚有5例并发单侧膝关节滑膜炎；有并发症者均有不同程度的局部肿胀。

42 例患者均有患侧膝关节疼痛或刺痛，不能屈曲及下蹲，上下楼梯困难，不能远行；所有患者均经过针灸、理疗、推拿、封闭、外敷药物、内服中西药物等 1~3 种治疗无效者，其中有 1 例在嘉兴某医院行关节镜直视下手术仍无效者。

4. 治疗方法

（1）手术体位：患者可半卧于躺椅上，屈膝 90°；或仰卧于治疗床上。膝关节伸屈功能无障碍者，可屈膝 60°~90° 为宜；伸屈功能有障碍者，尽量选择接近以上角度为宜。然后在膝下放 1~2 个枕垫，确保手术所需的稳定体位。

（2）针刀治疗：在膝关节边缘骨质增生处（此处多为应力集中点）进针刀。我们一般在内、外膝眼穴（髌下脂肪垫）进针刀，也会根据膝关节周围病变，寻找髌前皮下囊、髌内外侧支持带、髌韧带、股四头肌髌骨连接处、膝关节内外侧副韧带、半月板内外侧冠状韧带等附着点处，寻找筋结、条束状及压痛点处。先用适当长度毫针做导针刺入，以针下有酸胀感及阻力感处为施术的方向及深度。如针刺定位时出现局部明显疼痛及出血现象时，表示该处有血管，应稍微移动位置，以免损伤血管；如针下有麻木触电感，并向下放射，则进针点应向左右略为移动，以避开神经。针刀刺入皮肤后，刀口线和骨刺（或骨质增生点）的竖轴垂直，在骨刺（或骨质增生点）的尖部做切开松解术和铲磨削平法。当所有骨刺的锐边磨平后，就会发现患肢必有轻度内翻和外翻，或不能完全伸直。若外翻就在膝关节间隙的内侧选一点，内翻就在膝关节间隙的外侧选一点，把该处的侧副韧带切断少许即可。对于膝关节肿胀及膝关节内有积液，关节间隙狭窄者，也可选用 3 号针刀在内、外膝眼穴处（髌骨下两侧凹陷中，内侧为内膝眼，外侧为外膝眼穴）进针刀，针刀通过关节腔，直至髁间隆起远端，此时转动刀锋，使之与髁间隆起呈垂直状，当有阻挡或滞针感时，在髁间隆起末端交叉韧带附着点处磨削、切割 2 ~ 4 刀，然后刀锋在股骨髁间窝上方内外侧，各铲削 2 刀。若髌尖部有骨刺，可把刀退至皮下，刀锋与髌骨平行，缓慢进刀至骨刺远端，切割 2 ~ 3 刀后出针刀。也可选择内、外侧副韧带压痛点和半膜肌止点，髌骨上、下缘等处作为进针刀点。术后，创口处用碘伏消毒，并外敷创可贴。进针刀点应交替轮换进行，每一次进针刀点不能太多，以患者能忍受为度，治疗 3 ~ 5 次为 1 疗程。

（3）手法治疗：手术结束后，立即常规进行被动屈膝屈髋、伸膝伸髋，以及内外旋等功能活动；也可让患者仰卧，医师一手握住患者踝关节上方，另一手托住小腿上部，在牵拉状态下，摇晃、旋转膝关节，然后用在牵引状态下的推拿手法，将内、外翻和轻度屈曲畸形纠正，此即纠正膝关节内部的力平衡失调。

（4）其他治疗：如膝关节内有积液，也可在严格消毒的条件下将关节积液抽出（髌骨的内侧或外侧缘的中点是关节腔的穿刺点），抽出后立即用纱布或绷带对髌骨和髌上囊处加压包扎，3 ~ 5 天解开。关节渗出液不可常抽，但抽取 1 ~ 2 次是可以的。治疗的关键是将病因解除，使其不渗出积液。

（5）康复治疗：3 天后可进行按摩、理疗，每隔 7 ~ 10 天可复诊治疗。病重者，治疗后应休息 1 ~ 2 周，病轻者也应休息 3 ~ 5 天。患者应自我锻炼患肢伸屈功能。开始 2 周宜持双拐，患肢不得负重。重症患者待关节运转自如，无不适时，方可下床活动。嘱患者半年内不可长途行走或负重行走。

5. 疗效标准

显效：临床症状全部消失，膝关节功能基本恢复，能参加正常的工作和生活。

有效：主要症状明显减轻，膝关节功能有明显进步，工作或生活自理能力有所改善。

无效：局部疼痛虽有减轻，但膝关节功能障碍无明显改善。

6. 治疗结果

显效 27 例，有效 13 例，无效 2 例，有效率为 95.2%。

7. 典型病例

例 1　沈某，女，75 岁，住桐乡市濮院镇费家场，2002 年 5 月 16 日初诊。诉左侧膝关节疼痛、不能弯曲已有 5 年余，行走时疼痛加剧，步行稍多即不能支持，生活非常不便。经多方求医，运用针灸、内服药、推拿、理疗及外敷膏药等多次治疗，均不见效。患者形体较矮胖，身体尚健康，面色微黄，舌苔薄腻，脉弦和。检查：左下肢膝关节呈 160°~170° 强直状态。X 线片显示：左膝关节腔接近消失，上下关节面几近融合。诊为左膝关节骨性关节炎。按以上方法做针刀手术治疗，每周 1 次，共治疗 5 次，左膝关节已能屈曲 90°。

例 2　钟某，女，58 岁，住桐乡市石门镇安兴乡安兴村，2007 年 7 月 16 日初诊。患者诉往昔经常骑自行车至各乡村卖布，以致劳累过度，左膝关节经常持续性钝痛，骑车过久后疼痛加剧，休息后减轻，行走不便，下蹲困难。近 2 个月来左膝活动时突然出现刺痛，伸屈十分困难，不能下地行走，连大小便也不能起床，夜间亦痛得不能安眠，服消炎镇痛等药物亦不见效。患者性格较急躁，由于疼痛不能忍受，要求爱人买"甲胺磷"剧毒农药来服用，要不然就要跳楼自杀等，可见其疼痛已到了不能忍受的程度。患者形体较胖，痛苦面容，苔黄厚腻，脉弦紧。检查：左膝关节略有肿胀，呈 160° 左右，位置固定，不能伸屈，寸步难行，其内侧副韧带及附近软组织均肿胀，指压时疼痛拒按。X线左膝关节正侧位片示：膝关节间隙变窄，软骨下骨质边缘硬化，关节边缘增生，并有骨刺形成，浮髌试验阳性。诊为左膝关节骨性关节炎、骨刺、关节积液、左膝内侧副韧带损伤。患者病情十分严重。根据症状轻重缓急，第一步先用针刀治疗左膝内侧副韧带损伤。局部常规消毒后，用毫针探查压痛最明显处，在曲安奈德加利多卡因的局麻下，用4号针刀刺入。刀口线与韧带走向平行，沿毫针方向刺入，直达骨面，先纵行剥离，后横行剥离，再调转刀口线，与韧带走向垂直，切割1~2刀后出针刀，外敷创可贴，1周后复诊。二诊时患者觉左膝关节内侧肿胀疼痛稍有减轻，能行走2~3步，夜间能入睡3~4小时。仍按以上方法，寻找新的压痛点1~2处做针刀治疗。共经5次治疗后，左膝关节内侧副韧带及其周围软组织损伤导致的肿痛基本消失，左膝弯曲功能亦有恢复，达到100°~170°。第二步以治疗左膝关节积液为主。以内、外膝眼穴及关节周围压痛点为进针刀点进行针刀治疗，共治疗5次后，关节积液基本消退。第三步按以上针刀方法治疗左膝关节间隙狭窄、髁间隆起及骨刺等，共治疗6次。患者先后治疗16次，左膝关节肿胀疼痛基本消失。1月后患者又来巩固治疗4次，症状全部消失，行走自如。追踪观察1年半，疗效巩固。

例3 陆某，男，38岁，农民，住桐乡市灵安村余杭桥，2006年6月30日初诊。诉因做装潢材料搬运，非常劳累，1年来出现双侧膝关节疼痛，行走不便，伸屈受限，上楼梯、走台阶十分困难，已不能胜任搬运工作。患者形体较瘦弱，面色略暗黑，舌质淡，苔薄白，脉弦软。检查：双侧膝关节无明显肿胀，双膝关节略能伸屈，但在伸屈过程中发出捻发响声，下蹲困难，尤以左侧较为严重。双膝 X 线正侧位片显示：双膝关节间隙变窄，软骨下骨质边缘硬化，关节边缘增生。诊为双膝关节骨性关节炎。按以上针刀手术方法进行治疗，以双侧膝眼穴及内、外侧副韧带处为重点，其他部位的压痛点亦要一一松解。每次取 3~4 个进针刀点，并以毫针做导针，每隔 7 天做针刀治疗 1 次。5 次治疗后患者行走时疼痛减轻，并能下蹲。前后一共治疗 12 次，症状基本消失。隔 5 个月后，患者又去做搬运工作而双膝疼痛复发，故于同年 11 月 15 日又来巩固治疗 5 次，再次嘱咐不能做搬运等重体力劳动。追踪观察 2 年半，迄未复发。

8. 心得

1. 在全身所有的滑膜性关节和自由活动关节中，关节的骨端均覆盖一层 1~5mm 厚的关节软骨。其功能是把施加于关节上的负荷扩散传递到较大区域，以减少接触应力，同时还能使对应的关节面以最小的摩擦和磨损进行相对运动。根据现代生物力学原理，大家已公认，人体内部力的平衡失调是导致骨质增生的根本原因。不管什么原因，只要造成软骨面的破坏，致使软骨板暴露，使之直接接受压应力的冲击，久之就会发生反应性骨质增生。另一方面，因关节周围软组织损伤而引起局部炎性肿胀、渗出，久之造成粘连、挛缩，导致拉应力过高，从而破坏了关节内力的平衡，致使关节内、外产生了高应力点，人体为了不让肌腱和附着点处被拉伤，并加强肌腱和附着点的强度，就将大量钙、磷输送到附着点处，从而形成了骨刺和肌肉骨化。总之，压应力、拉应力等过高，它们之间相互作用，导致生物力学改变，膝关节内外动态平衡失调，骨质增生（包括骨刺）逐渐形成。这种关节的增生样改变，超过了人体的适应性和结构力的平衡，就会产生疼痛。

2. 用针刀去掉高应力点，切断附着在骨刺上的肌肉纤维，铲削或切断韧带粘连部位，疼痛就会随着高应力点的消失而消失，骨刺也会因没有合适的条件而被逐渐吸收。配合按摩、理疗等综合处置，使关节周围软组织的微循环得到改善，这样既有利于局部酸性代谢产物的吸收排泄，使炎症消退，疼痛缓解，又能恢复关节的正常生理功能。在我们所治疗的症状较严重的 42 例膝关节骨性关节炎中，经其他方法治疗无效而改用针刀治疗后，有效数达到 40 例，占 95.2%。事实证明了针刀治疗的优越性，再加上针刀疗法的操作较外科手术或关节镜手术简便得多，且无副作用，故值得推广。

（十三）髌骨软化症

1. 病因病理

膝关节的活动每时每刻都少不了髌骨的参与。髌骨下面有7 个小关节面，在下肢伸屈过程中，每个角度都有一个小关节面和股骨关节面相吻合，如髌骨周围的软组织有一处损伤而发生挛缩或弛缓，都会影响髌骨关节面和股骨关节面的吻合，这样髌骨下面各个小关节面边缘突起的骨嵴就会和股骨关节面互相摩擦而损伤关节软骨，使之渐渐变得粗糙。

髌骨的运行轨道全靠周围软组织的互相协调，软组织出了毛病，髌骨就会偏离原来的运行轨道与股骨关节面发生摩擦、撞击，关节周围的滑囊必会受到继发性损伤，并可累及脂肪垫发生充血和肥厚，影响髌骨关节面和周围软组织的滑液供应，导致疼痛和运动不便。易损伤的软组织有：①髌前皮下囊：位于髌骨下半部的皮下。此处疼痛和压痛，即为髌前皮下囊受损，治疗时用针刀将此滑囊切开剥离。②髌内、外侧支持带：痛点均在髌骨两侧边缘，用切开松解法治疗此处的损伤。

此外，由于髌骨软骨缺乏滑液的供应，以及因微循环障碍而缺乏营养，再加之摩擦撞击的损伤，使髌骨出现损伤和退变。

从以上病因分析可知，髌骨软化症的病因并不都是髌骨本身的问题，还可能是它周围的软组织损伤所致。

2. 典型病例

钱某，女，45 岁，某羊毛衫厂工人，住桐乡市炉头元丰，2008 年 3 月 28 日初诊。诉 4 年前因跌伤致使右膝关节经常疼痛，遇寒冷、上下楼梯、半蹲时疼痛加剧，吹空调后右膝亦觉疼痛加重，行走时有"软腿"现象，不能坚持工作。数年来经多方治疗，未见疗效，且症状日渐加重。患者面色正常，舌苔薄白。检查：右膝关节无肿胀，下蹲时右膝疼痛难忍，髌骨研磨试验阳性，髌骨下脂肪垫压痛。诊为右膝髌骨软化症。髌骨周围的压痛点都是软组织损伤的病变部位，也是针刀的治疗点。针刀治疗时，每次取 2～3 个压痛点，按以上手法治疗，每周 1 次。治疗 9 次后，右膝疼痛消失，下蹲恢复正常，并恢复工作。

（十四）髌前皮下囊滑囊炎

我用针刀微创手术治疗浅表部位的囊肿，如髌前皮下囊滑囊炎，既可减少患者痛苦，又收到较好的疗效。

陈某，女，63 岁，农民，住桐乡市石门安兴民丰桥钱三村，2008 年 3 月 23 日初诊。诉半年前因跌倒致左侧髌骨碰伤，之后此处经常疼痛，并在左膝下半部长出一肿物，行走及下蹲均有障碍，曾多方治疗无效而来求治。患者面色萎黄，舌苔薄白，脉细如丝。检查：左膝关节下半部皮下有个约大半个乒乓球大的肿胀物，质略软，压痛明显。诊为髌前皮下囊滑囊炎。

针刀治疗：以左侧髌骨下半部肿胀中心处为进针刀点。局部皮肤碘伏消毒，先用利多卡因 3mL 刺入囊肿处做局部麻醉，然后用 4 号针刀在肿胀中心处刺入，刀口线与身体纵轴平行，先在中心处，然后倾斜 45°角在囊肿的左上、左下、右上、右下等处行通透剥离法，并多处刺破其囊壁，然后拔出针刀，立即将滑液尽量挤出。当时便挤出了大量的滑液，肿胀立即消失 2/3。

治疗效果：1 周后其亲戚来治病时谓："陈某左膝盖处的肿胀已完全消失，左膝关节也不疼痛了。"追踪观察 1 年余，迄未复发。

（十五）膝关节外伤性滑膜炎

1. 概述

膝关节滑膜是全身关节中滑膜面积最大者，布满整个膝关节囊的内壁。

滑膜炎的主要病因是由于膝关节软组织损伤、手术刺激、股四头肌萎缩及积累性损伤等因素，导致关节稳定性降低，滑膜受到连续性摩擦损伤，引起充血、渗出，产生大量积液，使关节内压增高，阻碍淋巴回流，影响了滑液的排泄、吸收。髌下脂肪垫夹在翼状皱襞和髌滑膜皱襞之间，若脂肪垫受到损伤，这两个皱襞必被波及，从而造成滑液代谢通道的堵塞。滑液的大量渗出是滑膜的一种保护性机制，但是渗出得多，而排泄、吸收得少，渗出的滑液积聚起来，便成为积液。积液日久容易变性，侵蚀滑膜。同时积液日久，纤维素沉淀发生纤维性机化，关节滑膜在长期、慢性的刺激下可逐渐增厚，引起粘连，影响关节活动。

2. 典型病例

施某，男，38 岁，住桐乡市屠甸镇红心村，2007 年 12 月

28 日初诊。诉半年前曾有右膝关节跌倒碰伤史，1 周以来右膝关节出现明显肿胀、疼痛、膨隆，不能自由伸屈，行走困难。患者身体健康，面色红润。检查：右侧膝关节异常肿胀、饱满，双膝眼穴隆出明显，右膝关节肿大如小儿头，行走困难，跛行，浮髌试验阳性。X 线显示：右膝关节无骨质增生和骨质破坏现象。诊为右膝关节急性外伤性滑膜炎。

针刀治疗：患者仰卧，屈膝 90°，足半放于治疗床上。选用右膝关节内、外膝眼穴为进针刀点（正常人在髌骨下内、外侧凹陷中），选用 3 号针刀，针刀刀口线与髌韧带纵轴平行，针体和髌平面垂直刺入，针尖略斜向膝关节中心进针，感觉稍有抵抗时即为关节腔，刺破关节腔，继续缓缓刺入，直至 3 号针刀没入为止，停留 1~2 秒。此时患者可感到异常酸痛。治疗选择直入直出，用单刺法，不用其他手法，回家后应休息，不宜多行走。

治疗效果：1 周后患者复诊时谓，治疗后右膝关节即觉轻快，至第 3 天肿胀已消退一半，行走也不困难。再依上法治疗 2 次，肿胀完全消退而愈。追踪观察 1 年，迄未复发。

3. 心得

（1）膝关节外伤性滑膜炎病程较长者，应先抽去积液，并立即注入曲安奈德 1mL 及利多卡因 3mL 麻醉，然后进行针刀手术。

（2）在治疗膝关节滑膜炎时应将 3 号长针没入体内，须刺破关节腔，使积液在关节腔的内外流通恢复正常，才能使积液达到正常状态而使疾病痊愈。

（3）针刺时，我们大多用单刺法，因为患者对膝关节腔内的刺激极为敏感，手法稍重，易致晕针。故在施行手法时，应随时注意患者面色及精神状态，如有变化，立即出针。我们用单刺法，大多能避免出现以上反应。

（十六）颈椎病

1. 概述

颈椎病是世界性的一类疑难病，也是临床上的常见病和多发病，可严重危害患者的正常生活和劳动。颈椎病的发病率为10%～20%。

2. 病因病理

颈椎病主要是由于颈部的外伤、慢性劳损引起颈部的软组织损伤、颈椎骨质增生、椎间盘变性等，刺激压迫周围的神经、血管、脊髓，导致一系列症状。在横突和棘突的附着点处可触到柔韧的小结节，且常有压痛，这就是劳损点和结疤粘连点。依据主要受累的部位和临床表现，颈椎病主要分为五型：神经根型、脊髓型、交感神经型、椎动脉型和混合型。颈椎病神经根型是指神经根受到挤压，从而引起上肢痛、麻和功能障碍；脊髓型是指颈髓受到挤压而引起四肢废用；交感神经型是指交感神经受到影响而引起的一连串内脏和五官方面的症状；椎动脉型是指椎动脉受到挤压，影响椎动脉的供血，导致大脑缺血，引起头晕等症状；混合型则兼有2种以上症状者。

此病常发生于第3～第6颈椎，大多由慢性积累性劳损所导致的相关软组织的挛缩所造成的，少数是由于颈部软组织的急性损伤引起。易损伤的软组织有前、中、后斜角肌，偶尔有项部的夹肌。由于肌肉的挛缩大多发生于单侧，很少有一对肌肉同时损伤，所以导致整个椎骨被拉向一侧，并发生旋转，从而形成了钩椎关节旋转型颈椎病。由于钩椎关节内长期存在力的平衡失调，导致固定椎体的有关软组织长期处于扭转牵拉状态，进而变性，使牵拉力量增强，形成颈椎畸形固定的基础，而在椎体的边缘附着处，还可产生钙化，甚至骨化，造成钩椎边缘骨质增生。

3. 临床表现

钩椎关节旋转移位型颈椎病的临床症状较为复杂。由于椎动脉从第 3~第 6 椎体的横突孔穿过，因此，当椎体发生旋转时，横突孔偏离正常位置而压迫椎动脉，引起大脑供血不足，出现头晕，严重者还可能出现一过性昏厥。这种头晕或昏厥是由于颈部做旋转动作时，横突恰和椎体偏转方向一致，加大了对椎动脉的压迫，使大脑一时缺血造成的，只要颈部稍一活动，椎动脉恢复血流，患者很快便会苏醒。

钩椎关节囊比较松弛，当颈部软组织由于慢性劳损对其的固定作用减弱后，若遇侧方外力，易造成椎体侧方移位，移位后可进一步造成关节周围软组织的损伤、变性，从而发生瘢痕、挛缩，使椎体固定于异位。这种移位可将所在节段的椎动脉扭曲或挤压，影响大脑的供血量，而位于横突前的交感神经节同样受到牵拉，出现交感神经型颈椎病的症状。椎体的侧方移位可引起椎间隙增宽，而椎间孔的容量并不减少，反而扩大，所以神经根并不受累，但神经根轴的膜性结构会受到牵拉，往往出现轻微的或时发时止的神经根受牵拉的症状。由于钩椎关节的侧方移位都在 1~3mm，对脊髓无太大的影响，故一般不会出现脊髓压迫症状，但如果侧方移位超过 3mm 亦可出现脊髓型颈椎病症候群。

颈椎病的症状多样，常见的有颈痛、肩酸、手麻、头晕、恶心、胸闷、四肢乏力等。虽然颈痛、手麻是颈椎病最常见的症状，但是其他疾病同样可以有这些表现，临床注意鉴别。最常见的是上肢神经卡压性疾病。如腕部正中神经卡压，又称腕管综合征，表现为手桡侧三指半发麻，常夜间麻醒，使劲甩手后减轻，手胀。经常用鼠标的人可能出现腕尺管综合征，表现为小指和无名指桡侧麻。如果出现小指、前臂内侧感觉的异常还要考虑尺神经是否受压，或是胸廓出口综合征；如果出现手背、虎口处感觉异常，还需排除桡浅神经的卡压。以上疾病可以通过体格检查和肌电图检测帮助鉴别。除此之外，如有肩背痛或伴有咳嗽，还应排除胸部肿瘤，尤其是原来有颈椎病病史者，当再次出现这些症状时，更易被忽视而漏诊。

在缓解症状的基础上，针对病因治疗，往往可以收获事半功倍的效果。比如骨质疏松是老年人颈椎病的常见原因，根据骨质疏松的程度给以抗骨质疏松治疗可以明显提高疗效。

4. 典型病例

（1）钩椎关节侧方移位型颈椎病

黄某，男，44岁，住嘉兴市金穗月亮湾，羊毛衫厂老板，2006年8月7日初诊。诉发病已1年余，经常出现头晕，枕部及其附近疼痛、麻木，颈部右侧肌肉、项背部酸胀不适，右肩部经常疼痛、右上肢疼痛、麻木，右手指亦麻木，夜间颈部及右手疼痛、麻木更剧，不能入睡。经嘉兴等地医院服中药2月余，未能收效，特来求治。患者痛苦面容，面色略萎黄，舌质淡，苔薄黄，脉弦紧。检查：颈部第6颈椎棘突及其右侧横突端有明显压痛，将患者头部向左侧旋转时，麻木、疼痛可放射到右上肢及手指。X线正位片示：第5、第6颈椎关节间隙变宽，第6颈椎椎体轻微右凸。诊为第6颈椎钩椎关节向右侧移位型颈椎病。

①针刀治疗

松解关节突关节囊：在第6颈椎棘突根部两侧取两点作为进针刀点，针体与人体矢状面约成45°角，刀口线和人体纵轴平行，刺向椎弓板。当刀锋达骨面后，沿骨面向侧方移动，当感觉刀锋遇到坡状骨性阻挡时，说明已至椎骨的上关节突，沿坡面略微上移，即可探及关节间隙，旋转针体使刀口线与关节间隙平行，切开关节囊2~3刀。

松解棘间韧带：在第6颈椎棘突上缘取一点作为进针刀点，与骨平面垂直进针刀，刀口线与人体纵轴平行，待刀锋达骨面后，调节针体与棘突间隙平行，切开棘间韧带2~3刀，注意务必保持刺入深度距离脊髓3mm以上。

松解两侧横突端韧带：在第6颈椎棘突最高点稍下方，向左右旁开约2cm处作为进针刀点，刀口线与人体纵轴平行刺入，达横突端骨面后，先纵行切开1~2刀，再横行剥离1~2刀，然后出针。

以上手术在针刀刺入前，均应用毫针做导针先行刺入，达目的地后再用针刀沿毫针方向刺入，然后拔出毫针，施行针刀手术。术毕，外敷创可贴，每周治疗1次。

②手法治疗

患者坐于矮凳上，医者站立于患者右侧，以左手拇指按压住患者第6颈椎棘突右侧，嘱患者低头屈颈，医者之右臂右手自患者左下颌处抱住左侧头部，右手臂用力将患者头部自左向右旋转上提，同时左手拇指用力将第6颈椎棘突推向左侧，若听到"咔嗒"一声，表示复位。然后再用右肘托住患者下颌骨尖部，左手掌托住患者枕骨下缘，两手同时用力将患者突然从矮凳上尽量向上提起，使患者臀部向上离开矮凳片刻，然后放下。手法治疗意在使颈椎间隙增宽，有助复位。针刀术后手法复位每周1次。术后注意适当休息。

③治疗效果

经过1次治疗后，患者颈部疼痛及右肩臂麻木已显著减轻，夜间睡眠正常。共做针刀治疗3次，颈部及右肩臂等处疼痛、麻木全部消失而愈。2008年7月21日偕同其妻来治疗腰椎间盘突出症时谓，颈椎病自治疗好后，至今已有2年，从未复发。

（2）钩椎关节侧方移位型颈椎病并发第1胸椎向侧方移位

任某，男，17岁，住河南省周口市，在当地开挖泥机，2008年6月13日初诊。诉2年来经常出现头晕、乏力等症状，曾在当地医院求治，未找到病因，经服药、打针等对症治疗后均无效果，且症状日渐加重，同时出现颈臂及肩背部酸胀、疼痛等症状。患者形体较瘦弱，面色黄而微黑，舌苔黄腻，脉细而软。检查：第5颈椎棘突偏左，颈4～6椎两侧椎旁压痛明显，第1胸椎棘突偏左。我院X线正位片示：第5颈椎关节间隙变宽，棘突向左侧轻微旁凸，第1胸椎棘突亦向左侧轻微旁凸。诊为第5颈椎向左侧方移位型颈椎病，并发第1胸椎向左侧移位。颈椎病的针刀治疗同例1，用针刀松解第5颈椎关节突关节囊、松解棘间韧带。针刀手术后，休息片刻即用手法复位。7天后复诊时谓，治疗后数天，头晕、乏力、肩背酸痛等症状显著减轻。第2次手术以治疗偏左的第1胸椎为主，针刀手术的方法是：取第1胸椎棘突压痛点处，以及第1胸椎棘突左右旁开2cm压痛明显处等共3点作为进针刀处，刀口线与身体纵轴平行，刺入后直达骨面，先纵行疏剥，后横行剥离2～3刀即出针。术后亦用手法纠正第1胸椎偏左（手法治疗基本同例1，但按压部位及方向根据例2的具体情况来定）。7天1个疗程，针刀治疗第5颈椎及第1胸椎两种方法交替进行。共计针刀治疗5次，症状全部消失。

（3）寰枕筋膜挛缩型颈椎病

寰枕筋膜是项筋膜在枕骨大孔后缘与寰椎后弓之间增厚的部分，有稳固寰枕关节的作用。

由于寰枕关节可沿矢状面做较大幅度的屈伸运动，因而位于后方的寰枕筋膜易受牵拉，特别是长期伏案工作、打麻将、看电视、高枕睡眠等，均可对其造成累积性劳损。为对抗异常牵拉，寰枕筋膜可继发纤维增生、瘢痕化、挛缩，造成寰枕间隙变窄，使椎动脉受压及枕大、小神经受牵拉。

徐某，女，34 岁，农民，住桐乡市濮院新华黄金浜，2006 年 8 月 18 日初诊。诉患病已有 12 年，经常出现头目眩晕及头面麻木，颈项部拘急疼痛，并有颈项旋转困难，经多处服药、针灸等治疗，均未见效。患者体质较虚弱，面色略苍白，舌淡红，脉弦涩。检查：头部前屈后伸转颈试验阳性，枕部项韧带及头夹肌止部压痛明显。X 线正位片显示：无明显改变。诊为寰枕筋膜挛缩型颈椎病。

针刀治疗：让患者俯卧，令其下颌部和床头边缘齐平，低头、下颌内收，并剃去寰枕关节附近头发。在枕骨大孔边缘选取一点作为进针刀点，刀口线与人体纵轴平行，针体与进针点骨面垂直（注意严防针刀下滑伤及脊髓），当刀锋达骨面后，小心移动刀锋至枕骨大孔下缘，将刀锋调转 90°，横行切割寰枕筋膜 2~3 刀，切割时刀锋应始终不离枕骨大孔边缘。每隔 7~14 天治疗 1 次。

手法治疗：针刀术后，体位不变，让助手双前臂压住患者背部，医师将床头边缘垫上薄枕，让患者稍抬头，下颌部勾住床边缘的薄枕。医师左手托住患者下颌部，右手放于患者后枕部，和助手形成对颈后部位的对抗牵引。医师牢牢托住患者下颌部，使下颌部内收而不下移，从医师右手开始下压牵引起，1~2 分钟后，右手突然加大用力，弹压后枕部 1~2 次。以上手法应注意：对严重骨质增生伴有骨桥形成者、急慢性炎症患者、严重高血压病者、动脉硬化者等手法不宜过重；对患有颈椎骨质破坏性疾病、骨骼畸形、椎管狭窄、椎管内肿瘤者等禁忌以上手法。

治疗效果：由于本病病程较长，患者体质虚弱，针刀治疗手法应较轻，故该患者治疗5次后才逐渐见效。本例前后共治疗15次，头晕、颈项部疼痛消失，颈项旋转自如而痊愈。2008年9月患者来我处治疗其他疾病时谓，现已能骑电动车，2年来疗效巩固。

（4）寰枕筋膜挛缩型颈椎病伴颈椎间盘膨出

岳某，男，39岁，住桐乡市石门叶新村宋家桥，2008年5月23日初诊。诉平时枕项部时常强直酸痛，时有恶心、欲吐、汗出，左肩膀上缘处亦酸痛异常，经多方治疗，均未见效。1年多来经常发作头晕，曾因昏厥跌倒而入住我院内科病房1周，诊断为脑供血不足，原因待查。最近至杭州某医院检查，摄头颅磁共振和脑动脉磁共振及颈椎正侧位片等多项检查，均未找到头晕的病因。现患者头晕、头痛、颈肩疼痛等症状日渐加剧，特来求治。患者痛苦焦虑面容，苔厚腻，脉弦紧。检查：枕颈部压痛明显，前屈后伸转颈试验阳性，左肩胛骨上缘处压痛明显。X线侧位片示：寰椎后弓与枕骨靠近。诊为寰枕筋膜挛缩型颈椎病。

针刀治疗：首先治疗寰枕筋膜挛缩所致的颈椎病，针刀施术方法及手法治疗均与例3徐某类同，每周治疗1次。经1次治疗后，颈枕部拘急疼痛及头晕等症状有所减轻，3次治疗后已有显著好转，但患者因饮酒过量，以及打牌时间过长，导致症状又有反复，告诫患者不可长时间玩牌及少饮酒。第4次开始治疗患者左侧冈上肌压痛，连续针刀手术5次后，疗效不佳。再经我院颈部磁共振检查显示：颈5~6椎间盘膨出。又按颈椎间盘突出的针刀手术方法治疗3次（详见下例介绍）。

共计治疗 12 次，症状基本消失而愈。

　　按：由于一般的 X 线片不易显示出该病，故本病的诊断应以枕骨下缘压痛及前屈后伸转颈试验阳性等临床表现为主，配合特定位置的 X 线片。一般可拍摄 3 张功能位 X 线片，即前屈位、标准侧位及后伸位，以观察环枕间隙的改变情况。3 个功能位正常环枕间隙的比例是 3∶2∶1，如前屈位环枕间隙为 12mm，标准侧位是 8mm，后伸位是 4mm。环枕筋膜挛缩的 3 个功能位间隙可小于 3∶2∶1，也可出现前屈位和后伸位无改变，亦有前屈位时环枕间隙未加宽。故环枕筋膜挛缩的 X 线诊断靠这些间接征象来确定。

　　（5）颈椎间盘突出

　　何某，男，50 岁，住濮院镇，2006 年 10 月 20 日初诊。诉 3 年来颈项部经常出现酸胀、疼痛、麻木等，并放射至右肩背、手臂及手指。近 1 年来出现右肩臂酸软乏力，肩背及上臂肌肉瘦削，不能做体力劳动。曾在当地经针灸、服药等治疗，均未见效，特来求治。患者面色略黑，痛苦面容，舌苔厚腻，脉弦而紧。检查：颈 4～6 椎两侧椎旁压痛，右侧较为明显，右肩臂外展、上举仅达 90°，右肩背部冈下肌萎缩十分明显，右上臂部三角肌、肱二头肌及肱三头肌等均有不同程度萎缩。CT 检查示：颈 4～5 椎间盘向后突出，颈 5～6 椎间盘向右后突出。诊为颈 4～6 椎间盘突出。

　　针刀治疗：患者采用俯卧位，下颌部和床头边缘齐平，低头、下颌内收。第 1 次治疗时选取第 4 颈椎棘突下缘及左右旁开 1.5～2cm 处的横突骨面上为进针刀点。局部皮肤碘伏消毒后，先用 3 根毫针刺入以上 3 点，直达骨面后，留针不动，然后用 4 号针刀，先后按毫针部位刺入。刀口线与身体纵轴平行，刺入达棘突下缘骨面后，拔出毫针，行纵行松解 1～2 次，

174

再横行剥离 1～2 刀，然后调转刀口线，与身体纵轴成 90°角，深入至棘间韧带处，切割 2～3 刀后出针刀。两侧横突间处亦用同样的手术方法，即先在横突骨面上行纵行松解与横行剥离各 1～2 刀，然后 90°调转刀口线，深入至横突间韧带切割 2～3 刀后出针刀。出针刀后外敷创可贴。7 天左右行针刀手术 1 次，每次选择 3 点。第 2 次取第 5 颈椎棘突下缘及左右各点，两节颈椎交替进行。

手法治疗：令患者坐于矮凳上，尽量屈颈低头，医者站在患者右侧，右手掌托住下颌骨，左手掌捏住后枕部，两手同时轻轻左右摇动患者头及颈部，在患者不注意时，突然快速转动至左侧，此时大多可听到"咔嗒"一声；然后再摇动患者颈部，突然快速转动至右侧，亦可听到"咔嗒"的声响；之后医师用右肘托住患者下颌骨，左手掌托住枕骨下缘，突然快速将患者身体向上提，使其臀部离开凳子 2～3 秒钟即放下；最后用拇指及食指、中指揉捏颈部及肩部肌肉。注意：在突然快速转动颈部时，力量要轻巧，不能用力过大。如患者有骨质疏松症、高血压病、糖尿病、冠心病、肾脏病、肿瘤等疾病及体质衰弱者，应禁用以上手法。

治疗效果：经针刀治疗 10 次后（2006 年 10 月 20 日～2007 年 1 月 1 日），患者自觉无明显好转，因家中女儿要结婚及回家过年（家在外地），至 2007 年 3 月 12 日方复诊。复诊时谓："肩背及肩臂等处肌肉已经长出来了，右上肢气力已基本恢复。"检查其患处，果然见其右冈下肌及右臂三角肌、肱二头肌、肱三头肌等原来萎缩的肌肉已基本恢复到原来状态，右臂肌力也恢复正常。患者非常高兴，又巩固治疗 3 次而达痊愈。

张某，男，58 岁，农民，住桐乡市石门张家汇，2007 年

7月23日初诊。诉患病已1年余，经常头晕、颈部疼痛及右手酸麻、疼痛无力，颈项旋转时头晕及疼痛加剧，不能参加田间劳动。1月前因田间虫害严重，背了农药桶参加了半天灭虫，出现颈项及右肩臂疼痛加剧，不但白天坐立不安，不得安宁，无法开电动车，夜间入睡也很困难，经多处服药、针灸等治疗，均未见效。患者形体较瘦，面色灰黑，舌苔厚腻，脉细而软。检查：颈3~6椎两侧椎旁压痛明显，颈5~6椎椎旁压痛更为严重。CT片显示：颈3~6椎间盘突出，以颈5~6椎间盘突出较严重。诊为颈3~6椎间盘突出。

针刀治疗：第1次在病变最严重的颈5、颈6椎棘突间选取进针刀点以松解棘间韧带，并在其左右旁开各2cm处选取进针刀点以松解第5、第6颈椎横突间韧带。以毫针为导针，在局麻下进行，其针刀方法同例5何某，7天治疗1次。第2次取第4、第5颈椎间，依次类推。

牵引治疗：由于该患者体质较弱，不宜做手法治疗，故嘱患者自购颈椎牵引带在家中自行牵引，每天1~2次，每次20~30分钟，并嘱注意休息，暂停一切体力劳动。

治疗效果：经过3次治疗后，患者头晕及颈臂疼痛稍有减轻。6次治疗后，以上症状有明显减轻。9次治疗后，头项、肩臂疼痛基本消失，夜间能安然入睡，白天开电动车亦无妨碍。前后共经12次针刀治疗后，症状全部消失而愈。

(6) 颈椎骨质增生

庄某，女，43岁，农民，住桐乡市濮院新河村庄家桥，2001年11月5日初诊。诉自1994年起，在羊毛衫厂经常做修片等工作，因长期低头屈颈，颈部肌肉紧张，出现头部眉心处持续性疼痛，并影响生活工作。6年多来，多方求医，服药、针灸等治疗均未见效。患者形体较瘦，舌苔薄白，脉细软。检查：颈部肌肉较为紧张，第5、第6颈椎棘突处压痛明显，第5、第6颈椎两侧横突处亦有明显压痛。X线片显示：颈椎生理曲度消失，颈椎骨质增生，以第5、第6颈椎较为明显。诊为颈椎骨质增生。

针刀治疗：患者俯卧于治疗床上，头颈伸出床外，略屈颈，下颌抵住床沿。首次选用第5颈椎棘突压痛明显处为1点，并在其左右旁开1寸处横突骨面上的压痛处取2点，一共3点作为进针刀处。皮肤碘伏消毒，以2寸毫针为导针，沿以上3点刺入直达骨面后留针，因患者能忍受疼痛，故不用局麻。用4号针刀，刀口线与身体纵轴平行沿毫针方向刺入，直达骨面后，拔出毫针，行纵行疏通及横行剥离各2~3刀即出针刀；左右两点进针时，针刀刀口线亦与身体纵轴平行，沿毫针方向刺入，达骨面后拔除毫针，行纵行疏通及横行剥离各2~3刀后出针刀，外敷创可贴，7天左右治疗1次。第2次取第6颈椎棘突压痛处及其左右旁开1寸处等3处为治疗点，针刀手术方法同上。以上两组方法交替应用，共治疗4次。治疗后嘱其回家用娃哈哈营养八宝粥罐头，每天枕在颈下半小时左右，以纠正其颈椎生理曲度。

治疗效果：直至2007年6月7日，患者陪同其女儿来治疗颈椎病时谓："我自6年前针刀治疗后，前4~5天手术局部反应较大，颈部疼痛较剧，不敢再来治疗。但半个月后，眉心疼痛消失，症状完全消失而愈，至今迄未复发。"

（7）颈椎骨质增生伴神经性皮炎

孙某，男，51岁，农民，住桐乡市同福连庄，2008年4月16日初诊。患者诉20余年来全身经常出红点，奇痒无比，多处求医，外敷、内服各种药物，仅能暂时缓解，现发作日渐频繁而严重。检查：胸腹部及四肢均有大片红点状疹子。考虑为神经性皮炎。另外，患者还诉近半年多以来经常感到颈部疼痛、麻木，旋转困难，疼痛、麻木还可放射至左肩臂及手指，且症状逐渐加剧，不但不能参加各种劳动，夜间也不得安眠，经针灸、服药等治疗，丝毫未见疗效。患者身体尚可，痛苦面容，舌质绛，苔白腻。检查：颈项强直，不能旋转，颈部肌肉较为僵硬，颈 5~7 椎两侧椎旁压痛较为明显，并在颈 6~7 椎旁摸到一硬结。本院 X 线正位片显示颈 6~7 椎间隙狭窄；侧位片示颈椎生理曲度消失，颈 5、颈 6 椎均有骨刺形成，颈 6 椎后下角后凸 2~3mm。诊为颈椎骨质增生（骨刺形成）。

针刀治疗：令患者俯卧位，头伸出治疗床外，略屈颈，下颌靠在床沿上。第 1 次治疗时，进针刀点选择颈 6~7 椎间隙及颈 6~7 椎横突间，以及硬结处（其硬结靠近第 6 颈椎棘突左侧），共 4 点。局部皮肤碘伏消毒，并注射局部麻醉药，以 2 寸长毫针做导针，先从第 6 颈椎棘突近下缘处进针，直达骨面后，留针；再在其左右旁开 2cm 处各刺 1 针，直达第 6 颈椎横突骨面后，留针；然后在第 6 颈椎棘突左侧硬结处刺 1 针，待针尖有阻力感时，留针。手术采用 4 号针刀，刀口线与身体纵轴平行，前 3 处针刀直达骨面后，拔出毫针，纵行疏通 2~3 刀，再横行剥离 2~3 刀，然后 90°调转刀口线，将刀口移至棘突及横突骨下缘，切割 2~3 刀后出针；在硬结处进针刀后，行纵行切割及横行疏剥各 2~3 刀后出针。针刀手术后，创口外敷创可贴，7 天左右治疗 1 次。第 2 次以颈 5~6 椎间隙及左右旁开横突间为施术处。以上两处交替治疗。

手法治疗：按例 5 何某的治疗方法进行治疗，但本患者年龄稍大，施行手法时力度应较上例轻。

治疗效果：患者每次治疗后，症状都有所减轻，治疗 6 次后已能做轻便劳动，夜间睡眠良好。

神经性皮炎的治疗：因患者尚有多年的神经性皮炎，故在继续治疗颈椎病外，每次为其针刺曲池、合谷、足三里、血海穴，留针半小时；并在神阙穴拔火罐（火罐要用大口的大玻璃瓶），要等到火罐处皮肤出现紫色时才能取下。治疗3次后，神经性皮炎显著减退，之后教会患者家属如何拔火罐，并嘱患者自己在家中继续拔火罐治疗，每隔5~7天拔1次。

整个治疗过程中，针刀治疗颈椎骨质增生共11次，针灸、拔罐治疗神经性皮炎共5次（在家继续自行拔火罐数次）。至2008年8月10日其读大学的女儿写来感谢信谓："说起父亲的皮肤病，自我记事起已经有了，为了治皮肤病，父亲没少去皮肤病医院，多次吃药、擦药，效果都不明显，没想到这次本来是找你看颈椎病的，结果不但治好了父亲的颈椎病，还治好了多年的皮肤病顽症……借此写信的机会，表示最衷心的感谢。"

（8）颈椎骨质增生并发肩周炎（颈肩综合征）

王某，女，58岁，农民，住桐乡市高桥六晚村，2007年11月7日初诊。诉15年前因劳累过度导致颈项及左肩关节长期疼痛，颈项旋转及伸屈时疼痛加剧，左肩关节因疼痛导致许多活动受限，心中十分苦闷，多年来经各种治疗，如针灸、服药、外敷膏药等，均未见效。患者形体较瘦，面色萎黄，脉细而软。检查：颈项旋转困难，颈3~7椎旁皆有压痛，以颈5、颈6椎旁压痛较为明显，左肩关节周围肌肉轻度萎缩，关节活动严重障碍，外展等动作仅能达到30°左右，肩关节周围有多处压痛点。X线片显示：颈3~7椎均有明显骨质增生，颈5、颈6椎间隙狭窄并有骨刺形成。诊为颈椎骨质增生（骨刺形成）伴有左肩关节周围炎（颈肩综合征）。

针刀治疗：令患者俯卧于治疗床上，颈部伸出床外，略低头屈颈，下颌抵于床沿边上。第1次治疗选择第5、第6颈椎棘突间，以及其左右旁开1寸许的颈椎横突间为进针刀点。局部皮肤碘伏消毒，先用毫针从第5颈椎棘突近下缘处进入，直达骨面后，留针；另用2根毫针，分别从左右旁开1寸许处刺入，达第5颈椎横突骨面上，留针。以上3处均用4号针刀进针，刀口线与身体纵轴平行，沿毫针方向刺入，达骨面后，拔去毫针，先纵行疏通2~3刀，后横行剥离2~3刀；然后将刀口线调转90°，沿棘突及横突骨边缘将棘间韧带及横突间韧带切割松解2~3刀后出针。另外，在肩部及肩关节周围选择1点压痛明显处进针刀，行纵行疏通及横行剥离各2~3刀后出针。外敷创可贴，每周1次。第2次选择第6、第7颈椎棘突间及左右旁开1寸许的颈椎横突间，肩周部位则另择1个压痛处为进针点。以上两组轮流施术，5次为1疗程。

手法治疗：由于患者年老，体质较弱，不宜用上述较强手法，改用术后休息片刻，用手指轻揉颈部夹脊穴及肩周各穴。

治疗效果：由于患者病程较长，病情较重，治疗15次后，尚未见效，直至第16次针刀治疗后，才稍有好转。患者前后共治疗4个疗程，颈、肩部疼痛完全消失，局部肌肉萎缩亦恢复正常状态，颈、肩关节活动功能也全部恢复正常，并恢复轻便劳动。追踪观察1年余，疗效巩固。

5. 体会

以上所举9例是颈椎病中比较严重的病例。颈椎病患者中患单纯型的比较少，大多数为混合型。患者临床症状错综复杂，即使是单纯型的颈椎病，各人的表现也不尽相同。

（1）颈椎病的诊断应以X线、CT及磁共振等为重要参考，但不能作为唯一的依据，还应结合触诊等方法细心检查，并根据病因、症状等进行综合分析，才能做出正确的诊断。如例 4 中，患者岳某因头晕，乃至昏厥至杭州就诊，经多位专家检查，并摄颈动脉及脑血管磁共振、X 线颈椎正侧位片，均未找到病因。后至我处，以手部触诊为主，结合症状，诊断为寰枕筋膜挛缩型颈椎病，并按此诊断做针刀治疗，取得了较好疗效。又该患者之左侧冈上窝处自觉疼痛，医者检查发现压痛明显，以为是冈上肌损伤，用针刀在该处做松解术 5 次，虽手术后稍有好转，但不数日，又疼痛如故，后再做颈椎磁共振检查，发现为颈 5~6 椎间盘膨出，再仔细查找，终在第 5 颈椎左侧横突端发现明显压痛点，在此处做针刀手术松解 2 次而愈。可见左侧冈上窝出现疼痛是假阳性，故我们在平时的诊疗工作中，要仔细再仔细。

（2）针刀手术后，如颈椎有错位、移位等病情，应配合适当的手法治疗，有利于提高疗效。如例 1 中患者黄某与例 2 中患者任某患颈椎向侧方移位已 2~3 年，多次治疗无效，应用针刀治疗后，再加手法治疗，数次而愈。由于以上两人年龄较轻，故可应用较重手法；而年龄较大者只能用较轻手法，恢复起来时间就比较长；患有高血压病、心脏病、糖尿病、骨质疏松症等则禁用手法治疗。

（3）病情较重，病程较长，或年龄较大者，治疗时间也较长。如例 5 中患者何某患颈椎间盘突出已有 3 年之久，肩臂部多处肌肉萎缩，经针刀治疗 10 次，当时未见明显好转，回家休息 2 个多月后，萎缩的肌肉才长出来，又治疗 3 次而愈。例 9 中患者王某患颈椎骨质增生伴肩周炎已 15 年之久，且年龄较大，故针刀治疗 15 次未曾见效，直至第 16 次治疗后，才稍有见效，治疗 20 次而痊愈。故某些顽症痼疾，须坚持较长时间治疗，才能见效。

（4）颈椎病的病变大多数是颈椎周围软组织的损伤，故在选择施术处时，多是查找压痛点、条索状物及硬结处为进针刀处，可根据 X 线、CT 或磁共振的显示，或用右手拇指或食指触摸。要注意触摸痛点时，用力过大会出现假阳性，用力不足又难以寻到压痛点。患者如为椎间隙狭窄、颈椎向侧方移位、颈椎间盘膨出或颈椎间盘突出等，则施术的重点应为松解椎间隙的棘间韧带及横突间韧带，进针刀点应选在上下棘突间及上下横突之间，但针刀入路应先从上一椎体棘突近下缘处及上一横突骨面下端，施术时移至上下椎间隙或两横突间。为确保安全，可先用毫针刺入，达到骨面后，再以针刀刺入。针刺时觉针下酸胀、微痛皆为正常；如针下疼痛较剧，则为碰到了血管，应改变方向，再行刺入；如针下出现麻木及触电感是最应该避免的反应，此时应迅即拔出毫针或针刀，改换部位，以免刺伤神经及脊髓，出现严重后果。

6. 心得

传统认为，颈椎病是颈椎间盘、颈椎椎体和附件等的退变增生，压迫到脊髓、神经根或椎动脉而出现的症状。因此，由于过分地强调了影像学上的改变和骨骼的变化，而没有对引起临床症状的颈、肩部软组织做深入的研究，导致临床疗效不甚理想。

我们在临床中观察到颈椎间盘退行性改变、进行性骨赘形成并不能完全解释临床表现。因为①颈椎的退变程度与临床的症状不成正比；②有一部分患有典型颈椎病的患者，颈椎 X 线片可无异常改变；③许多患者用针刀治疗颈肩部软组织后，症状消失，复做影像学检查，传统认为的发病因素依然存在。

颈部的主要功能是支持和运动头部，发挥其主要功能的是颈肩部软组织，这些软组织主要是项韧带、头夹肌、头半棘肌、头最长肌、斜方肌、肩胛提肌、胸锁乳突肌、菱形肌、横突间肌、冈上肌、冈下肌等。引起颈肩部疼痛、沉重及功能受限等临床表现的原因主要是这些软组织损伤所致。长期低头工作，姿势不良或感受风寒，皆可成为发病因素。这些因素作用于人体，引起颈、肩部软组织出血、渗出，在自我修复的过程中，导致软组织的粘连与瘢痕形成，受损部位释放出 5-羟色胺、缓激肽、乳酸、钾离子等致痛物质，作用于游离的神经末梢而表现出临床症状。人体的自我保护机制，使病变组织处于紧张状态，正常的生理功能受到制约限制。这些病理因素作用于人体，使软组织长期处于一种失衡状态，即软组织的动态平衡失调。因此，颈椎病的实质是颈、肩部软组织损伤，动态平衡失调。

针刀疗法对于颈椎病的治疗，也是针对颈、肩部的软组织进行治疗，而不是针对退变的颈椎间盘和增生的骨质。根据临床查体，可确诊出哪些软组织损伤。颈肩部软组织损伤可能为一块肌肉或韧带损伤，也可能为几块肌肉联合损伤，治疗时应在损伤软组织的起止点、压痛敏感处施术。施术时手下可感觉到病变组织的坚硬感，通过松解粘连、切除瘢痕，切断病变处的恶性循环，消除病变软组织的紧张状态，恢复动态平衡，达到临床治疗的目的。

另外，手法也是针刀疗法中的重要组成部分。由于病变软组织的粘连、挛缩、瘢痕，牵拉颈椎，可出现颈椎小关节的错位或紊乱，针刀松解粘连、瘢痕后，施用相应的整复手法，可弥补针刀治疗的不足之处，起到事半功倍的效果。

（十七）头夹肌劳损

1. 概述

头夹肌起自上位胸椎、第 7 颈椎的棘突及项韧带，止于枕骨上项线。它的作用是单侧收缩使头转向同侧，双侧收缩使头后仰。头夹肌第 7 颈椎处和枕骨上项线处极易受损。经常挑担者易患头夹肌劳损，因挑担时头夹肌处于紧张状态，肌肉附着处易受损伤。第 7 颈椎的附着处损伤后，因机化、增生形成瘢痕，造成第 7 颈椎处呈圆形隆起，俗称扁担疙瘩。

头夹肌的上面有斜方肌、背阔肌，下面有骶棘肌。颈部活动以第 1 胸椎为支点，而该胸椎本身活动幅度较小，故颈部在频繁大幅度活动时，第 7 颈椎棘突处成为应力中心，极易损伤。头夹肌的附着处损伤后，颈部其他肌肉的活动可影响其修复，即使肌腱处于制动状态，肌腹也会在其他肌肉的活动下不停地活动。因此，头夹肌损伤后，其修复和损伤同时进行，导致损伤点的瘢痕组织越来越厚。

2. 典型病例

谢某，男，34 岁，理发师，住桐乡市梧桐镇迎凤新村 1 区，2006 年 8 月 25 日初诊。诉因长期低头理发，导致颈部第 7 颈椎处疼痛已 1 年余，近 8 个月来疼痛加剧。平时只能低头不能抬头，转头或仰头受限，颈项部肌肉僵硬，气候变化时，局部症状加重，严重影响理发工作，长期以来多方治疗，效果不佳。患者形体较瘦小，面色略苍白，舌苔薄白，脉细软。检查：呈低头屈颈状，不能抬头及后仰，第 7 颈椎处有一圆形隆起状疙瘩，压之疼痛。诊为头夹肌损伤。

针刀治疗：令患者俯卧于治疗床上，头颈伸出床外，下颌抵住床沿，充分暴露第 7 颈椎。局部皮肤碘伏消毒，在第 7 颈椎棘突压痛最明显处进针刀，用 4 号针刀，刀口线和颈椎纵轴平行，针体和背平面成 80°~90°角刺入，达第 7 颈椎棘突两侧，不可超过棘突根部，以免损伤神经或脊髓。先在棘突尖部的两侧缘沿头夹肌走行方向纵行剥离 2~3 刀，后横行剥离

2~3刀，出针，外敷创可贴。7天治疗1次。

手法治疗：用手掌压住患侧颈后部，将颈部转向对侧，用力下压数次即可。

治疗效果：治疗1次后，患者颈项处的局部疼痛及转颈均有明显好转。经3次针刀治疗后，颈项部疼痛全部消失，颈部活动恢复正常，能坚持理发工作。追踪观察2年，疗效巩固。

（十八）项韧带损伤

1. 概述

项韧带损伤大多由长期低头工作所致的积累性劳损所引起，急性外伤引起者较为少见。项韧带起于所有颈椎的棘突，止于枕外隆凸和枕外嵴，为一个三角形的弹力纤维膜，两侧有头夹肌、颈夹肌等多块肌肉附着。其主要作用为控制颈部过度前屈，以及头的左右旋转。在其他肌肉的作用下，颈部后伸时，项韧带被牵拉，极易受损伤，X线片上可见项韧带上有钙化点。头的过度前屈、高角度仰卧或持续低头工作（前屈），也易使项韧带疲劳而损伤。

项韧带损伤的常见部位有下位颈椎的附着点、枕骨粗隆下缘附着点、项韧带两侧肌肉的附着区和第7颈椎的附着点处。持续反复的牵拉性损伤，常使这几个部位的韧带出现变性、变硬，甚至钙化，拇指触诊常有弹响声。急性暴力损伤，也会使项韧带撕裂而变性。

2. 典型病例

凌某，女，21岁，住桐乡市梧桐镇西门外，1994年7月18日初诊。诉半年前不慎从2楼阳台坠落，经检查全身无大碍，仅颈后部肌肉挫伤。此后，颈项部经常疼痛不适，低头时间稍久，颈后部酸、胀、疼痛更甚，不能长时间低头工作，也不能长时间看电视，甚至不能抬头，严重影响睡眠。半年来经多处治疗，采用如外敷、内服、针灸、理疗等治疗，均未见效。见患者形体较壮实，面色正常，舌苔薄白，脉弦和。检查：颈部项韧带分布区有多处压痛点，左颈前部人迎穴外侧有一明显压痛点，令患者颈部过度前屈及后伸时可引起颈项部疼痛加剧。诊为项韧带损伤并发胸锁乳突肌损伤。

针刀治疗：嘱患者俯卧于治疗床上，头颈伸出于床外，下颌抵住床沿，该患者后颈部压痛点在第4、第5颈椎棘突处。局部皮肤碘伏消毒，先以2根毫针做导针，分别刺入第4、第5颈椎棘突处，直达骨面后，留针不动。再用2号针刀，针刀刀口线和颈椎棘突顶线平行，针体和颈部平面成90°角沿毫针方向刺入，抵达棘突骨面后，拔出毫针，在项韧带上切开剥离1~2刀，然后横行铲剥2刀。该患者在后枕骨隆突下缘尚有压痛点，仍以毫针为导针，针体在枕骨下缘平面垂直刺入（否则会将毫针及针刀刺入寰椎附近的寰枕关节，造成脊髓损伤，以毫针做导针可确保安全），直达枕骨骨面后，再以针刀刺入，拔出毫针，先切开剥离，然后横行铲剥2刀即可。疼痛如不消失，7天后再做针刀治疗1次。

手法治疗：针刀术后，嘱患者正坐，医者站于患侧，右肘关节屈曲并托住患者下颌，随颈部的活动在压痛点上施按揉法。用力不能过大，以免造成新的损伤。最后，提拿两侧肩部，并反复搓患者肩至前臂几次。

治疗效果：经以上3次治疗后，患者后颈部酸、胀、疼痛感已完全消失，但在左颈前部胸锁乳突肌近颈动脉处（人迎穴外侧处），疼痛仍然不减。故以3枚毫针刺入该处颈动脉外侧，然后以针刀刺入胸锁乳突肌压痛处，先进行纵行切割，再横行剥离2~3刀即出针。该处经1次针刀治疗后，颈部疼痛即消失而愈。至此患者所有症状全部消失而愈，追踪观察3

年，疗效巩固。

3. 心得

颈动脉附近为针刀手术禁区，采用毫针将动脉隔开，可保证手术的安全，使患者获得痊愈。另外，有 1 例中年妇女因患右腕桡动脉内侧软组织损伤，亦用毫针将动脉隔开，施行针刀手术，1 次而愈。故在某些情况下，应用毫针可扩大针刀的治疗范围，从而提高疗效。

（十九）腰椎间盘突出症

1. 概述

腰椎间盘突出症是腰腿痛常见的原因之一，好发于 30 ~ 50 岁的体力劳动者或平时缺乏锻炼者。本病早期采用保守疗法、药物滴注疗法等，可消除水肿和炎症反应，能暂时缓解症状，但无法根治；外科椎间盘摘除术创伤较大，容易带来并发症；而针刀治疗则不将椎间盘切除，只是松解粘连，将椎间盘的瘢痕组织推离神经根和脊髓，即可使症状消失。

正常的椎间盘弹性很大，能耐受巨大的压力。随着年龄的增长和经常受挤压或扭转等外力的损伤，椎间盘原有的结构可发生退变或破裂。若髓核向后外侧或正后方突出，可压迫神经根，导致腰腿痛；若向正后方突出，神经根轴和椎间盘的瘢痕组织粘连，瘢痕组织突入椎管，可引起双下肢疼痛、麻木或鞍状麻痹。当外科手术切除突出的椎间盘时，时常找不到完整的髓核，而是向后部逸出的纤维环和髓核混在一起的瘢痕组织。椎体后部中线有后纵韧带加强，所以瘢痕组织突出的部位多在后外侧的结构薄弱处，也正是脊神经根穿过神经孔的部位。随着时间的推移或扭转损伤等，突出的瘢痕组织与神经根周围的系膜发生粘连，当神经根受牵拉时，便引起一系列临床症状。

正常情况下，坐骨神经在腿伸直达到最大运动范围时，神经根在神经孔内有 0.5~1cm 的滑动范围。发生粘连后，当大腿伸直时，神经根不能向外滑动，并受到牵拉而产生疼痛；而骑自行车时，因不牵拉神经根，所以大多不出现疼痛。

2. 临床资料

自 1999~2008 年，我们在本院针灸科和理疗科门诊使用针刀治疗腰椎间盘突出症 86 例，取得了较为满意的疗效。

86 例患者中，男性 51 例，女性 35 例；年龄最小 31 岁，最大 76 岁，平均 42.5 岁；有外伤史 39 例，无明显外伤史 47 例；发病时间最短 3 个月，最长 20 年；其中 2 例为经外科手术治疗后复发者。

全部患者均经临床检查和 X 线、CT 或 MRI 检查，确诊为腰椎间盘突出症；并均在外单位或本院进行过不同时间和不同程度的按摩、针灸、理疗、牵引、手法复位、穴位注射、椎管注射、内服中西药物，以及外敷膏药等治疗，少数经外科手术治疗，均效果不佳。

3. 诊断标准

86 例患者中均有以下表现 1~2 项或 3~4 项或更多，CT 及 MRI 可作为诊断依据，但 X 线检查不能作为本病的确诊依据。

（1）有慢性腰痛或反复扭伤史，少数突发腰痛伴坐骨神经痛。腰痛常局限于腰骶部附近，程度轻重不一。坐骨神经痛常为单侧，疼痛沿大腿后侧向下放射至小腿外侧、足跟部或足背外侧。疼痛多为间歇性，少数为持续性，多行、久站或咳嗽、排便等腹压增高时使症状加剧。

（2）患侧直腿抬高试验阳性。患者仰卧，两下肢放平，先抬高健侧，记录能抬高的最大度数；再抬高患侧，当抬高到产生腰痛和下肢放射痛时，记录其抬高度数。严重者抬腿仅

15°～30°。当降低患肢至疼痛消失时，将踝关节背屈，症状立即出现，此为加强实验阳性，可与其他疾病引起的直腿抬高实验阳性相鉴别。

（3）可出现下肢麻木。多局限于小腿外侧，可见足背、足外侧缘麻木或皮肤感觉减退。

（4）病变的脊椎椎旁压痛，常伴有坐骨神经放射痛。用拇指深压患病脊椎的棘突旁，常有压痛，并向患侧下肢放射。

（5）可出现反射和感觉的改变。神经根受累后，可发生运动和感觉障碍，如腓肠肌、背伸肌肌力减弱。腰2～腰3脊神经根受累时，膝反射减弱；腰4脊神经根受累时，膝、跟腱反射减弱；腰5和骶1脊神经根受累时，跟腱反射减弱。当脊神经根受累严重或过久时，相应的腱反射可消失。

（6）多数患者有不同程度的脊柱侧弯，并有腰部活动范围选择性受限，患者被迫做保护性和选择性体位。

（7）患者均无马尾神经受压的体征和下肢瘫痪症状。

（8）X线检查可见：在正位片上，腰椎侧弯是重要的X线表现；侧位片可见腰椎生理前凸减小或消失，甚至向后凸，椎间盘突出的后方较宽，即所谓"前窄后宽"的表现。病变早期椎间隙多无明显的改变，晚期椎间隙可明显变窄，相邻椎体边缘有骨赘生成。

4. 针刀治疗

全部病例均在门诊做针刀手术治疗，无须住院。

一般的针刀治疗手法为：患者采取俯卧位，在治疗床上行骨盆大剂量牵引50～100kg，目的是使腰椎关节距离拉大。牵引10分钟后再进行针刀治疗。在患病椎间盘的上位椎体的患侧横突上进针刀，针体与横突背面垂直，刀口线与人体纵轴平行，当刀锋到达骨面后，向下转移刀锋，当到达横突下侧边缘时，针刀沿下侧边缘伸入1~2mm，然后将刀锋沿横突边缘向内侧移动，当移动遇到骨性阻碍时，说明到达横突根部神经孔的上外侧，此时将针体向肢体下侧倾斜，将刀锋转动90°，使刀口线与神经孔内侧的骨性边缘平行，针刀沿神经孔的内侧边缘转动式前进，边旋转边将针体向人体的上段倾斜，当针体与人体的上段约成30°时，如患者觉下肢坐骨神经的分布部位有酸胀感，说明此时刀锋已经到达逸出的瘢痕组织与神经根之间，然后沿神经根方向切开2~3刀出针。

我们根据以上方法稍加改动，具体的操作方法是：患者采用俯卧位，部分患者术前牵引10~30分钟，使腰椎关节距离拉大。选取患椎的上一脊椎横突下缘为进针刀点。局部皮肤碘伏消毒，用3寸长毫针做导针先行刺入，针尖到达患侧腰椎骨旁间隙处（上一脊椎横突骨下缘处），以医者觉针下有阻力感，或患者感到有酸胀及轻微麻感为佳，留针。少数患者（胆小怕痛者），可用醋酸曲安奈德注射液1mL加利多卡因2mL，再加注射用水2mL，混合后分注毫针处行局部麻醉。采用2号或3号针刀，沿毫针方向刺入，刀口线与身体纵轴平行，与患者腰部皮肤垂直，当针刀到达毫针针尖时，拔出毫针，然后将刀锋滑向下一横突近棘间方向中间，此时大多数患者有酸胀感或触电样麻感，有的可放射到臀部、大腿、小腿、踝及足趾等处，说明此时针刀已触到脊神经根，并对脊神经根进行刺激（注意下按时手法要轻，上提要快，以免损伤神经）。身体虚弱及首次手术者以刺激1次为度，病程较长，病情较重者可从第2次手术时增加2~3次。腰椎旁行针刀手术出现发麻并向下肢、趾端放射的现象，是手术疗效较好的指标。

我们绝大多数应用以上手术方法，可取得较好疗效，但也

190

有个别患者无以上反应，经数次治疗后仍未见效，则可在到达以上部位后，先略提起针刀，沿横突下侧边缘伸入 1～2mm，再将刀锋沿横突边缘向内侧移动以松解逸出的瘢痕组织，然后再将刀锋滑向下一横突近棘间方向中间进行针刀刺激治疗。

腰椎间盘突出症患者绝大部分伴有患侧臀肌炎症或损伤，尤以梨状肌损伤最为多见，其他如第三腰椎横突综合征、腰肋肌损伤、横韧带损伤、臀大肌损伤、臀中肌损伤等，均可应用针刀治疗。

5. 手法治疗

针刀治疗后，有条件的患者可俯卧或仰卧于牵引床上做牵引治疗，结合患者体质，从较轻重量开始，逐渐加重至适当重量。也可自行去药房购买简易腰椎牵引带。

部分病情较为严重的患者可采用手法复位。复位是位移过程的反过程，要根据病变机理、临床体征与分型，应用与病变机理相反方向的力使患椎复位。即左旋型患者采用右旋手法，右旋型患者采用左旋手法。

坐姿复位法：患者端坐方凳上（无靠背），两脚分开与肩等宽。医师正坐或摆马步在患者的后方，以左旋型棘突向右偏歪为例。首先嘱患者双脚踏地，臀部正坐不准移动，或者让助手面对患者站立，两腿夹住患者左大腿，双手夹住左大腿根部，维持患者正坐姿势。用双拇指触诊法查清偏歪的棘突，医师右手自患者右腋下伸向前，掌部压于颈后部，拇指向下，余四指持左颈部（患者稍低头），同时左手拇指扣住偏向右侧之棘突，然后医师右手拉患者颈部，使身体前屈 60°～70°（或略小），继续向右侧弯（尽量大于 45°），在最大侧弯位时医师右上肢使患者躯干向后内侧旋转，同时左手拇指顺向向左上顶推棘突（根据棘间隙不同，拇指可稍向上或向下），此时立即可察觉指下椎体轻微错动，往往伴"喀啪"一声；之后，双手拇指从上至下将棘上韧带理顺，同时松动腰肌；最后，一手拇指从上至下顺次压一下棘突，检查偏歪的棘突是否拨正，上下棘间是否等宽。右旋型棘突向左偏歪者，医师扶持患者肢体和牵引方向相反，方法相同。

俯卧位复位方法：较大的急性髓核突出常使患者不能卧床，站立不安，因为严重的疼痛使患者只能俯卧，故采取俯卧位复位法。以左旋型棘突向右偏歪为例，患者俯卧于治疗床上，两腿稍分开。医师双拇指触诊腰部，摸清偏歪的棘突，站在患者的右侧，面对侧方，左臂从右大腿下面伸进，将右腿从下方抱起，过伸膝、髋，以患椎为支点旋转大腿；右手拇指借大腿摇转牵引之力，将偏向右侧的棘突拨正。棘突向左偏歪者，则方向相反。

重症急性患者每次针刀手术及手法治疗后须静卧休息 3 ~ 5 天，以后改为一般卧床（可去厕所大小便和室内轻微活动），至急性症状基本缓解为止。起床后至少 1 周内避免腰部旋转和过屈运动，进行有计划的仰卧位拱桥式背伸肌功能锻炼或飞燕式锻炼。

治疗后 3 个月内切忌过度劳动，不宜挑担，不能做迅速弯腰及迅速下蹲等动作，以免复发。

6. 疗效标准

痊愈：临床症状和体征完全消失，直腿抬高试验转为阴性或抬高在 70°以上，腰腿活动自如，恢复正常工作。

显效：症状明显减轻，体征基本消失。

好转：症状减轻，但直腿抬高<70°。

无效：症状和体征无改善或轻微改善后又复发。

7. 治疗结果

本组 86 例中，痊愈 62 例，占 72%；显效 13 例，占 15.1%；好转 8 例，占 9.3%；无效 3 例，占 3.4%；总有效率为 96%（本组有效率较高可能与急性重症患者较少有关）。

8. 典型病例

例 1 周某，女，76 岁，农民，住桐乡市炉头文心桥，2001 年 7 月 15 日初诊。诉右下肢、踝关节疼痛伴右足背麻木已有半月余，痛势甚剧，如火如灼，有时呈抽搐性，昼夜不止，夜间尤其剧烈，以致夜不能眠。半月来经多方求治，行右踝关节 X 线及 CT 检查，未发现病变，服药、输液治疗也不见效。患者见病情日渐加重，特来求治。患者面色灰暗，痛苦面容，神倦乏力，舌苔厚腻，脉弦紧。检查：第 4、第 5 腰椎右侧椎旁压痛明显，并放射至右踝及右足背部，右下肢直腿抬高试验强阳性，仅能抬高 30°，右侧膝反射及跟腱反射减弱。腰椎 CT 片显示：第 4～第 5 腰椎椎间盘向右后方突出。诊为第 4～第 5 腰椎椎间盘向右后方突出。按以上针刀手术方法治疗，选择第 4、第 5 腰椎两棘突间及左右旁开各 2.5cm 处为进针刀点。患侧施术时，酸痛、麻木感直达右踝及右足趾。因患者身体较弱，未做手法治疗。经过 1 次治疗后，次日患者即打来电话称疼痛已显著减轻，当晚便能安然入睡。之后每周治疗 1 次，经 6 次治疗而愈。追踪观察 7 年余，疗效巩固。

例 2 钱某，男，74 岁，上海退休职工，住海宁郭店镇，2002 年 7 月 8 日初诊。诉腰部及下肢疼痛已 20 年，经 CT 检查为第 3～第 5 腰椎椎间盘向左后方突出，经上海多家医院用针灸、理疗、牵引、中西药物及外敷膏药等治疗均无效，且病情日渐加重，行走亦感困难，欲往嘉兴武警医院做外科手术治疗，因年老体力不支而遭子女劝阻，特来我科就诊。患者形体较胖，面色萎黄，痛苦面容，舌苔厚腻，脉弦洪。检查：行走时左下肢呈跛足状，腰3～腰5椎旁左侧均有明显压痛并放射至左小腿外侧，左下肢直腿抬高试验强阳性，抬腿范围在30°以内，膝反射减低。按以上针刀手术进行治疗，第1次取第3、第4腰椎棘突间及左右旁开各3cm处为进针刀点，第2次取第4、第5腰椎棘突间及左右旁开各3cm处为进针刀点。上述部位轮流做针刀手术治疗，每周1次，未做手法治疗。患者前后共计治疗7次而愈，追踪观察5年，迄未复发。

例3 王某，女，57岁，住桐乡市梧桐镇茅盾东路百合花园4幢，曾任乌镇副镇长，现已退休，2004年4月8日初诊。诉半年来腰痛及坐骨神经痛，表现为疼痛沿大腿后侧向下放射至小腿外侧，同时伴麻木，并向下放射至足背外侧。现不能弯腰，也不能屈髋及屈膝，否则疼痛更加剧烈，只能卧床伸直下肢，偶尔起床吃饭也只能站着吃。因患者患有心脏病，不宜做外科手术治疗，特来就治。患者形体较胖，面色苍白，痛苦面容，全身倦怠，四肢乏力，舌质淡，脉细弱，时而有结代。检查：腰3～骶1右侧有明显压痛，右下肢直腿抬高试验强阳性，右腿仅能抬高30°，右侧膝反射及跟腱反射减弱。CT片显示：腰3～骶1椎间盘向右后方突出。诊为腰3～骶1椎间盘突出。

针刀治疗：每次取1节椎间隙及左右旁开各3cm处做针刀治疗（由上到下轮流治疗）。由于患者体质较弱，针刀应以较轻微手法进行，刺激脊神经根时有如蜻蜓点水，略有酸麻感觉立即出针，不用手法治疗，7天治疗1次。

治疗效果：按以上方法治疗7次，尚未见效。自第8次治疗后，下肢疼痛稍有减轻，能坐着吃饭。第9次针刀手术后，能上二楼，下肢疼痛完全消失。追踪观察达5年余，迄未复发。

例4 诸某，男，39岁，桐乡市石门镇安兴化工厂工人，2005年4月8日初诊。诉1年前因患腰椎间盘突出，致使右下肢麻木无力，不能坚持工作。经某医院外科手术治疗后，右下肢麻木虽然消失，但出现左下肢麻木、乏力，仍严重影响工作，特来求治。患者身体健康，面色正常，舌苔薄白，脉弦和。检查：腰部第3~第5椎间隙左侧及椎旁压痛明显，伴放射痛，疼痛放射至左大腿后缘及小腿外侧直达足趾，左下肢直腿抬高试验阳性，左腿能抬高40°，左膝反射及左跟腱反射减弱。CT片示：腰3~腰4椎间盘膨出，腰4~腰5椎间盘向左后方突出。诊为腰椎间盘突出及腰椎间盘膨出。

针刀治疗：取腰3~腰5棘突间及左侧旁开3cm处共4点作为施针刀处，每周治疗1次，术后做手法治疗。

治疗效果：患者共经8次针刀治疗，症状消失而愈，并恢复正常工作。追踪观察4年，迄未复发。

例5 赵某，男，44岁，桐乡市巨石集团工人，住桐乡市高桥镇，2006年8月21日初诊。诉腰部及左下肢疼痛麻木已半年余，严重影响工作及生活，经针灸、推拿、理疗、服药等治疗，均无效果。患者面色红润，苔薄白，脉弦和。检查：腰3~腰5椎旁左侧压痛，疼痛向沿大腿后侧向下放射至小腿外侧，久站、咳嗽、排便时疼痛加剧，左下肢直腿抬高试验阳性，左腿仅能抬高30°，左膝反射及跟腱反射减弱。CT片示：腰3~腰5椎间盘向左后方突出。诊为腰椎间盘突出症。

针刀治疗：该患者因身体素质较好，选用腰3~腰5两椎间的棘突间及左右旁开各3cm处共6点作为进针刀点。椎旁施术时均有麻木感觉并向下放射，直达足趾，用中等刺激（指2次点刺激脊神经根，使其2次向下放射），未用手法治疗。

治疗效果：1周后患者复诊时谓，第1次上午治疗后，下午时左下肢疼痛、麻木完全消失。为了巩固疗效，又治疗2次。追踪观察2年余，疗效巩固。

9. 心得

（1）腰椎间盘突出症属中医痹证范畴，俗称"腰腿痛"。外因多为扭挫伤，腰部用力不当，急慢性劳损；内因属正气不足，肝肾亏虚，卫外不固。针刀疗法源于中医针刺疗法，可疏通经络、行气破血，使结者散，闭者通，从而获得良好的治疗效果。

（2）用针刀将患处的粘连松解，瘢痕刮除，使腰部的动态平衡得到恢复，该病就得到了根本性的治疗。故针刀治疗椎间盘突出症的效果非常明显，有的患者刚做完针刀手术，就能立即感到腰腿疼痛显著减轻，检查直腿抬高试验也有明显提高，可谓有立竿见影之效。

（3）对于一些病程较长的椎间盘突出症患者，并同时患有各种并发症，如棘上韧带损伤、棘间韧带损伤、第三腰椎横突综合征、臀大肌损伤、臀中肌损伤、梨状肌损伤、腰椎黄韧带损伤、腰椎骨质增生及骨刺形成、骶髂关节致密性骨炎等的患者，均应仔细检查，给予针刀治疗或其他方法治疗，才能使患者解除痛苦，恢复正常工作及生活。

（4）在针刀手术定位前，以毫针做导针，可显著提高针刀治疗的效果。其作用为立体定位法，即不仅在皮肤表面定位，还可深入到体内测定方向、深度、针下感应等情况。如针下感觉疼痛，则针刀应略为偏移以避开血管，以免出血；如针尖处有酸胀感，则疗效较好；如针尖处有麻木或触电感向下肢放射，则疗效更好。

（5）在治疗腰椎间盘突出症等疾病时，常将针刀直达患椎的脊神经根处，用针刀轻轻点刺该神经根，使麻木、触电等感应向下肢放射，如放射到臀部、大腿、膝部、小腿、踝部、足背、足趾。放射路线越长，越经过或到达疼痛部位，疗效越好。需注意的是针刀手法应轻捷、快速，如蜻蜓点水般，当患者觉酸麻触电感应时，应立即提起针刀；此外，还应掌握好刺激量（注意：颈椎病行针刀手术时切忌出现麻木或触电等感应，否则患者手臂等部位可出现肿胀、麻、痛等不良反应达数月之久）。患者身体健康及病程较长久者可点刺 3 次，体弱者及病变较轻的初诊患者，以 1 次为度。

（6）患者术后应尽量卧床休息，逐步进行适当活动，不能快速弯腰，下蹲时可先屈曲双膝、双髋，然后慢慢下蹲。在巩固期间，可做牵引、理疗、针灸等较为柔和的治疗，也可适当锻炼。有的患者能迅速见效，有的患者要经过 2 ~ 3 月，甚至更长时间。

（二十）腰椎骨刺

1. 概述

腰椎的活动范围仅次于颈椎，也是脊柱活动非常频繁的节段，同时还承受着人体约 60% 的重量的压力。借助于它本身特殊的解剖学结构，在正常情况下能够自如地完成它的使命，但如受到外伤或扭挫，就会导致腰椎的损伤，出现活动不灵活和受限。扭伤时除了软组织的损伤之外，也可能发生腰椎关节错缝，小关节的错位破坏了腰椎间力的平衡，时间久了就可形成骨质增生，腰椎骨质增生严重者可形成骨刺。腰椎骨刺是门诊上的常见病及多发病。

腰椎骨刺初期大多无症状，日久形成周围软组织损伤，引发无菌性炎症，继而出现瘢痕，瘢痕压迫或卡住脊神经根，出现腰腿部剧痛，严重影响患者行走，甚至使患者瘫痪在床。

一般情况下，症状较轻的患者，通过针灸、推拿、理疗、穴位注射、外敷及内服中西药物等，使患处局部微循环畅通，能暂时缓解疼痛。但如遇腰椎骨刺引起严重腰腿疼痛，而致行走困难或卧床不起的患者，则治疗比较困难。我自 1993 ~ 2008 年间曾治疗严重的腰椎骨刺患者 30 例，取得了较为满意的疗效。

2. 临床资料

本组 30 例均为本院门诊患者，其中男性 16 例，女性 14 例；41 ~ 50 岁 6 例，51 ~ 60 岁 14 例，61 岁以上 10 例；病程最短 3 个月，最长 15 年。

所有病例均经 X 线检查，全部显示患有严重腰椎骨刺，患椎椎间隙两侧明显不等宽及狭窄或后关节模糊或消失。30 例患者症状均十分严重，均有腰部剧痛，并向下放射至一侧或双侧下肢，腰部不能挺直，有不同程度行走困难或跛足，其中有 4 例因腰部剧痛而卧床不起。30 例患者均为经（除手术外）2 种以上方法治疗后无效而来求治者。

3. 针刀治疗

以患者患椎椎间隙的棘间两侧压痛点处作为进针刀点。局部皮肤碘伏消毒，先以 3 寸长 28 号毫针作为导针刺入，觉针下有酸胀等感应并向下肢传导时疗效较好，如有轻度麻木及触电感则效果更佳，如出现剧烈麻木或疼痛感则应略提起针体或略改变方向，留针不动。然后用 3 号针刀（体形胖者要用 2 号针刀），按毫针所刺方向刺入，达到与毫针同样的深度。如果有酸胀感或轻度麻木感向下传导时，其传导路线与患者疼痛部位一致时效果最佳，如感应较强则手法要轻，如蜻蜓点水般刺激 1 ~ 2 下即可出针。如遇阻力较强处，则应切割 1 ~ 2 刀，达到针下有松动感时即出针。用消毒干棉球或纱布按压针孔，待无出血时，外敷创可贴。3 天内创口不可碰水，并卧床休息，3 天后可轻便活动。每周 1 次针刀治疗，5 次为 1 疗程，一般需要 1 ~ 3 疗程。

术后可做理疗等方法辅助治疗，不宜做推拿及手法治疗。

4. 疗效标准

痊愈：腰部疼痛完全消失，腰部活动恢复正常，行走自如，恢复正常工作和日常生活。

显效：腰痛显著减轻，腰部活动恢复近于正常，行走无明显不适，能做轻便劳动及工作。

好转：腰部疼痛有所减轻，腰部各项活动有部分改善，行走仍有不适感，只能做轻便家务劳动。

无效：腰部疼痛及活动无改善。

5. 治疗结果

本组 30 例，最少者治疗 5 次（1 疗程），最多者治疗 15 次，一般治疗 7 ~ 8 次。其中痊愈 20 例，占 66%；显效 4 例，占 13%；好转 4 例，占 13%；无效 2 例，占 6.6%。总有效率为 93.3%。

6. 典型病例

例 1 陈某，女，84 岁，住德清武康莫干山麓，1995 年 10 月 26 日初诊。诉半年多来腰部及双下肢疼痛，病情逐渐加剧，如烧如灼，日夜不得安宁，入夜更甚，睡前服 2 片止痛药，半夜仍被痛醒，又加服 2 片，仍然不能入睡，日夜呻吟不止，双腿脚无力，举步维艰，寸步难行，卧床不起，曾多方求医，服用大量中、西药物，均未见效，特来桐乡求治。患者形体较胖，背来求诊，面色萎黄，痛苦面容，舌苔厚黄，舌质红绛，脉弦紧。检查：不能站立，更不能行走，腰椎第 2 ~ 第 5 两侧椎旁均有明显压痛，以第 3 ~ 第 4 腰椎椎旁压痛最为严重，并伴有放射痛，疼痛放射至双下肢，双侧直腿抬高试验强阳性，双侧抬腿均在15°~20°。X线片显示：第2~第5椎体周边均有明显骨刺，尤其是第3~第4腰椎周边更加严重。诊为腰椎骨刺。

针刀治疗：首次选第3~第4腰椎棘突间及左右椎旁各2cm压痛最敏感处作为进针刀处，按以上方法治疗，使酸麻感向下肢放射，每日1次。第2天取第4~第5腰椎棘突间及其两侧2cm处，第3天取第5腰椎到第1骶椎之间的3点，第4天仍应用第1天的部位，依此类推，轮流取用。配穴为环跳、阳陵泉、白环俞，每次取用1穴，亦轮流取用。

治疗效果：经7次治疗后，患者腰部及双下肢疼痛更加严重，几乎不能忍受。第8天休息1天。第9天开始，患者腰部及双下肢疼痛开始减轻，继续针刀治疗，改为隔日1次，疼痛日渐减轻。经10次治疗后，停服止痛药，夜间已能安然入睡。治疗20次后（约1个半月后），患者已能起床，并可搀扶着行走，即嘱回家休息。次年夏季，其邻居来我科治疗臂疾时谓："陈老太太之腰腿疼痛已痊愈，每天都在抱玄孙。"

例2 沈某，男，58岁，农民，住桐乡市南日五贯桥，2004年3月16日就诊。诉腰腿疼痛已有1年余，腰部不能伸直，行走时右下肢跛足，不能挑担，更不能参加田间劳动。曾赴上海华山医院骨科诊治及内服中、西药物，均未见效。患者形体较瘦，面色灰黑，脉弦紧，苔厚腻。检查：腰部第2~第3腰椎右侧椎旁压痛明显，并放射至右下肢，右下肢直腿抬高试验强阳性，右侧直腿抬高30°，左侧直腿抬高45°。X线片示：第2~第4腰椎前后缘均有不同程度的骨刺形成，第3~第4腰椎椎间隙变窄。诊为腰椎骨刺。

针刀治疗：首次选用第2、第3腰椎棘突间及左右2cm处共 3 点作为进针刀处,具体施术时右(患)侧手法较重,每周 1 次。第 2 次取下节椎间隙及左右旁开 2cm 处共 3 点为施术处,依次下移。如此 3 组施术处轮流取用。

治疗效果:初次治疗后,患者反应较大,腰腿部疼痛更加剧烈,寸步难行,经过 5 次治疗后,患者症状丝毫未见减轻。我恐不能收效,嘱其另请高明,但在患者再三恳求下,仍为其继续治疗。经过 8 次治疗后,患者腰腿部疼痛才逐步减轻。前后共计治疗 12 次,患处疼痛消失而达痊愈。时隔 1 年余,2005 年 6 月患者来我处治疗手疾时谓:"自上次治疗后,腰腿疼痛已完全消失,腰部已能挺直,并能挑担、种田,一切恢复正常。"

7. 心得

腰椎骨质增生及骨刺是中老年常见的一种顽固性疾病。以往,人们将其病因归结为腰椎退化变性,出现骨质增生,并挤压周围的软组织结构,导致顽固性腰腿痛,故一直将治疗措施对准骨质增生,虽然可暂时缓解疾病,但均不能根治。朱汉章的针刀医学原理认为,骨质增生并不是引起腰部疼痛和运动障碍等临床症状的直接原因,其主要原因是脊柱的压应力平衡失调,使腰椎两侧的韧带、肌肉张力不平衡,从而导致腰椎关节力平衡失调,于高应力点产生防御性骨质增生,增生的骨质再压迫刺激周围软组织,引起软组织炎性反应,炎性组织进一步纤维化、结疤、粘连,缠绕在原来的增生部位,压迫周围的神经、血管、软组织,从而导致顽固性疼痛及功能障碍。针对上述原因,用针刀对疼痛部位粘连变性的组织、肌纤维、韧带施行剥离、松解、调整,从而恢复了腰椎各关节的力平衡状态,解除了产生临床症状的直接原因,故而能治愈该病。我们还要进一步认识到腰椎骨刺是由于压应力所致,故治疗时要耐心,要比拉应力所致的跟骨骨刺时间要长，次数要多。

（二十一）棘上韧带损伤

1. 概述

棘上韧带为一狭长的韧带，起于第 7 颈椎棘突，向下沿棘突尖部，止于骶中嵴。此韧带的作用是限制脊柱过度前屈。脊柱前屈时棘上韧带负荷增加，易牵拉损伤；如脊柱屈曲位突然受到外力从纵轴上的打击，棘上韧带也会受损；脊柱屈曲受到暴力扭曲，也易损伤棘上韧带。棘上韧带的损伤点大多在棘突顶部的上下缘。若为病程不长的新伤，可用封闭、理疗、针灸、手法等治疗，尚可见效；陈旧性的慢性的棘上韧带损伤，一般治疗多难以根治。

2. 临床资料

10 余年来我们曾治疗本病 28 例，均系经过各种方法治疗而经久不愈的患者，改用针刀治疗后，取得了良好的疗效。

28 例中，男性 18 例，女性 10 例；21～30 岁 8 例，31～40 岁 8 例，41～50 岁 7 例，51 岁以上 5 例；发病时间最短 1 年，最长 20 年，平均 2 年零 3 个月。28 例患者均为经过多种以上治疗方法治疗较长时间无效而来求治者。

3. 诊断依据

（1）腰背部有损伤史和劳损史。

（2）腰背部棘突疼痛，弯腰时症状加重。

（3）病变棘突可触及硬结，局部钝厚和压痛。

（4）拾物试验阳性。

（5）X 线检查无异常（应排除骨结核、骨质疏松、肿瘤转移等疾病）。

4. 针刀治疗

患者俯卧于治疗床上，局部皮肤碘伏消毒，用 4 号针刀，在离压痛点最近的棘突顶点上进针刀，刀口线和脊柱纵轴平行，针体与背成 90°角，刺入后达棘突顶部骨面时，将针体倾斜，如痛点在进针点上缘，使针体和下段脊柱成 45°角，如痛点在进针点下缘，使针体和上段脊柱成 45°角，再斜刺约 4mm，行纵行剥离；然后沿脊柱纵轴使针体向相反方向移动 90°，使其与上段脊柱或下段脊柱成 45°角，刀锋正对棘突的上下角，在棘突顶部上下角的骨面上纵行疏剥；再在骨面上横行剥离 1~2 刀，刀下如遇有韧性硬结，则纵行切开，然后出针刀。用消毒干棉球压迫刀口片刻，外敷创可贴。

5. 手法治疗

患者站位，腰背部过度屈曲 1~2 次即可。

6. 疗效标准

痊愈：局部疼痛及压痛消失，腰背功能恢复正常，能够正常工作。

明显好转：症状与体征基本消失，腰背部功能基本恢复，生活自理。

无效：症状与体征如旧。

7. 治疗结果

痊愈 26 例，占 92.8%；明显好转 2 例，占 7.2%；无效 0 例。

8. 典型病例

例 1 沈某，男，33 岁，住桐乡市屠甸镇，2000 年 10 月 18 日初诊。诉腰背部疼痛已有 10 余年。20 岁时曾因弯腰劳动过度而引起腰背部疼痛，此后疼痛逐年加剧。现白天不能弯腰劳动，夜间影响入睡，特别是后半夜，腰痛更甚，辗转翻身，不得安眠。经多方求治，应用针灸、理疗、推拿、外敷膏药等多种治疗，症状均未减轻，特来求治。患者体质健壮，面色微黄，舌苔薄白，脉弦和。检查：背部第 12 胸椎棘突下缘及第 1 腰椎棘突上下缘摸之钝厚，并有明显压痛，不能弯腰，拾物试验阳性。X 线片显示无病变。诊为第 12 胸椎棘突及第 1 腰椎棘突棘上韧带损伤。按以上针刀手术方法取第 12 胸椎及第 1 腰椎棘上韧带处做松解手术，并做手法治疗。半月后患者特来我科，谓 10 余年的腰痛经 1 次治疗后竟完全消失而愈。经追踪观察 8 年，迄未复发。

例 2　韩某，男，37 岁，装潢材料搬运工人，住桐乡市梧桐镇三新村，2006 年 11 月 20 日初诊。诉 2 年前因弯腰负重致腰脊部损伤而经常疼痛，白天不能挑担上楼，夜间影响睡眠。曾赴杭州多家医院治疗，花费甚巨，腰痛症状仍无丝毫减轻，故要求针刀治疗。患者形体壮实，面色正常，舌苔薄白，脉弦和。检查：第 1、第 2 腰椎棘突触及硬结，局部钝厚和压痛明显，拾物试验阳性。X 线显示无异常。诊为第 1、第 2 腰椎棘上韧带损伤。针刀治疗部位取第 1、第 2 腰椎棘突上下缘处，手术方法同前。术后嘱患者腰部过度屈曲 1～2 次，每周治疗 1 次。经 1 次治疗后，患者腰部疼痛症状减轻，第 2 次治疗后疼痛症状完全消失，弯腰亦恢复正常，并能正常工作。继续追踪观察 2 年余，迄未复发。

9. 心得

如果我们把脊柱前屈时的人体看作一个弯曲的物体，那么，棘上韧带处在弯曲物体的凸面，根据力学原理，凸面受到的拉应力最大，所以棘上韧带在脊柱过度前屈时最易牵拉损伤。如果脊柱屈曲位时突然受到纵轴线上的外力打击，棘上韧带也会受损。脊柱屈曲受到暴力扭曲也易损伤棘上韧带。

棘上韧带的损伤点大多在棘突顶部的上、下缘。当棘上韧带损伤后，引起粘连、瘢痕和挛缩，造成腰部动态平衡失调，而产生上述临床表现。在慢性期急性发作时，病变组织出现水肿，水肿刺激神经末梢，可使上述临床症状加剧。依据上述理论，只要沿棘突的矢状面用针刀将粘连松解、瘢痕刮除，使腰部的动态平衡得到恢复，此病就得以根治。

（二十二）棘间韧带损伤

1. 概述

棘间韧带位于相邻两个椎骨的棘突之间，棘上韧带的深部，前方与黄韧带延续，向后与棘上韧带移行。除腰骶部的棘间韧带较发达外，其他部位均较薄弱。

棘间韧带对脊柱扭转起保护作用。棘间韧带损伤的机会少于棘上韧带，在脊柱发生过度扭转时易损伤。临床上，本病易和棘上韧带损伤相混淆。此韧带损伤后，多数患者易忽略，没有马上就诊，所以该病在临床上绝大多数是慢性损伤患者。损伤日久，棘间韧带结疤挛缩，往往牵拉上下棘突互相靠近，称为吻性棘突，并使上下椎体的力学状态发生一系列变化，造成复杂的临床症状。

棘间韧带损伤在临床上也时有求治者，但较棘上韧带少。

2. 典型病例

沈某，女，38岁，住桐乡市石门镇安兴，2009年1月19日初诊。诉14年前腰部因过度扭转牵拉而损伤，伤后该处棘间隐痛不适，每逢脊柱扭转和弯曲时疼痛加剧，且有活动受限。平时不敢做脊柱旋转动作，卧床时多取脊柱伸直位侧卧，行走时脊柱呈僵硬态。打麻将时间较久则腰痛加剧。曾经多处治疗，内服中、西药物及外敷膏药，均未见效。患者面色微黄，舌苔薄白。检查：第2、第3腰椎棘突间压痛明显，并有深在性胀痛，较重按压疼痛更剧，脊柱微屈时扭转可引起疼痛加剧。诊为第2、第3腰椎棘间韧带损伤。

针刀治疗：患者俯卧于治疗床上，在第 2、第 3 腰椎间隙进针刀，刀口线和脊柱纵轴平行，针体与进针刀平面垂直，刺入 1cm 左右，当刀下有坚韧感，患者诉有酸胀感时，先纵行剥离 1~2 刀；再将针体倾斜，和脊柱纵轴成 30°角，在上一椎骨棘突的下缘和下一椎骨棘突的上缘沿棘突矢状面纵行剥离各 2~3 刀，出针刀。7 天治疗 1 次，3 次为 1 疗程。注意：针刀切勿进入太深，以防穿过黄韧带损伤脊髓。

手法治疗：采用手法按揉松解。

康复治疗：腰部伸屈锻炼。

治疗效果：1 周后复诊时患者诉 14 年的腰痛病经针刀治疗 1 次就好多了。再继续治疗 2 次而愈。

（二十三）腰椎前移位

1. 概述

由各种急、慢性损伤导致的腰椎向前方移位，都可称为腰椎前滑脱（不包括椎弓峡部裂及峡部不连等先天性椎体移位及椎弓骨折所引起的椎体前滑移）。本病导致的腰椎前移幅度不大，所以常被忽视，由于腰椎轻度前移时常有椎体前唇样增生，故临床常按照一般性的腰部骨质增生处理。由于过去对本病病因认识上的错误，所以未能找到有效的治疗方法。

腰椎前移位一般多发于中老年患者，由于腰部软组织的变化，特别是椎间盘老化、韧带韧性下降，加之外部暴力损伤，如搬抬重物、摔倒等，和慢性持续性损伤，致使腰椎向前移位。腰椎前移位常见于第 4、第 5 腰椎。由于椎体向前移位，影响周围软组织、神经，甚至脊髓，可引起一系列相应的临床症状。另外，软组织损伤日久出现结疤粘连，甚至钙化，对前移位又起到一种畸形固定的作用。

2. 典型病例

王某，女，45 岁，农民，住桐乡市炉头，1988 年 7 月 7 日初诊。诉近 4 年来腰部疼痛绵延不止，稍稍负重则疼痛加重，且腰部活动受限。近 3 个月来出现右下肢轻度酸痛、麻木。患者面色萎黄，舌苔薄白，脉弦和。检查：腰部前屈、后仰受限（前屈 130°，后仰 110°），第 4 腰椎棘突向前凹陷，该棘突两侧有明显压痛，疼痛向右下肢放射，直腿抬高试验阳性，左下肢能抬高 60°，右下肢能抬高 30°。腰椎 X 线正位片无异常，侧位片显示第 4 腰椎椎前角连续中断、屈曲，椎体前移，椎体前缘唇样增生，后关节脱位，无椎弓裂及峡部不连。诊为第 4 腰椎前移位。

针刀治疗：患者俯卧于治疗床上，在第 4 腰椎棘突的上下间隙各取 1 点进针刀，对棘间韧带做切开松解术（其方法同棘间韧带损伤的针刀手术）；再在其左右旁开约 1cm 处，选择 4 个进针刀点（位于横突之间），刀口线和脊柱纵轴平行刺入，达到横突平面之后，调转刀锋，约和脊柱纵轴成 90°角，做切开剥离，将横突间肌、横突部小韧带松解。

牵引治疗：针刀手术后，让患者俯卧于牵引床上做骨盆牵引，拉力 40～120kg，牵引 20 分钟。回家后卧床休息，每周治疗 1 次。

治疗效果：经 5 次针刀手术治疗后，腰部症状消失而愈。2007 年 7 月患者来治肩关节疾病时谓："自治愈后，至今已 10 年，腰痛从未发作过。"

（二十四）第三腰椎横突综合征

1. 概述

在腰椎所有的横突中，第三腰椎横突最长，活动幅度也最大。第三腰椎横突有众多大小不等的肌肉附着，相邻横突之间有横突间肌，横突尖端与棘突之间有横突棘肌，横突前侧有腰大肌及腰方肌，横突背侧有骶棘肌，横突尖附有腰背筋膜中层。由于第三腰椎位于腰椎中段，起到加强腰部稳定性和平衡性的作用，故当腰部做屈伸活动时，增加了横突尖部摩擦损伤腰部软组织的机会，当人体做过多的弯腰屈伸活动时，第三腰椎横突尖部就会摩擦损伤腰背筋膜和骶棘肌。受第三腰椎横突尖部摩擦损伤的肌肉会出现毛细血管出血、肌肉纤维断裂，在自我修复的过程中，在一定条件下肌肉内部就会结疤，并与第三腰椎横突尖部粘连，限制腰背筋膜和骶棘肌的活动（即腰部的屈伸活动）。当人体用力做弯腰活动或劳动时，深筋膜和骶棘肌会受到牵拉而进一步损伤，引起局部出血、充血和水肿。经过一段时间的休息，充血和水肿被吸收，症状又有所缓解，但粘连更加严重，如此形成恶性循环。由于受第三腰椎横突尖部摩擦牵拉而损伤的肌肉与第三腰椎横突尖部的运动范围在一条线上，因此，发生粘连必在横突尖部，故形成第三腰椎横突综合征。

第三腰椎横突综合征临床多表现为腰部中段单侧或双侧疼痛，腰背强直，不能弯腰或不能久坐、久立，严重者行走困难，站立时以双手扶持腰部，通过休息和各种治疗可缓解。一旦腰部活动过多，疼痛可加剧，严重者生活不能自理，连在床上翻身都感到困难。腰痛有时也受气候变化的影响而加重。

第三腰椎横突综合征是比较常见、慢性、顽固性的腰痛病症之一，如不详细触诊检查，易误诊为腰肌劳损。该病常见于青壮年及体力劳动者，中老年较少发生，一般的治疗方法，如封闭疗法、针灸疗法、穴位注射、推拿按摩、理疗、药物内服及外敷等，疗程长，见效慢，疗效均不理想。由于针刀医学对该病的病理进行了新的探讨和认识，故在治疗上取得了立竿见影的疗效。

2. 临床资料

10 余年来，我们在本院门诊针灸科及理疗科应用针刀疗法治疗顽固性第三腰椎横突综合征 43 例，大多数治疗 1 次就能见效，治疗 3 次就能根治，取得了非常显著的疗效。本组共 43 例，男性 24 例，女性 19 例；最大 62 岁，最小 24 岁，平均 38 岁；病程最长 12 年，最短 3 个月，平均 5 年 7 个月；左侧第 3 腰椎横突发病者 17 例，右侧发病者 19 例，双侧发病者 7 例。全部病例的腰椎 X 线片均未发现有严重骨性病变，所有病例均为经 1~2 种方法治疗无效后而来就治者。

3. 诊断依据

（1）有外伤或劳损史。

（2）在第 3 腰椎（或第 2、第 4 腰椎）横突尖部有敏感的压痛点。

（3）屈躯试验阳性。

（4）做腰椎 X 线正侧位片检查，以排除其他病变。

4. 针刀治疗

患者采用俯卧位，在第 3 腰椎（或有病变的第 2、第 4 腰椎）横突尖部，找准压痛点。皮肤碘伏消毒，以 2 寸长 28 号毫针做导针，刺入第 3 腰椎横突骨面近骨尖处。先刺入毫针可明确引导针刀，以免过深误入腹腔。再以利多卡因 3mL 做局部麻醉，大多采用 4 号针刀（极少数肥胖者用 3 号针刀），刀口线与身体纵轴平行，按照毫针的刺入角度及深度刺入，待针刀深入达第 3 腰椎横突骨面后，拔出毫针，针刀向外移至横突尖部，用横行剥离法，感觉肌肉和骨尖之间有松动感时出针刀，用消毒干棉球压迫针孔片刻。每周治疗 1 次，大多在 3 次内见效或痊愈。如横突后板损伤，可用针刀平口在后板铲切。

5. 手法治疗

患者背靠墙站直，双足跟抵墙，医师一手托住患者腹部，令其弯腰，另一手压住患者背部，当患者弯腰至最大限度时，突然用力压背部 1 次，然后让患者做腰部过伸活动。

6. 疗效标准

治愈：腰痛消失，功能活动正常，随访 3 年无复发。

好转：腰痛基本消失，功能活动改善，劳累或受凉后，感到腰部酸胀不适。

无效：腰痛未减轻，功能活动无改善。

7. 治疗结果

本组 43 例患者，经 1~3 次针刀治疗后，按上述标准评定疗效。结果：治愈 39 例，占 90.6%；好转 3 例，占 6.9%；无效 1 例，占 2.3%；总有效率为 97.6%。

8. 典型病例

例 1 陈某，女，27 岁，农民，住桐乡市同福乡，1995 年 7 月 23 日初诊。诉腰部疼痛至今已有 11 年。年幼时有劳累及外伤史。现白天稍微弯腰亦十分困难，每夜 2~3 时腰痛更甚，辗转翻身，不得安眠。经中西药物内服及推拿按摩等治疗无效后，又经我针刺治疗 30 余次，仍丝毫未见减轻。患者面色红润，舌苔薄白，脉弦和。检查：腰椎及其棘突、棘间、椎旁均无明显压痛，第 3 腰椎两侧横突尖端有明显压痛。X 线片显示腰椎未发现病变。诊为双侧第三腰椎横突综合征。

按上述介绍的手术方法进行针刀治疗，取双侧第 3 腰椎横突尖端为进针刀处，术后再用手法治疗。每周治疗 1 次。经过 1 次针刀治疗后，患者即觉腰部疼痛有显著减轻，夜间能安然入睡。治疗 3 次后，患者进行扫地等弯腰劳动也不感到疼痛。追踪观察 13 年，疗效巩固，至今迄未复发。

例2 韦某，男，46 岁，桐乡市乌镇电机厂职工，2003 年 8 月 13 日初诊。诉 20 年前因经常弯腰劳动而致腰痛经常发作，经多处诊治，均诊断为腰肌劳损，应用各种治疗方法，如针灸、理疗、按摩、推拿、内服中西药物及外敷药膏等，均未见效。患者面色正常，苔薄白，脉弦和。检查：第 3 腰椎双侧横突尖端压痛异常明显。X 线显示腰椎无病变。诊为第三腰椎横突综合征。取第 3 腰椎双侧横突尖端做针刀手术治疗，方法同前，每周 1 次。治疗 3 次后腰部疼痛等症状全部消失，弯腰劳动毫无妨碍。追踪观察 5 年，迄未复发。

9. 心得

第三腰椎横突综合征属中医学"腰痛"的范畴。用针刀在第 3 腰椎横突尖进行剥离和松解，使得肌肉和韧带间的炎性粘连剥开，肌肉松解，局部神经、血管、肌肉的压迫解除，加速局部血液循环，增加营养供给，同时加强新陈代谢，使剥离的疤痕组织尽快吸收，肌肉和韧带得到修复，使疼痛缓解，腰部活动自如，再配合适当的手法，治疗往往能立竿见影。

第三腰椎横突综合征用针刀治疗时，必须找到横突近尖端骨面，然后向外侧滑移至横突尖端做切割剥离手术。由于一些人的横突尖端较窄，故初学者施术时，针刀稍有不慎就偏离或超越横突，深入腹腔，误伤内脏或血管，后果不堪设想。所以，我以 2 寸长的毫针做导针，选择第 3 腰椎中点外移 2.5～3cm 处先行刺入，待针尖达横突近尖端骨面时，留针不动，再用针刀循毫针之针体入路刺入，直达骨面后，拔出毫针，再行针刀手术。这样施术绝对安全且心中有数，可以大胆操作。每次切割、剥离 2～3 刀，以局部软组织松解为度。

针刀手术对第三腰椎横突综合征的治疗比其他疗法有更多的优点，主要为组织损伤极小，操作简易安全，更重要的是疗效确切，治愈率高，值得推广应用。

（二十五）臀中肌损伤

1. 概述

臀中肌损伤有急性和慢性两种。急性损伤者，局部肿痛显著，无复杂的临床症状，只有极少数病例因损伤较重，内出血太多，血肿太大，影响附近之神经、血管，出现臀部麻木、发凉等症状。而慢性者，肿胀不显著，但出现的症状较为复杂，除局部痛、麻、坐骨神经痛、行走活动受限等，还往往波及梨状肌，使诊断更为困难，也难以治愈。

臀中肌起于髂骨翼外面臀下线或臀后线之间，止于股骨大粗隆尖部的外侧面。作用是外展大腿，并协助前屈内旋、后伸外旋。臀中肌为臀部的中层肌肉。臀部的中层肌肉由上往下分别为：臀中肌、梨状肌、闭孔内肌、股方肌。梨状肌和臀中肌相邻，起于坐骨大切迹及骶骨的前面，止于股骨大粗隆的上缘（即大粗隆尖部），其止点和臀中肌紧密相邻。梨状肌由坐骨大孔穿出后，将坐骨大孔分为梨状肌上、下孔，此二孔是骨盆内神经、血管通往臀部及下肢必经的门户。所以，臀中肌病变后必然要波及梨状肌及与它紧密相连的神经、血管。臀中肌受臀上皮神经支配。

根据所波及的范围和病理变化，臀中肌损伤分为三型：单纯型、臀梨综合型、混合型。

（1）单纯型：臀中肌本身受损，并未波及其他软组织，所以只在臀中肌处有 1 个或 2 个单纯的压痛点，多不引起牵涉性疼痛。患者主诉痛点局限、明确，下肢或有轻微疼痛、麻木感。

（2）臀梨综合型：臀中肌本身有痛点，压痛波及梨状肌，做梨状肌牵拉试验可引起臀中肌的疼痛加重，梨状肌上也有压痛点，但较轻微。患者主诉痛点大而不清，或有下肢痛。

（3）混合型：臀中肌有痛点和压痛，梨状肌也有疼痛和压痛。疼痛、麻木可放射至下肢坐骨神经干分布的区域。患者主诉下肢行走、站立时有痛麻感。

2. 典型病例

何某，女，53岁，农民，住桐乡市崇福镇芝村五丰，1994年9月16日初诊。诉1年前曾跌倒在地，当时左臀部着地，后左臀部出现肿胀疼痛，致使行走困难，约1周后症状逐渐减轻。近3月来左臀部出现疼痛、麻木，并影响到左下肢，后症状逐渐加重，致不能行走。赴桐乡市第二人民医院住院治疗20余天，未找到病因，后因治疗无效而自动出院。回家卧床1月，仍不能下地行走，特来要求针刀治疗。患者被背来就治，寸步难行，面色萎黄，痛苦面容，舌苔黄腻，脉弦紧。检查：腰背部脊柱及椎旁无压痛；右侧臀部臀中肌附着区有疼痛及明显压痛，疼痛、麻木沿左下肢坐骨神经分布区放射；梨状肌表面投影区（梨状肌表面投影区是臀裂上端和患侧髂后上棘连线中点和同侧股骨大粗隆连线）也有明显疼痛和压痛，并引起下肢坐骨神经干分布区域剧痛、麻木。左下肢直腿抬高试验强阳性，左腿抬高仅30°。诊为臀中肌损伤（混合型）。

针刀治疗：患者侧卧于治疗床上，患（左）侧朝上，健侧在下，健侧腿伸直，患（左）侧的膝关节屈曲。

（1）先以臀中肌的压痛点为进针刀点，针刀沿臀中肌纤维的走行方向平行刺入，针体和髂骨面垂直，刺入深度达骨面后，先纵行剥离，后横行剥离。

（2）在梨状肌的压痛点上进针刀，深度达梨状肌肌腹，刀口线方向和梨状肌走行方向平行，针体和臀部平面垂直，沿梨状肌纵轴，先纵行剥离，然后做切开剥离1~2刀，出针刀。

（3）在臀中肌和梨状肌的压痛点连线的中点进针刀，刀口线方向和臀中肌纤维方向平行，刺入深度达骨面，纵行剥离2～3刀，出针刀，然后做梨状肌牵拉试验。

注意事项：在梨状肌处和臀、梨痛点连线的中点处进针刀时，如有电击感、麻木感、刺痛感，应立即稍提一下针体，改变刀锋方向，待患者有酸胀感时，再进行剥离，严防损伤神经。在进行剥离时，若坐骨神经干分布区出现麻木、电击感，说明刀锋触及了坐骨神经；若坐骨神经干分布区出现酸胀感，说明和坐骨神经粘连的肌肉和肌间膜正在被剥开，可不必介意，继续治疗。

治疗效果：患者治疗结束后在床上休息15分钟，起来后即觉左臀、腿部的疼痛有所减轻。1月后其女儿谓："母亲回家后立即能行走数步，现在已完全好了，想不到躺了近2个月，针刀治疗1次就好，真是非常感谢。"并送来布鞋一双，表示感谢。

（二十六）外阴部浮肿胀痛

针刀治疗不但对软组织损伤等疾病有显著的疗效，对其他各科疾病也有较好的疗效，我曾遇到1例患者在针刀治疗腰椎间盘突出的同时，外阴部的浮肿、胀痛也治愈了。

1. 典型病例

邱某，女，36岁，住桐乡市梧桐镇中山路，2008年12月31日初诊。诉近3个月来感觉腰部疼痛、酸胀，并放射至右下肢，右下肢尚有麻木等不适的感觉，因不能坚持工作而来就诊。患者形体较瘦小，面色稍苍白，舌苔白腻。检查：第4～第5腰椎棘突间压痛明显，第5腰椎～第1骶椎两侧椎旁压痛明显，双下肢直腿抬高试验阳性，左下肢直腿抬高50°，右下肢直腿抬高30°。CT片显示第5腰椎、第1骶椎椎间盘向右后方突出。诊为第 4～第 5 腰椎棘间韧带损伤，第 5 腰椎～第 1 骶椎椎间盘突出。

针刀治疗：取第 4～第 5 腰椎椎间隙作为进针刀点，按前述针刀治疗棘间韧带损伤的手术方法进行治疗。再取第 5 腰椎与第 1 骶椎间左右旁开各 2.5cm 处的 2 点为进针刀点，用 3 号针刀刺入，刀口线与脊柱纵轴平行，针刀与皮肤垂直，缓慢深入，使酸麻等感觉向臀部、大腿后缘、膝及小腿肚放射并直达足趾后，立即出针刀。

治疗效果：1 周后患者来复诊时谓，腰腿酸麻、疼痛等症状已显著减轻，同时很高兴地告诉我，原本患有外阴部浮肿、胀痛 1 个多月，正准备去妇产科检查治疗，想不到在针刀治疗腰椎间盘突出后 3～4 天，下身肿胀竟也完全消失而愈。患者前后共治疗 4 次，腰椎间盘突出、棘间韧带损伤及外阴部肿胀均治愈。

2. 心得

第 5 腰椎与第 1 骶椎左右旁开处相当于足太阳膀胱经的关元俞附近。据陈汉平等主编的《中国针灸手册》所载，该区的关元俞、小肠俞、膀胱俞等穴主治腰腿痛、小腹胀痛、泄泻、遗精、遗尿、白带、妇人瘕聚、慢性盆腔炎、阴部肿痛等。故用针刀刺激该处，疏通了足太阳膀胱经经气，而使阴部肿胀、疼痛消失而愈。

（二十七）鼻炎导致的鼻塞

此患者为我在用针刀治疗头夹肌劳损时，治愈了鼻炎所致的鼻塞。

1. 典型病例

朱某，女，54 岁，农民，住桐乡市石门镇叶心村宋家桥，2008 年 12 月 8 日初诊。诉年轻时因挑担等劳动过度，致颈项部经常疼痛不适，并累及肩背部及双肩臂酸胀疼痛。气候变化时，不适感觉加重，历经多方治疗无效而求诊。患者形体较瘦，舌苔薄白，脉弦和。检查：第7颈椎处有一圆形隆起，其棘突处疼痛，压痛明显，头部转动及后仰活动受到限制，若用手掌压住患者颈后部使其低头，然后令患者努力抬头后伸，可引起疼痛加重。诊为头夹肌劳损。

针刀治疗：患者采用俯卧位，下颌抵床沿，在第7颈椎棘突两旁压痛点处各取1点作为进针刀点，刀口线和颈椎纵轴平行，针体和背平面成80°~90°角刺入，但不可超过棘突根部，以免损伤神经或脊髓。先在棘突尖部的两侧缘沿头夹肌的走行方向剥离，然后在棘突两侧铲剥数下，出针刀。

手法治疗：用手掌压住患侧颈后部，将颈部转向两侧，用力下压数次。

治疗效果：上述疗法每周治疗1次，症状逐渐减轻，治疗至第6次时，颈部疼痛不适的感觉显著好转。患者诉近1个多月来因感冒引起右侧鼻孔肿胀疼痛，鼻塞不通，不闻香臭，去医院诊为鼻炎，服用许多西药后一点也没有见效，但在针刀治疗颈部疾病时，每次鼻部肿胀均有减轻，针刀治疗5次后，右侧鼻孔肿胀、鼻塞症状完全消失，并能闻到香臭。直到颈部治疗10次而愈时，鼻炎症状始终未曾复发。

2. 心得

针刀施术部位为督脉的大椎穴。督脉起于上唇内之龈交穴，循正中线经兑端穴向上，经鼻尖部素髎穴，沿鼻中线向上经过头部正中线的神庭、上星、百会等穴，后面经风府、哑门向下至大椎穴。故针刀刺激大椎穴时能疏通督脉经气，使该经循行所过的部位气血通畅，炎症得以消散，故能治愈鼻炎。

（二十八）高血压

本例是在治疗颈椎间盘突出症的同时，降低了患者的血压。

1. 典型病例

俞某，女，43 岁，平湖服装厂工人，住平湖市乍浦镇长丰花园，2007 年 5 月 14 日初诊。诉因工作紧张，经常加班，致 1 年多以来经常头痛，头晕，耳鸣，上段颈部肌肉僵硬、酸痛、胀麻，并放射到右侧肩臂及手指，颈部旋转及低头时上述症状加剧。1 年多来同时发现患有高血压，血压经常在 220～210/120mmHg，服多种降压药物均无效。因该厂另一女工患腰椎间盘突出症，于 2006 年来做针刀治疗 12 次，现已痊愈并能正常工作，故特来要求针刀治疗。患者身体较肥胖，面色红润，脉弦洪，苔黄腻。检查：颈部旋转及低头时疼痛、酸麻加剧，并向右上肢放射至手指，颈椎第 3～第 5 椎旁压痛明显。平湖市人民医院 CT 片显示第 3～第 5 颈椎椎间盘向右后突出。诊为第 3～第 5 颈椎间盘突出症。

针刀治疗：患者采用俯卧位，头伸出治疗床前，下颌抵床沿。第 1 次治疗取第 3～第 4 颈椎棘突间及其左右旁开 2cm 处。此 3 点先以 2 寸长 28 号毫针刺入 2cm 左右，以针下有酸胀感较好，若针下有麻木感时应立即退出，调换方向后再行刺入，然后留针不动。将针刀按毫针方向刺入，刀口线与身体纵轴平行，深度与毫针相同，不能深入，以免损伤脊髓及神经，轻轻横行疏剥 1～2 刀，然后 90°调转刀口线，轻轻切割 1～2 刀即出针刀。外敷创可贴，嘱回家自行颈椎牵引，停止工作，注意休息，每周治疗 1 次。第 2 次治疗时取第 4～第 5 颈椎棘突间及其左右旁开各 2cm 处共 3 点作为治疗点。以上穴位轮流取用，10 次为 1 疗程，治疗 10 次后休息 3～5 天。直至 2008

年 10 月 2 日复诊时谓，自针刀治疗 10 次后，颈臂酸麻、疼痛等症状基本消失，但尚不能坚持工作，故又继续治疗数次。

患者 1 年多来血压一直较高，服药无效，经针刀治疗 5 次后血压降至 120～110/90～80mmHg，且一直稳定。后又以上法进行针刀治疗 5 次，颈椎病及血压均稳定。

2. 心得

延髓网状结构外侧、丘脑、大脑质中区是调节血管舒缩的运动中枢。颈性高血压的发病因素来自颈椎病（包括颈椎间盘突出等疾病）或颈椎综合征，但并不是所有颈椎有损害的患者都有高血压病的发生，只有当病损部位挤压神经、血管，使血管内压应力增强、血管外周阻力增大，才可能导致血压升高。该病例的主要症状是上段颈椎肌肉僵硬，头痛，头晕，耳鸣，颈椎第 3～第 5 椎间盘突出等。这些症状刺激颈上交感神经节，致颈内动脉神经与椎动脉神经兴奋性增高，导致丘脑缩血管中枢与网状结构外侧加压区受影响，冲动增多，血管神经降压素分泌减少，交感神经兴奋，血管痉挛，口径变小，血流阻力增大而致高血压。针刀治疗松解紧张的颈部肌肉，剥离粘连，解除了对脊神经后支的压迫和刺激，也解除或减轻了关节、软组织对交感神经纤维或交感神经干的压迫和刺激，使颈段应力和血管神经应力均恢复平衡，使血压降至基本正常。

（二十九）胃炎所致的胃痛

1. 典型病例

殷某，女，54 岁，农民，住桐乡市高桥骑塘红石桥，2007 年 8 月 6 日初诊。诉 3 年来经常出现胃脘部疼痛，胸口时有烧灼样感觉，并有食欲不振、全身乏力等症状，屡服药无效。患者体质较差，面色灰黑，痛苦面容，舌苔黄腻，脉细弱。检查：胃脘疼痛拒按，背部第 9、第 11、第 12 胸椎两侧椎旁有明显压痛。本院胃镜检查为胃窦部黏膜萎缩，浅表性胃炎。诊为浅表性胃炎。

针刀治疗：患者采用俯卧位，取背部压痛点为进针刀点。根据以上检查，压痛点为第9、第11、第12胸椎两侧椎旁，相当于华佗夹脊穴。首次选用第9～第10胸椎两侧椎旁夹脊穴为进针刀点。局部皮肤碘伏消毒后，先以2寸毫针做导针刺入1寸左右，患者觉针下有酸胀等感应时，留针不动，再以4号针刀沿毫针方向刺入，刀口线与脊柱纵轴平行，针体与皮肤垂直，深度与毫针相同，然后拔出毫针，针刀轻轻纵行剥离1～2刀即出针刀。外敷创可贴，每周治疗1次。第2次为第11～第12胸椎夹脊穴。第3次为第12胸椎～第1腰椎夹脊穴。3组穴位轮流应用，3次为1疗程。

治疗效果：治疗1疗程后，患者胃部疼痛基本消失；2疗程后，疼痛已完全消失而愈。

2. 心得

针刀医学的脊柱区带病因学认为，在脊柱区带范围内引起内脏疾病的组织器官有肌肉、韧带、关节囊、神经和骨性组织等。脊柱区带和内脏自主神经连接的主要组织结构有交通支、窦椎神经等，通过这些组织结构就会把脊柱区带内针刀治疗所产生的良性刺激信息传递到有关内脏的自主神经，从而引起内脏功能的逐步好转和痊愈。

（三十）驼背

俞某，男，52岁，农民，住桐乡市史家桥官楼村，2008年8月13日初诊。诉腰背部疼痛已有5年余，同时腰背部逐渐向前弯曲，现已不能伸直，不能进行田间劳动，走路也感到非常费力，生活上十分不便。经多方治疗，均未见效，且腰背疼痛日渐加剧，日夜不得安息，特来求治。患者面色萎黄，痛苦面容，舌苔厚腻，脉弦紧。检查：腰背不能伸直，呈120°驼背状。X线正侧位片显示：第1～第5腰椎均有严重骨刺，第10胸椎～第3腰椎有明显侧弯及前屈，并有严重骨质增生。诊为胸、腰椎严重骨质增生及骨刺，伴严重侧弯及驼背畸形。

针刀治疗：患者采用俯卧位，腹下垫棉被，在第10～第12胸椎及第1～第3腰椎每节处取上下棘突间为1点，以此为中点左右旁开约2cm处各1点（共3点），每次取2节（共6点）为进针刀点。先以毫针做导针，刺入两棘突间1寸左右，有酸胀感时留针，然后用4号针刀沿毫针方向刺入，刀口线与脊柱纵轴平行，针体与皮肤平面垂直，刺入1寸后，拔去毫针，施行纵行剥离1～2刀，然后90°调转刀口线，行横行切割1～2刀，即出针刀。胸10～腰1椎两侧，可用4号针刀刺入2/3左右，行横行剥离1～2刀，再纵行疏通1～2刀，即出针刀。腰1～腰4椎两侧应用3号针刀刺入2/3以上。除施行以上手法外，再以针刀探刺神经根，轻轻点刺之，使酸胀、麻木等感觉向下肢、臀部、大腿、小腿及足部放射为佳，但注意手法要轻而快，点刺1～2下即出针刀。手术创口敷创可贴，回家注意卧床休息，每周治疗1次，5次为1疗程。

治疗效果：经针刀治疗1疗程后腰痛等症状已有显著减轻，腰背部亦挺直得多，可达到150°。又继续治疗1疗程后，腰背疼痛基本消失，腰背部伸直达170°左右，行走亦轻快得多。患者非常高兴地说："针刀不但治好了我的腰痛，连驼背也治好了，真是非常感谢。"

（三十一）头痛

本例是在针刀治疗颈椎病的同时，治愈了患10余年的头痛。

1. 典型病例

朱某，女，51岁，桐乡市石门丝厂工人，2009年4月22日初诊。诉10余年来经常头痛，有时半夜接个电话或睡眠较差时便发作数天，喝啤酒后亦头部剧痛，不能忍受，经多方治疗无效。近3年来，经常出现颈部左侧疼痛，并放射至左肩部及左上肢，头颈部转动时，左肩臂疼痛加剧。患者形体较胖，面色微黄，舌苔白腻，舌质略绛。检查：颈部第5～第7左侧椎旁压痛明显，左侧肩部冈上窝处压痛，并放射至左上肢，左上肢上举及后伸时疼痛加剧。颈椎X线片显示：颈椎生理弧度较直，第6颈椎棘突略偏左。诊为钩椎关节向左侧方移位型颈椎病。

针刀治疗：患者采用俯卧位，颈部伸出床外，略低头，下颌抵于床沿。选第6颈椎棘突最高点，以及其左右旁开2cm处及第5、第7颈椎左侧横突端压痛处为针刀施术处。局部皮肤常规消毒后，先以2寸毫针刺入第6颈椎棘突最高点骨面后，留针不动，用4号针刀刺入，刀口线与脊柱纵轴平行，达骨面后，拔出毫针，针刀行纵行剥离2～3刀后，略提起针刀，90°调转刀口线向下斜刺，切割2～3刀后出针刀。之后在第5、第7颈椎横突端行松解剥离法，再在冈上窝处行针刀松解手术（按前述冈上肌损伤的针刀疗法治疗）。每周治疗1次。

治疗效果：至2009年5月29日第5次治疗时，患者的颈及肩臂疼痛已消失，活动功能也基本恢复正常，原来已有10余年的顽固性头痛也未曾痛过，即使饮五加皮酒多次，也没有发作过。

2. 心得

钩椎关节囊比较松弛，当颈部软组织由于慢性劳损对其的固定作用减弱后，若遇侧方外力作用，易造成椎体侧方移位，移位后可造成关节周围软组织的损伤、变性，发生瘢痕、挛缩，使椎体在异位固定下来。这种移位可将所在节段的椎动脉扭曲或挤压，影响大脑的供血量，由于脑供血不足，因而引起剧烈头痛。针刀手术能松解挛缩的软组织，刮除瘢痕，使第6颈椎恢复正常位置，使该处的椎动脉解除扭曲或挤压，并使局部血流畅通无阻，脑供血恢复正常，因而消除了头痛的根源，使患者10余年的头痛得到了根治。

（三十二）踝关节肿痛

本例是根据经络循行路线，通过刺激远道穴位治疗难治的踝关节肿痛。

1. 典型病例

徐某，男，68岁，农民，住桐乡市高桥镇骑塘，2008年6月12日初诊。诉右下肢踝关节肿胀、疼痛已有1年多，行走十分困难，经针灸、理疗、中西药物治疗，均未见效。5年前曾患肠癌，经手术治疗，现在病情好转稳定。1年前患有高血压病，血压经常在160/100mmHg左右波动。患者身材高大，形体壮实，面红耳赤，精神呆滞，舌苔黄腻，脉弦洪。检查：右踝关节内侧显著肿胀，商丘穴处压痛明显，行走困难，每一步只有半只脚掌的距离，呈现犹如脑性疾病引起的特殊的移行状态。诊为右踝关节肿胀原因待查。

针刀治疗：以局部压痛点——商丘穴作为进针刀点。局部皮肤碘伏消毒，用4号针刀，刀口线与小腿纵轴平行，针体与皮肤表面垂直刺入，深入1~2cm处有酸胀感时行纵行切割1~2刀，再横行剥离1~2刀后拔出针刀。创口外敷创可贴，每周治疗1次。经4次针刀治疗后，患者右踝关节肿胀、疼痛依然如故，步态亦丝毫未见改善。第5次治疗时，除照上述方法治疗外，加用远道循经取穴。在患者右膝关节的血海穴、阴陵泉穴刺入，待有酸麻等感应时点刺 1～2 下，并使感应向下传导至右踝关节。我认为，该病病因不明，可能为中枢性疾病，针刀治疗应该无效，故嘱咐患者下次不必再来治疗了。想不到 1 周后患者由家属陪同要求针刀治疗，其家属谓上次治疗后隔 1～2 天即见明显效果，右踝关节肿胀基本消失，行走亦恢复正常。果见患者跨大步行走，如正常人一样。再按第 5 次治疗的方法治疗 3 次而愈。

2. 心得

该例患者经 4 次局部针刀治疗后，丝毫未见疗效，我认为可能为中枢性病变导致的特殊步态，针刀治疗已无能为力，但在治疗时，还是想尽一切办法，加用了血海和阴陵泉穴，想不到竟取得了意想不到的疗效，真是柳暗花明又一村。根据针灸的经络学说，商丘是足太阴脾经，与血海、阴陵泉系同一经络，根据"经络所过，主治所在"的经络学说，针刺以上穴位能疏通本经气血，使其畅通无阻，故能取得疗效。如此，今后如遇到某些疑难杂症，也多了一种治疗方法。

灸法经验谈

灸法起源于我国原始社会。据考古证明，我国在距今 50 万年以前就已经开始用火，而火的应用，为灸法的起源提供了前提条件。《素问·异法方宜论》谓："脏寒生满病，其治宜灸焫。"说明灸法治寒性疾病较为适宜。灸法的特点，是用艾绒或其他药物放置在体表的穴位上烧灼、温熨，借灸火的温热力及药物的作用，通过经络的传导，起到温通气血、扶正祛邪的作用，达到治病和保健的目的。灸法可以治疗针刺效果较差的某些病症，或结合针法应用以提高疗效，所以是针灸疗法中的一项重要内容。

1. 艾灸的作用

（1）温经散寒：《素问·调经论》曰："血气者，喜温而恶寒，寒则泣不能流，温则消而去之。"因而，可用艾灸治疗寒邪为患，偏于阳虚诸证。

（2）温通经络、活血逐痹：可用于风、寒、湿邪所致的痹证等。

（3）回阳固脱：适用于因阳气虚脱而导致的大汗淋漓、

四肢厥冷、脉微欲绝的虚脱证，以及遗尿、脱肛、阴挺等。

（4）消瘀散结：用于乳痈初起、瘰疬、寒性疖肿未化脓者。

（5）防病保健：《千金方》指出，"凡宦游吴蜀，体上常须三两处灸之，勿令疮暂瘥，则瘴疬、温疟、毒气不能着人"。临床常灸足三里、大椎等穴，能激发正气，增强抗病能力，起到防病保健的作用。

2. 施灸的材料

施灸的材料主要是艾叶制成的艾绒。关于艾叶的性能，《本草》载，"艾叶能灸百病"。《本草从新》说："（艾叶）苦辛，生温，熟热，纯阳之性，能回垂绝之元阳，通十二经，走三阴，理气血，逐寒湿，暖子宫……以之灸火，能透诸经而除百病。"说明用艾叶做施灸材料，有通经活络、祛除阴寒、回阳救逆等作用。艾叶经过加工，制成细软的艾绒，更有它的优点：第一，便于搓捏成大小不同的艾炷，易于燃烧，气味芳香；第二，燃烧时热力温和，能穿透皮肤，直达深部。由于艾产于全国各地，价格低廉，故几千年来一直为针灸临床所采用。

3. 艾绒的制作

每年5月间，采集新鲜肥厚的艾叶，放置日光下曝晒干燥，然后放入石臼中捣碎，筛去杂梗和泥沙，再晒，再捣，再筛，如此反复多次，即成淡黄色洁净细软的艾绒。艾绒按加工（捣筛）程度的不同，分粗细几种等级，一般可根据治疗的需要选用。如直接灸要用细艾绒，间接灸可用粗艾绒。劣质的艾绒生硬而不易团聚，燃烧时常易散落而灼伤皮肤，须加注意。

一般可到中药店购买艾绒。挑选时艾绒以陈久、细软、无杂质者为好，如需直接灸而无细艾绒时，可将少许粗艾绒放在两手掌心搓捏几分钟，除去杂质，即成细艾绒。平时应将艾绒放在干燥的容器内，注意防止潮湿和霉烂。每当天气晴朗时要重复曝晒几次，以防虫蛀。

灸法的分类

灸法治疗疾病已有悠久的历史。先是单纯的艾灸，后来衍化为多种灸法，大体上可分为艾炷灸、艾条灸、温针灸、电化脓灸和天灸（药物发泡法），以及药物温和灸法（如代温灸膏）等几类。

一、艾炷灸

灸法中以艾炷灸最为常用，是灸法的主体部分。艾炷灸可分为直接灸和间接灸两种。将艾炷置于皮肤穴位上烧灼的称为直接灸，亦称"明灸"。古代所称灸法，一般多指直接灸。不直接在皮肤上施灸，而将艾炷置于姜片、蒜片、食盐或药饼等上面燃烧的称为间接灸，亦称间隔灸。

（一）直接灸

直接灸又分化脓灸与非化脓灸两种。

1. 化脓灸

又称瘢痕灸，因施灸后，局部组织烫伤产生化脓现象并遗留瘢痕故称瘢痕灸。施灸时选用比黄豆略大的艾炷，呈上尖底圆的锥形艾团。每烧尽一个艾炷，称为一壮。先将施灸部位涂上少量大蒜汁，中心撒上麝香 0.1g，上置艾炷，用线香点燃，待艾炷燃尽，用 75% 酒精棉球抹净灰烬，更换新艾炷依前法再灸。一般灸3~5壮，待所需壮数灸完后，施灸部位的皮肤要求呈黑色，达到Ⅱ度烫伤，才能达到化脓灸的标准。如未达到以上要求，则应再加灸数壮，否则不易化脓，影响疗效，但也不能过度施灸，损伤深部组织。本法施灸时产生剧烈疼痛，医者可用手在施灸周围轻轻拍打以缓解疼痛，或在施灸部位先行局麻。

灸后要用消毒酒精棉球将周围皮肤轻轻拭净，然后用清水膏药贴敷灸疤上。1星期左右施灸部位逐渐出现化脓现象。每日更换膏药1次，如脓液多，膏药应勤换，可每天1~2次，避免感染。1~2月后，灸疤结痂，痂层脱落后遗留疤痕。

我认为，化脓灸的疗效主要是穴位处的"化脓"反应起作用。较长时间的化脓属于一种慢性炎症性刺激，可通过经络的传导到达中枢神经，以激发患者自身的调控系统，提高免疫功能，修复被损伤的脏腑功能，从而达到恢复健康的目的。如何使穴位处皮肤化脓，主要是使该处皮肤达到Ⅱ度烫伤，即可达到化脓的目的。故灸后半月内应多吃一些营养较丰富的食物及发食，如雄鸡、毛鸭（未生蛋之鸭）、酒酿、鱼汤、大蒜等，以促使化脓及促使化脓期延长。有的患者灸后化脓期很短，脓液很少，施灸处疤痕不平坦而突起，则疗效较差。吃发食半月后，脓起则应忌嘴2~3月，禁食荤菜，只能吃素菜及豆制品等清淡食物，并注意身体，防止受凉，早睡晚起，避免过劳，不能熬夜，重症患者应避免房事。以上事项既能帮助患者康复，又可显著提高疗效。

化脓灸临床多用于一些慢性病及疑难杂病。如适宜于化脓灸的慢性病，以及久用他法不效的阴证有：慢性支气管炎、哮喘、肺痨、小儿发育不良、阳痿、脉管炎、痹证、强直性脊柱炎、脑震荡后遗症、月经不调、痛经、中风等。化脓灸还可以预防高血压和强身保健。

2. 非化脓灸

又称麦粒灸，采用麦粒大的艾炷直接放在穴位处皮肤上施灸，称为麦粒灸。其方法是先在穴位上涂些凡士林或用75%酒精棉球拭湿，使艾炷能黏附于皮肤上不致掉下，点火后，可依法于穴位周围轻轻拍打以减轻灼痛的感觉。因艾炷小，灼痛时间很短，约20秒钟，故患者易于接受。一般可灸3~5壮，灸后不用膏药敷贴。少灸不化脓，多灸可化脓，古书载可累计灸至百壮。常用于气血虚弱、眩晕及皮肤疣等。

我晚年每年伏天用麦粒灸灸背部大椎、身柱、神道，胸腹部膻中、中脘、气海、关元等穴，每穴灸3壮，每隔10天左右灸1次，不化脓，可起到健康保健的作用。

（二）间接灸

间接灸亦称间隔灸。间接灸根据艾与皮肤之间的衬隔物品不同可分多种灸法。

1. 隔姜灸

切取厚2分许的生姜1片，用针穿刺数孔，上置较大的艾炷放在穴位上施灸。临床可取数穴，如患者感觉灼热不可忍受时，可将姜片提起，调换穴位轮流灸治，直到所取各穴处皮肤潮红为止。隔姜灸的作用：由于生姜性温味辛，故有温中散寒的功效，更借艾火之助，可以温经行气，逐寒定痛。本法简便，易于掌握，一般不会引起烫伤，但过久或过重，可使灸处发生水泡，当需注意。可以根据病情反复施灸，对虚寒病证，如腹痛、泄泻、关节疼痛、风寒湿痹等，均可采用。

2. 隔蒜灸

用独头大蒜切成1分许厚的薄片，用针穿刺数孔，放在穴位或肿块上或未溃破化脓的脓头处，用艾炷灸之，每灸 4～5 壮，换去蒜片，每穴灸足 7 壮。因大蒜液对皮肤有刺激性，故灸后容易起泡。这种灸法，《千金方》记载可治瘰疬，《医宗金鉴》载述可治疮毒，《医学入门》谓可治痈疽肿毒，目前临床上多用来治疗肺痨、腹中积块及未溃的疮疖等。

3. 铺灸或长蛇灸

用大蒜 1 斤，除净蒜皮，在石臼中捣成蒜泥。施术时，患者取俯卧位，于脊柱正中，自大椎穴至腰俞穴铺垫蒜泥一层，约 2 分厚，2 寸宽，周围用棉皮纸封固，然后用艾炷从大椎穴到腰俞穴点火施灸，不计壮数，直到患者自觉口鼻中有蒜味时停灸。也有自大椎穴至腰俞穴遍铺一层艾绒，约 1 分多厚，1 分多宽，并放上适量麝香，在大椎穴、腰俞穴及中间同时点火，直至燃尽为止。灸后，用温开水渗湿棉皮纸周围，移去蒜泥。因蒜泥和火热的刺激，脊部正中多起水泡，灸后须休息一段时间。本法多用来治疗虚劳、顽痹、类风湿关节炎等。

4. 隔盐灸

用于脐窝部施灸。操作时用食盐填平脐孔，也可放上姜片和艾炷施灸。假如不用姜片，将艾炷直接放在食盐上灸，则食盐受火容易爆起，易引起烫伤。本法治疗急性腹痛、吐泻、痢疾、四肢厥冷和虚脱等症，具有回阳救逆的作用。如《千金方》云："霍乱已死有暖气者，灸承筋七壮。起死人……又以盐内脐中，灸二七壮。""少年房多短气……又盐灸脐孔中二七壮。"《古今录验》亦指出，"热结小便不通利，取盐填满脐中，作大炷灸，令热为度"。

其他尚有隔各种材料的灸法，如附子灸、胡椒灸、黄土灸、黄腊灸、豆豉灸、桑枝灸等，不一一详述。

二、艾条灸

（一）无药艾条灸

无药艾条灸是近代朱琏氏首创。

1. 艾条的制作方法

艾条可用手工卷制香烟的木质卷烟器略为放大后制作而成。我用 22cm 宽、30cm 长的木板 1 块，木板一端下面钉 1 条 22cm 长，2cm 宽，3cm 高的木条，再用 1 张 22cm 宽，38cm 长的牛皮纸，将牛皮纸一端，粘在钉木条的一端，牛皮纸的另一端，粘在一根直径 1cm 左右，30cm 长的玻璃棒中间。制作时将适量纯艾绒放在近玻璃棒的牛皮纸上，捏住玻璃棒两端，将艾绒用牛皮纸卷紧，再铺上 5cm 宽，18～20cm 长的桑树皮纸，自下而上将艾绒卷成条形，愈紧愈好，纸边用胶水粘固即成。

2. 操作方法

艾条灸分为温和灸、雀啄灸和回旋灸等。

（1）温和灸：将艾条的一端点燃，对准施灸部位，距 0.5～1 寸进行熏灸，使患者局部有温热感而无灼痛，一般每穴灸 3～5 分钟，至皮肤稍呈红晕为度。对于昏厥的患者和小儿等，医者可将食、中两指，置于施灸部位两侧，这样可以通过医师手指的感觉来测知患部的受热程度，以便随时调节施灸距离。掌握施灸时间，防止烫伤。

（2）雀啄灸和回旋灸：艾条一端点燃，与施灸部位并不固定在一定的距离，而是像鸟雀啄食一样，一上一下地移动，称为雀啄灸。另外，也可以均匀地向左右方向移动或反复旋转施灸，即回旋灸。

外出时如无艾条可用香烟替代。20 世纪 60 年代，我赴上海学习新针疗法，所住旅馆的服务员因受寒患胃痛，要求针灸治疗。诊见患者面色苍白，四肢较凉，舌淡苔白，脉细而软，上腹部疼痛喜按。既往无胃病史。考虑患者脾胃虚寒，治以祛寒健脾。针刺取穴：双侧足三里，刺入得气后行平补平泻手法，留针 30 分钟；腹部取上脘、中脘、建里穴。因患者腹部怕痛不敢针刺，改用艾条灸，因未带艾条，讨得香烟 1 支，点燃后在腹部穴位上轮流反复熏灸。经 1 次治疗后，疼痛立即消失，且未复发，患者感激不已。

（二）复方药物灸

复方药物灸有太乙针、雷火针、雷太针等。

1. 太乙针

（1）制法：人参 120g，参三七 240g，山羊血 60g，千年健 500g，钻地风 500g，肉桂 500g，川椒 500g，乳香 500g，没药 500g，穿山甲（土炮）240g，小茴香 500g，苍术 500g，蕲艾 2000g，甘草 1000g，防风 2000g，麝香少许，共研为末。取棉皮纸 1 层，高方纸 2 层（纸宽 42cm，长 40cm）置以上药末 21～24g，卷如爆竹式，越紧越好，外用桑皮纸厚糊 6～7 层，阴干待用。

（2）操作法：使用时将一头在酒精灯上燃着，以粗布数层包裹，趁热按熨于腧穴或患部，待冷再烧再熨，每次每穴 5～7 度（次）。治疗风寒湿痹、各种痛症，对痿证、偏枯等病也可应用。

2. 雷火针

（1）制法：艾绒 100g，沉香、木香、乳香、茵陈、羌活、干姜、穿山甲各 10g，研为细末，筛过，加入麝香少许。取棉皮纸 2 方，1 方平置桌上，1 方双折重复于上。铺洁净艾绒于其上，拿木尺等轻轻叩打使其均匀铺开，然后将药料匀铺于艾绒上，卷成爆竹状，以桑皮纸厚糊 6 ~ 7 层，外涂鸡蛋清，阴干勿令泄气。

（2）操作法：由于本法和太乙针的制法及作用大致相同，故操作方法也完全相同。如有条件，可以同时置备 2 支，当第 1 枝在熨灸时，另 1 枝可准备点燃，待第 1 枝冷却，即能迅速换上另外 1 枝，这样药力可随热力渗入肌体，加强治疗效果。

3. 雷太针

先父曾遗《针灸摘要》手抄本一本，其制法及操作法与太乙针和雷火针类似，故不再重复，因无名称，故暂称为雷太针。其灸方用药与其他两种不一样，现抄录如下：甘松 12g，苍术 18g，羌活 12g，麻黄 12g，乳香 12g，川乌 15g，甲珠 15g，丑牛 12g，牙硝 2g，独活 12g，防风 12g，秦艽 6g，丁香 10g，三棱 15g，没药 12g，全蝎 10g，樟脑 10g，草乌 15g，桂枝 12g，白术 12g，南星 12g，白芷 12g，北细辛 6g，硫黄 5g，藜芦 10g，薄荷 12g。以上共 26 味，共研细末，外加艾绒 500g。当时为 1950 年，乌镇尚有做爆竹的土作坊，将以上药末，加入适量麝香，均匀撒在平铺在桑皮纸上的艾绒上，像卷席子一样初步卷好后，再请爆竹作坊卷紧，卷成长约 40cm，直径约 3cm 的柱状体，外涂蛋清数层，阴干后从中间切开，变成 2 支备用。用时将 1 支在酒精灯上点燃后，用红布 5 ~ 6 层裹住点燃端，以绳子扎紧，隔红布熨灸穴位或疼痛处。在熨灸的同时，另 1 支已在酒精上点燃，2 支交替轮流应用。当时曾用该法配合针刺治好不少疑难病症。

三、温针灸

温针灸是将针刺与艾条灸结合使用的一种方法，即针、灸结合的治疗方法。适用于既要留针，又需施灸的疾病。温针灸

针 灸 心 语

以前称温针，民间称为热针（不用艾在针柄上烧的民间称为冷针）。自1985年高等医药院校教材《针法灸法学》才开始称温针灸疗法。温针灸盛行于江南一带广大农村。操作方法是：针刺得气后，将毫针留在适当的深度，将艾绒（如小红枣大小）捏在针柄上点燃，直到艾绒燃尽为止，可用同样的方法连续燃烧2~3次。嘉兴名老中医施延庆以前多用此法治疗寒湿、阴冷、虚弱、风湿等疾病，能提高疗效，深受群众欢迎。

我在门诊中将自制的艾条剪成1.5~2cm的长度备用。当针刺达适当深度，针下有酸胀等感应后留针，将小段艾条中心处插入针柄，离皮肤2~3cm，也可根据外界气温调节与针刺穴位处皮肤的距离（气候寒冷距离穴位处皮肤较近，气温高则距离较远），以患者能忍受，穴位处皮肤出现潮红及略有灼热感为度。针刺前要选择适当长度的针灸针，艾条要装在针柄上，切勿装在针体上，否则易下滑，灼伤皮肤。进针时不可刺入血管及骨膜。

温针灸疗法的适应范围较广，以经络壅滞不通所致的病症为宜，如走注疼痛、关节酸痛冷麻不仁等，凡属痹证、瘀证等均可适用。但急性传染病，各种热性病，以及阴虚阳亢患者，则应禁忌，孕妇及小儿慎用。温针后应避免受凉和疲劳。

温针灸治疗的原理：针刺再加上针柄上艾火的温热，更加强了针刺的作用，使患处局部血管扩张，微循环通畅，代谢旺盛。被损伤部位的韧带及周围的软组织由于营养供给充分，损伤的修补较快，内出血的吸收亦加速。同时，温针灸能加强神经系统的调节机能，阻止不良刺激向中枢传导，使患处停止恶化，中止恶性循环，使疼痛减轻或消失，因此，有好多患者针后即有舒适及疼痛减轻的情况。

234

四、电化脓灸

自 1964 年开始，我们试制成了一种简易电灸器，多年来应用于临床。经长期观察，简易电灸器疗效不逊于艾炷化脓灸，配合局麻，可大大缩短治疗时间，简化治疗程序，无痛苦，无烟雾，并可提高灸疮的化脓率。

1. 自制电灸器

电灸器系由降压装置和施灸装置两部分组成。

（1）降压装置：装一只小型变压器即可。所用的输入电源为 220 伏，输出为 6.3 伏，电流强度为 3~3.5 安培。

（2）施灸装置：用 1 根长约 10cm 的电镍丝做灸头，将其弯成螺圈状，以增加接触面积；并装置微动开关（揿压开关），以控制断续通电；然后以绝缘材料做成便于施灸的外壳（可用木头做成短手枪式样），灸头处以瓷接头联结。

将以上两部分用电线联结，用插头接通电源，即成简易电灸器。

2. 施灸方法

（1）灸前准备：灸穴一经确定，便需固定体位。皮肤常规消毒后，用龙胆紫棉签点好标记，以 2% 普鲁卡因或利多卡因做穴位处局部麻醉，每穴注射 1mL 左右，使皮肤略呈直径约 1.2cm 之圆形突起为宜，然后用毫针试刺该处皮肤而不感疼痛时，予以电灸。

（2）操作方法：电灸器接通电源后，灸头迅即烧红，如雀啄状点灸穴位处，使该处皮肤呈直径约 1cm 的焦黑色为度，再放上麝香 0.1g，然后将麝香烧尽。依法再灸他穴，一般每次灸 3~5 穴。灸时应注意控制电流，以防过度灼伤皮肉。

（3）适应证：凡适宜化脓灸的各种慢性病，以及久用他法不效的阴证，都是电化脓灸的适应证。用以冬病夏治时，以每年小暑至白露期间进行电化脓灸为宜。我早年多运用艾炷化脓灸，60年代后期使用电化脓灸，治疗慢性支气管炎、哮喘、小儿发育不良、强直性脊柱炎、脑震荡后遗症等顽固病症，取得了较好的疗效。

五、天灸

又名自灸，因其能起泡如火燎，故名为灸（严格来说，其实不能算作灸法）。

（1）毛茛灸：用毛茛叶，揉贴寸口部，经宿，令该处起泡，可治疟疾。早年我参加针灸学术会议时，听德清人民医院的丁医师讲其子经常患化脓性扁桃体炎，经当地民间医师用以上类似方法治疗，1次而愈，从未复发。

（2）斑蝥灸：斑蝥乃一种甲虫。灸治时，将斑蝥浸于醋中，擦抹患部，能治癣痒。

（3）旱莲灸：将旱莲草捣烂，敷置穴位上，使之发泡，可以治疗疟疾等病。

（4）蒜泥灸：将蒜泥贴于手太阴经的鱼际穴处，使之发泡，可治喉痹。

（5）白芥子灸：将白芥子研末敷患处，使局部充血发泡，可治阴疽、痰核及膝部肿痛。

附：药物穴位贴敷疗法

天灸法由于使皮肤发泡，刺激性较剧，大多数患者不易接受，故较少应用。而在天灸法的基础上，采用较温和的药物进行穴位贴敷疗法，易为患者接受，且疗效较好。如我的学生，桐乡市中医院副院长丁某于20世纪80年代起，在天灸疗法的启发下，应用药物贴敷疗法开展冬病夏治，疗效显著，深受患者欢迎。2006年夏季至今，来中医院进行冬病夏治的人数每年高达600～800余人。现将该疗法简要介绍如下：

（1）治疗时间：每年夏季的头伏、二伏、三伏为治疗时间，每人贴敷3次。

（2）药物组成：白芥子、甘遂、细辛、玄胡各等分。每人共使用66g，分3次，每次使用22g，研细末，以姜汁拌匀，按患者所取穴位多少，均匀贴敷。如该患者取3穴，则分3等分；取5穴，则分5等分。

（3）取穴：强壮者取大椎、膏肓。慢性支气管炎者取大椎、肺俞。哮喘者取大椎、肺俞、天突、膻中。冠心病者取肺俞、心俞、膈俞做配合治疗。（以上取穴仅作参考，可根据具体情况加减应用）

2006年10月浙江省推荐了80余项中医疗法，其中便有用天灸疗法治疗慢性支气管炎等呼吸系统疾病。

六、代（温）灸膏

还有一种代（温）灸膏亦临床应用多年，可单独应用或配合针刺治疗，疗效较好，无痛，无疤痕，应用方便，价格低廉，深受患者欢迎。

这种代（温）灸膏为湖南省湘潭市制药厂出品，是一种大小为4cm见方的胶布，药物均匀涂在胶布上。代（温）灸膏的主要药物为肉桂、辣椒等。代（温）灸膏的功能为温通经脉、调和气血、散寒镇痛，主治风寒感冒、慢性虚寒型胃肠炎、骨质增生、四肢关节冷痛、腰肌劳损等。其主治病症及贴敷取穴举例如下。

（1）风寒感冒，症见恶寒发热、头痛鼻塞、咳嗽等。

取穴：①曲池、大椎、肺俞、上巨虚。②列缺、中府、风门、丰隆。以上两组穴位交替贴敷。

（2）慢性支气管炎，症见咳嗽、痰多；支气管哮喘（三伏天贴用30天可防冬季复发）。

取穴：①尺泽、天突、大杼、魄户。②合谷、气户、肺俞、定喘。

（3）冠心病之心绞痛、心肌梗死。具有预防病情进展等作用，可做辅助治疗。

取穴：①内关、郄门、膻中、心俞。②间使、通里、巨阙、厥阴俞。

（4）防治晕车、晕船（出发前半小时贴用），亦可用于眩晕症。

取穴：内关、璇玑、上脘、神阙。

其他病症可参考针灸取穴，不一一列举。我多年来常将该灸膏作为家庭保健及外出必备之品。每逢感冒初起，自觉鼻塞、咽痛等症状时，将该膏药贴于大椎穴，只要及早贴敷，感冒症状可立即烟消云散。若消化不良、胃胀、胃痛等，将该膏药贴于中脘穴或压痛点处，以上症状亦很快消失。若小腹部疼痛、便溏等，将该膏药敷于气海、天枢、关元等穴，症状亦很快改善而痊愈。可惜近年来不知何故，已不生产。

灸治的注意事项

灸法虽能治病，但如运用不当，也有流弊。因为灸能益阳亦能伤阴，所以对阴虚阳亢和邪热内炽的疾病不宜施灸，如阴虚痨瘵、咯血吐血、心悸怔忡、肝阳头痛等，皆不可灸。此外，一切阳证和实证也不宜灸，如发热汗出、神昏谵语、中风实证、阳明胃实等也需禁忌。《伤寒论》中指出，"微数之脉慎不可灸……火气虽微，内攻有力，焦骨伤筋，血难复也"。说明灸法如使用不当，也可产生不良后果。颜面五官、阴部和有大血管的部位不宜施用直接灸。孕妇的腹部和腰骶部不宜施灸。历代文献中述及的禁灸穴位有50多个，但在临床上并不如此，不必拘泥。

施灸时应防止艾绒脱落烧损皮肤和衣物。

灸法治验录

一、慢性支气管炎

慢性支气管炎是在长期物理、化学性刺激及反复感染等综合因素下引起的一种气管、支气管黏膜及周围组织的慢性炎症。临床可分单纯型和喘息型。根据病情，慢性支气管炎可分为急性发作期、慢性迁延期、临床缓解期。本病属中医学"咳嗽""痰饮""喘证"范畴。中医认为，本病多由邪客肺系，肺失宣肃，肺气上逆所致。

我们历年来在伏针伏灸中以艾炷化脓灸治疗了多例慢性支气管炎，现总结如下。

（一）临床资料

从1961~1970年的伏天门诊中选取资料完善的患者108例，均为临床缓解期。由于当地百姓重视青少年的保健针灸，故大多数为青少年。108例中，男83例，女25例；13~15岁76例，16~20岁22例，21~50岁10例；病程2~3年者41

例，3~4年者39例，4~5年者21例，5年以上者7例；单纯型78例，喘息型30例。

以上病例均有慢性咳嗽、咳痰或伴喘息的症状，每年发病时间持续3个月以上，并连续发作2年以上。其中慢性单纯型支气管炎78例，占72.31%。病情轻者症见咳嗽，咯少量黏痰，常于冬季发作；重者咳嗽加重，痰量增多，细菌感染时痰呈脓性，肺部可闻及部位不定的粗细啰音。慢性喘息型支气管炎共30例，占28.7%，除上述咳嗽、咳痰外，尚有喘息症状，肺部可闻及喘鸣音。

（二）治疗方法

治疗原则：扶正固本，宣肺化痰。

取穴：慢性单纯型支气管炎取大椎、两侧肺俞共3点。慢性喘息型支气管炎取大椎、两侧肺俞、天突、膻中共5点。

治疗时间：每年小暑开始至白露，选择夏季天气炎热的时候，此时艾炷灸后易于化脓，且病情在缓解期，可显著提高疗效。

灸治方法：取准穴位后，用龙胆紫做好标志。皮肤常规消毒后，用2%普鲁卡因或利多卡因行穴位处皮肤局部麻醉，注射后使该处皮肤呈圆形隆起即可，然后以大蒜汁涂于局麻之皮肤上，中心撒上少量麝香，每穴用0.1g，再放上上尖下圆之艾炷1个，以线香点燃之，燃尽后用酒精棉球将灰拭尽，再换艾炷，依前法再烧，每穴至少灸3壮，灸至该处皮肤呈现焦黑色即可。如未出现焦黑色，则需再加灸1~2壮，直至出现焦黑色为度，但也不可过度灸，否则会灼伤深层组织。全部灸好后用酒精棉球将灰拭尽，立即敷贴清水膏药（中药店有售，如无也可自制），未化脓时隔天换1张，已化脓后每天换1~2张，如脓液较多，应将穴位周围的皮肤拭净，但穴位中间的脓液不能拭去。

灸后护理：灸后护理至关重要。如灸后要适当增加营养，灸后半月内每天要吃发食，如雄鸡、毛鸭、酒酿、鱼虾、大蒜等。半月后如灸处已化脓，须停止吃发食，如尚未化脓，则继续吃发食数天，直至化脓为止。灸后应避免重体力劳动，因重体力劳动可致灸处疤痕隆突，严重影响疗效，还应注意养生，早睡晚起，避免受凉，禁食烟酒等。待灸处化脓后应忌口，禁食荤腥，饮食以豆制品及蔬菜为主，严重的患者应避免房事。此阶段约为 120 天。之后灸疮结好疤痕，则应以大补为主，鸡、鸭、鱼肉均可进食。

（三）疗效标准

治愈：症状控制，观察 2 年以上无复发。

好转：症状减轻，急性发作次数减少。

无效：症状无改善。

（四）治疗结果

治愈：80 例，占 74.4%。其中单纯型 60 例，占单纯型总数的 76.92%；喘息型 20 例，占喘息型总数的 66.66%。

好转：18 例，占 16.5%。其中单纯型 13 例，占单纯型总数的 16.66%；喘息型 5 例，占喘息型总数的 6%。

无效：10 例，占 9.25%。其中单纯型 5 例，占单纯型总数的 6.41%；喘息型 5 例，占喘息型总数的 6%。

总有效率为 90.91%，治愈率为 74.4%。

（五）典型病例

刘某，女，13 岁，住桐乡市梧桐镇革一村范家埭，1961年 7 月 28 日来诊。母代诉：患儿 3 年前因受凉而感冒。症见发热，头痛，咳嗽，多痰，初为白色黏液性痰，继而变成黄色脓样痰，待发热降至正常，仍有咳嗽连连，虽服药无效，持续

3月不愈，并伴有喘息症状，天气暖和后缓解。至今已3年，患儿经常发作喘息，每年冬天连续发作2个月以上。诊见患儿面色苍白，形瘦，舌淡苔白，脉细略数，双肺下部听到哮鸣音。X片示双侧肺纹理增深。诊为慢性喘息型支气管炎。治以扶正固本，宣肺化痰，止咳平喘。取穴大椎、肺俞、天突、膻中。用2%普鲁卡因在以上穴位处行局部皮肤麻醉后，每穴中心撒上0.1g真麝香，然后用艾炷化脓灸，每穴灸3壮，灸处均出现黑色焦痕，敷上清水膏药，未化脓时隔日换1张，灸后半月内吃发食，然后忌口120天。灸后半月余，各灸疮处脓液较多，经常向外淌出，有时每天需换2张膏药，2个月后头发开始脱落，至4个月后，头发全部脱光，直至5个月，患者增加营养后，头发重新生长。自灸后患者诉咳嗽、咳痰、哮喘未再发生，病已痊愈。

（六）心得

1. 通过以上临床观察，我们以艾炷化脓灸治疗慢性支气管炎，疗效较显著，很多患者追踪观察多年未复发，值得我们对这一疗法进一步研究。

2. 针灸对慢性支气管炎各型均有效，缓解期疗效更佳。化脓灸能提高患者巨噬细胞的吞噬能力，减少血中嗜酸性粒细胞的数目，改善细胞免疫和体液免疫功能，从而起到消炎抗菌的作用。按中医"急则治其标，缓则治其本"的原则，患者在缓解期或三伏天接受穴位化脓灸，有助于慢性支气管炎的好转，预防复发，延缓阻塞性肺气肿及肺心病的发生。

3. 关于化脓灸穴位中的脓液，以往很多书上认为是无菌性化脓。近来经很多学者研究，化脓灸穴位中的脓液中有很多种类的细菌，说明外来细菌的侵害，能激发人体的免疫功能，从而帮助恢复健康。

4. 化脓灸后敷贴清水膏药，吃发食半月，忌嘴 120 天，以及相关注意事项和冬令进补，亦是化脓灸中的重要环节，如不遵守则会严重影响疗效。如有一患者灸后不贴清水膏药，而贴消毒纱布，致使灸处脓液极少，很快干燥结成疤痕，结果病情毫无改善。

5. 冬病夏治，历史悠久。桐乡市的广大百姓历来重视伏针、伏灸。这是群众性防治疾病的良好风尚，值得大力提倡，我们医务工作者应不断提高素质及医疗技术水平，进一步探索方便、价廉、无痛、无疤痕，而且疗效更好的治疗方法，以满足人民群众的迫切需要。

二、顽固性呃逆

我曾用中魁穴麦粒灸治疗癌症所致的顽固性呃逆，并刊载于《上海针灸杂志》1989 年 2 月期上。

宋某，男，63 岁，职工，住院号为 42828，入院日期为 1984 年 4 月 1 日。

发现肺癌 5 个月，4 月 11 日因呃逆不止，邀我会诊。症见患者形体消瘦，面色灰黄，呃逆频作，其声不扬，舌红光无苔，脉细如丝。治以和中降逆。

针刺内关、合谷、足三里，隔日 1 次。针刺治疗 3 次无效，呃逆仍作。

4 月 17 日四诊时，诊见患者呃逆频频，声音低微，面容憔悴，精神疲惫，病情日趋恶化，乃取中魁穴麦粒灸 3 壮，灸后顷刻，呃逆即消失。

三、胆绞痛

下例为针刺结合雷火针治愈胆囊炎的医案。

1. 典型病例

沈某，女，53 岁，住桐乡市乌镇中市帮岸上，1950 年 7 月 24 日初诊。患者诉时常发作右上腹疼痛，并放射至右肩背，已 2 年余。近半月来因劳累过度，出现右上腹绞痛伴右肩背抽痛，7 天来绞痛更剧，并有发热，体温 38℃。请当地多位名医治疗多次，治予注射青霉素及吗啡等。现虽体温已退，但右上腹绞痛依然如故。诊见患者面色萎黄，口干唇燥，呕恶时作，腹胀纳差，神烦胸闷，小便色赤，大便闭结，舌质淡红，舌苔黄腻，脉弦紧略数，右上腹疼痛拒按，阳陵泉穴下 1 寸处有明显压痛点。西医诊为胆囊炎。中医辨证为胆经湿热内盛，胆失疏泄，气机阻滞，郁火内扰。治以清肝利胆，疏泄胆道。

针刺取穴：背部取肝俞、胆俞。针刺时针尖朝脊柱方向，得气后行泻法，每穴 1 分钟左右即出针。针刺双侧阳陵泉穴下 1 寸，以及双侧太冲穴，得气后行泻法 1 分钟左右，然后留针 30 分钟。留针期间用雷太针在右侧期门穴及附近疼痛处熨灸之。经 1 次治疗后，疼痛已有减轻，3 次治疗后，胆绞痛及右肩痛已全部消失，前后共针刺及熨灸治疗 10 次，诸恙消失，胃纳增加。观察 3 年，未复发。

2. 心得

针刺及熨灸有关穴位，能疏通胆道，增加胆囊收缩，激发胆汁大量分泌，促进胆囊内病理性胆汁的排空，同时使奥狄氏括约肌松弛，使胆道通畅。此即中医认为的"不通则痛，通则不痛"。该例除了针刺外，雷太针熨灸也能使胆囊处及附近部位的微循环畅通无阻。

四、寒性腹泻

莫某，男，80 岁，住桐乡市高桥镇，2005 年 5 月 16 日初诊。诉3年前因受寒出现腹痛、腹泻，此后腹痛虽有减轻，但每日腹泻3~5次，大便不成形。曾多处求治，诊为慢性结肠炎，遍服中、西药物，仍然无效。诊见患者面色萎黄，形瘦神疲，四肢乏力，精神不振，舌质淡红，大便稀烂，腹软，脐周轻度压痛，舌苔薄白，脉沉细。此系寒邪损伤脾胃，加上年老力衰，脾阳不振，故久治不愈。治以祛寒温中，调理脾胃为主。

治疗取神阙、天枢、中脘、气海穴。在患者腹部用圆珠笔画好以上穴位标志，嘱其回家每天隔姜灸至少1次，灸至该穴处皮肤潮红为止。3个月后复诊时谓，灸后1月，腹痛消失，大便成形，每天1次，胃纳稍增。果见其面色略有红润，步履轻松，四肢有力，嘱其继续灸治一段时间以巩固疗效。

五、脑震荡后遗症

针灸疗法已有数千年的历史，但是现在很多针灸医师大多喜用针刺治疗，而较少应用灸法，殊不知灸法也有其独特的疗效。有很多顽难杂症，中、西药物及针刺治疗皆久治无效，反而灸法能治愈，甚至1次治疗即能起沉疴。我首次以电化脓灸治疗脑震荡后遗症便获得成功。

曹某，男，19岁，患有脑震荡后遗症。经针刺治疗2个月无效。家中只有母子两人，家境十分困难，后变卖房屋去上海治疗4个月，将房款全部耗尽，病情毫无好转，不得已再来本科求治。当时我也无计可施，出于对患者的同情心，采用了电化脓灸疗法，出乎意料地收到了立起沉疴的疗效，真是柳暗花明又一村。我在取得经验后，按同样的方法，运用电化脓灸治疗本病36例，现介绍如下。

（一）临床资料

脑震荡后遗症 36 例，其中男 26 例，女 10 例；年龄最小19 岁，最大 50 岁；病程最短 1 年，最长 6 年。36 例均有头部明显外伤史，以及一过性神志丧失、头痛、头晕、全身无力等症状。36 例均经过单纯针刺疗法至少 1 疗程（10 次）以上，无效后征得患者同意，改用电化脓灸法。

（二）治疗方法

必须选在每年小暑至白露的时候（最好在三伏天内），因为夏季穴位处易化脓，且化脓时间较长，有利于提高疗效。取百会穴、两侧膏肓穴。百会穴采取端坐位，膏肓穴采用俯卧位。先将百会穴处的头发剃光，然后在以上穴位处以龙胆紫棉签点好标记，立即以 2% 普鲁卡因或利多卡因做穴位处局部麻醉，每穴 1mL 左右，使皮肤呈直径约 1.2cm 之圆形凸起为宜，用毫针试刺该处皮肤不感觉疼痛时，予以电灸。电灸器接通电源后，灸头烧红，以雀啄状点灸穴位处，以穴位处皮肤出现直径约 1cm 范围的焦黑色为度（Ⅱ度烫伤），然后在每穴之焦痂上各放置麝香 0.1g，再以电灸器接触麝香，使之燃尽为度。灸后按照化脓灸的调理方法进行调理。

（三）疗效标准

痊愈：症状全部消失，恢复工作及劳动力。

好转：症状减轻，能恢复轻便工作。

无效：症状无改善。

（四）治疗结果

36 例患者经电化脓灸治疗 1 次后统计疗效：痊愈 30 例，好转 3 例，无效 3 例，有效率 91.7%。

（五）典型病例

曹某，男，19 岁，农民，住桐乡市新生乡，1969 年 1 月

22 日初诊。诉 1 年前头部被踢伤,当时昏厥半小时左右,之后出现头痛、头晕。诊见面色苍白,夜寐不宁,胃纳欠佳,少气乏力,精神萎靡,步态迟缓,声音低微,四肢厥冷,舌淡苔无,舌面光滑,脉沉细如丝。诊为脑震荡后遗症。考虑患者病久体虚,气血耗损,髓海空虚。治宜补益阳气。

针刺取百会、太阳、风池、大椎、膏肓穴,针刺后用补法 1 分钟左右即出针,不留针;针刺曲池、合谷、太溪、太冲后用补法约 1 分钟,留针半小时。隔天 1 次,10 次为 1 疗程,休息 3 天,再继续下个疗程。共针刺治疗 3 个疗程,病情毫无改善,遂赴上海求治。1969 年 7 月 23 日又来我科求诊,谓在上海多家医院治疗 4 个月后,花费巨大,但疾病仍无好转,故要求继续针灸治疗。检查其病情仍然如上,精神更加萎靡不振,全身无力,行走更加迟缓,面色萎黄,舌苔仍然光滑,脉细如丝。患者病情更加严重,我实已无他法,但在患者的强烈要求下,为其应用电化脓灸法。当时正值三伏季节,故治疗以强壮身体、补益阳气为主。取百会、大椎、两侧膏肓穴,每穴灸 3 壮。休息 4 个月后,患者面色稍红润,夜寐安宁,纳食倍增,头痛、头晕已显著减轻,体力有所恢复,能参加农村轻体力劳动。半年后诸恙消失,体力恢复,已能胜任田间轻体力劳动。观察 10 年,疗效巩固。1999 年 7 月曾随同村人来我处治病,此时距首次来诊已隔 30 年,脑震荡后遗症未曾发作过,身体一直很健康。

(六)心得

脑震荡后遗症在临诊中迁延难治,比较顽固,用化脓灸治疗,收到了较好的疗效。

上例中,患者久病体虚,髓海空虚,气血耗损,畏寒怕冷,说明阳虚较甚,故针之无效,遂用化脓灸法。百会穴位于左右大脑之中点，属督脉穴，为手足三阳与督脉之会，亦为诸阳之会，灸之能提升全身阳气，主治百病。大椎为手、足三阳与督脉之会，灸之能振奋阳气。膏肓穴属足太阳膀胱经，为四大补穴之一，主治羸瘦虚损。化脓灸灸百会穴，能改善大脑的血液循环，逐渐提高中枢神经系统的自我康复能力，达到兴奋与抑制的相对平衡；并能促进垂体激素的正常分泌，进而达到全身内分泌系统的平衡，进一步改善全身及内脏的功能，使脑震荡后遗之气滞、血瘀等日渐改善。刺激膏肓穴，能逐步达到全身强壮。化脓灸后在化脓的炎症反应期（约1月）又能激发全身的免疫系统。故两穴并灸，能治疗顽固的脑震荡后遗症。

为了减少化脓灸对穴位处的烧灼痛，我试将穴位处的皮肤局部麻醉，应用后可达到基本不痛。我自制简易电灸器已应用于临床数十年，与传统艾炷化脓灸疗效相等，且减少患者的治疗时间。因化脓灸后留有疤痕，因而取穴尽量少而精。

我素来主张针灸应向无痛、无疤痕方向发展，但对某些慢性虚弱性顽疾，遍用别法无效者，化脓灸不失为传统医疗中一种宝贵的方法。

六、扭伤

扭伤又称挫伤。本病多在运动或体力劳动时发生，大都发生于关节部，如手指、肘、腕、膝、踝等关节，患部因受到扭曲挫闪等外力后，常感压痛酸楚，或肿胀青紫，以致功能发生障碍，活动不便，甚则延久不愈。中医认为，本病多因筋脉扭曲，导致气血阻滞，脉络失和，不通则痛。

本病的主要病理变化是关节韧带的过度伸展，韧带的全部或一部分被扭伤或拉长，甚至拉断（韧带全部拉断者单用针灸治疗不能痊愈）；附近的软组织如滑液囊和肌腱等也受伤。

（一）临床资料

本病虽有伤科手术、膏药和按摩等疗法，但恢复时间较长，费用也较多。1955 年，我们在门诊用温针灸治疗扭伤 69 例，除 5 例效果不明显外，痊愈率达 93.75%，有效率达 100%。

在所治病例中，皆症见患部肿胀、疼痛，皮肤青紫色，关节虽然能够活动，但活动时疼痛且受限制，其中有一部分患者患部肿胀较轻微。64 例患者的扭伤部位为：踝关节 22 例，腕关节 17 例，指关节 8 例，膝关节 5 例，肩关节 4 例，趾关节 1 例，其他肘、髋等关节 7 例。64 例的发病时间为：1 ~ 3 天者 36 例，4 ~ 29 天者 13 例，1 ~ 3 个月者 10 例，4 ~ 12 个月者 2 例，1 年以上者 3 例。

（二）治疗方法

取穴：根据病患部位，局部或邻近取穴，以患处邻近的经穴为主，并加 1 ~ 2 处天应穴（天应穴又称阿是穴，即疼痛、肿胀处）。例如腕关节背侧韧带扭伤，则取外关、阳池、阳谷等穴；踝关节外侧韧带扭伤，则取丘墟、解溪、足临泣、昆仑等穴；踝关节内侧韧带扭伤，则取中封、商丘、太溪等穴；指关节疾患时，除取 1 ~ 2 处天应穴外，如拇、食指关节扭伤则加取合谷穴，中指关节扭伤则取大陵或外关穴，小指与无名指关节扭伤则取中渚穴或液门穴等。总之，取穴时尽量选用针刺时能使患处感到酸麻的穴位，这样效果较好。

手法：按以上方法取穴，针刺入穴位，感觉酸麻后，用劲向左或向右捻动 2 分钟左右，使酸麻感直达患处，然后留针15 分钟；再在针柄上捏上拇指大小的艾绒（亦可将艾绒剪成 1.5 ~ 2cm 长的小段，用时直接插在针柄上，这样比较简单，疗效也较好）；艾绒下端距皮肤不能太远，以 2cm 左右为宜。点燃时可先从艾绒下端燃火，这样皮肤所感受的热力要大，能尽快使该处皮肤潮红，而且效果要比一般的温针大。

针具：一般浅在的部位用 1～2 寸针较为便利。

深度：针刺深度根据穴位处肌肉的厚薄程度灵活应用。

治疗时间：以每隔 1～2 天针灸 1 次较为适宜，比较严重的患者可每天治疗 1 次，注意使患处得到适当休息。

饮食禁忌：暂忌酸、辣、酒等刺激性食物。

（三）治疗结果

经过治疗，除 5 例效果不明显外，64 例均效果显著。针灸后获痊愈的有 60 例，占有效总数的 93.75%；进步 4 例，占有效总数的 6.25%。进步的 4 例均为踝关节韧带扭伤，1 例因患者怕痛，治疗 1 次后中止治疗；2 例由于患病时间过长，其中 1 例患病时间达 5 年之久，另 1 例亦已 1 年余，2 例各针灸 4 次未获痊愈；还有 1 例因第 1 次治疗后即过多行走，未连续治疗，前后共断续治疗 3 次，亦未痊愈。在治疗过程中，有较多患者在治疗前疼痛难忍，针毕即觉得疼痛大为减轻。有数例经伤科多次治疗，未能痊愈，经针灸治疗后很快收效而获痊愈。

在使用温针灸有效的 64 例中，经过 1 次治疗者共 39 例，其中痊愈者 38 例，占 59.38%，进步者 1 例；经过 2 次治疗者共 13 例，其中痊愈者 13 例，占 20.31%；经过 3 次治疗者共 6 例，其中痊愈者 5 例，占 7.8%，进步者 1 例；经过 4 次治疗者共 4 例，其中痊愈者 2 例，占 3.13%，进步者 2 例；经过 5 次治疗者共 2 例，其中痊愈者 2 例，占 3.13%。

（四）典型病例

例 1 黄某，男，20 岁，中学生，门诊号 22788，住桐乡梧桐镇财神弄 2 号，1954 年 11 月 27 日初诊。诉 1 年半前因踏高跷不慎跌伤致右踝关节前外侧疼痛、肿胀，久行更剧，不能跑步，右足跟部若久行也觉酸痛。检查：右踝外侧轻度肿胀，关节、骨骼位置正常，关节活动受到限制。诊为右踝关节外侧副韧带扭伤。用温针针刺右侧昆仑、足临泣、天应穴，捻转 1 分钟后留针 10 分钟；然后针刺左侧昆仑、太溪，捻转 1 分钟即出针。11 月 29 日复诊时诉肿胀及疼痛均有减轻。仍取前穴而愈。半年后其母谓，其子自治疗后疼痛及肿胀全部消失，行走已无影响，至今未曾复发。

例 2 沈某，女，21 岁，干部，公费号 574，1955 年 2 月 7 日初诊。1 日前因行走不慎跌仆，致右踝关节肿胀、青紫、疼痛，行走时疼痛更剧，故来本院门诊就诊。检查：右踝关节肿胀且皮肤青紫，关节活动大受限制，行走不能用力，略跛足。诊为右踝关节扭伤。温针针刺右侧解溪、昆仑、太溪、丘墟、中封、绝骨穴，重刺激，捻转 1 分钟，留针 15 分钟。术中，患者感患处酸麻难忍。3 天后复诊时诉右踝部肿胀及酸麻大为减轻。仍取前穴，因膝部亦觉酸痛，故加膝眼、解溪、中封、照海、三阴交穴。针后数天肿胀及疼痛均消失而痊愈。追踪观察 1 年，未复发。

例 3 王某，男，24 岁，干部，公费号 648，1955 年 2 月 26 日初诊。1 日前工作时突然出现右膝关节脱位，不久自行回复，但右膝随即肿胀，疼痛难忍，不能行走，经濮院某伤科医师检查，右膝关节位置正常，故给伤药 2 包。次日，患者来我院诊治。检查：右膝中度肿胀，拒按，弯曲则疼痛难忍，不能用力，关节位置无异常。诊为右膝关节内外侧及前后缘等韧带和软组织扭伤。当针刺右侧膝眼、曲泉、委中、阳陵泉穴，针刺入后行较重捻转 1 分钟，留针 10 分钟，并用温针疗法。1

天后患者诉疼痛略有减轻，右膝关节略能弯曲，仍取前穴。2月28日右膝已能勉强伸直，能下床小便。再针前穴，治疗后肿已退十分之七，能缓步慢行出院。继续上述治疗，经5次针灸后，肿胀已完全消失，行走如健康人一样。

七、红斑性肢痛症

红斑性肢痛症是自主神经系统疾病。其临床症状可见于各个年龄组，无性别差异。一部分患者在寒冷的冬季发病，气温转暖后自行好转。本病多缓慢起病，但也可突然发病。初起为局限性肢体远端（足底或手掌）的发作性烧灼样疼痛，患处皮肤发红、发热、肿胀、出汗，局部血管搏动增强，之后疼痛可扩及整个肢体，多数在晚间发作，每次发作历时几分钟至数小时，各次发作间隙仍有局部麻木、疼痛感。引起血管扩张或充血的各种因素，如局部加热、温暖的环境、运动、站立，甚至肢体的下垂等，均可导致疼痛的加剧。休息、冷敷、抬高患肢或裸露在被窝外，则可使症状减轻。患肢不发生营养障碍。本病根据典型的临床表现不难诊断。需考虑与肢体的慢性炎症、多发性神经炎及真性红细胞增多症相鉴别。

红斑性肢痛症临床较为少见，该病的发生与外界气候似有较大关系（如大多在冬季发病）。故根据上述分析，该病类似中医学中"血痹"类。如《素问·五脏生成》云："卧出而风吹之，血凝于肤者为痹。"张路玉《医通》注解曰："血痹者，寒湿之邪，痹着于血分也。"本病系寒邪乘正气虚弱之际，由腠理侵入所致。寒邪凝于经络，使阴阳失和，寒极则热，因而症见皮肤发红、潮热等；由于经络气血流通不畅，血不流通而凝滞成痹，不通则痛，因而该病疼痛甚剧。由于"风伤卫，寒伤营"，故治疗取穴以厥阴、太阴、少阴三经的穴位为主；

又由于其阴阳失和，故适当取足阳明、足少阳之经穴，以调和阴阳、疏通气血、扶正祛邪，因而能治愈该病。

（一）治疗方法

主穴：三阴交、太溪、太冲。

备用穴：复溜、内庭、行间、解溪、丘墟、中封、侠溪。

手法：一般均用泻法，体质较弱者可用平补平泻法，并留针 10 ~ 15 分钟，同时在针柄上燃艾条一小段，约 2cm 长。

治疗时间：一般隔天 1 次，病情严重者可以每天 1 次，一般经 3 ~ 7 次温针灸治疗后可痊愈。

禁忌及注意事项：忌酸、辣、酒等刺激性食物，并注意适当休息，不宜过度疲劳，避免受凉。

（二）典型病例

例1　张某，女，44 岁，桐乡灵安小学教师，门诊号 6848，1962 年 12 月 11 日初诊。患者自诉两足趾发热、疼痛已 7 年，4 年来疼痛加剧。每逢冬季，两足趾呈发作性针刺样疼痛，夜间在被窝内温热后更易发作，发作时局部皮肤潮红、发热等。1959 年冬季在浙江医科大学附属第二医院就诊，诊断为红斑性肢痛症。经红外线照射及蜡疗等治疗后，症状消失，到次年冬季两足趾端疼痛仍然如故。近 10 余天诉疼痛加剧，夜间不能入眠，步行稍多亦感困难，不能坚持工作。在当地医疗单位注射及内服止痛剂，均未见效，即来我院门诊治疗。患者痛苦面容，发育正常，营养中等，心肺正常，肝脾正常，脉弦细，苔薄白。检查：发作时两足趾端皮肤潮红微热，足踝关节活动无障碍，两足着地时疼痛加剧。取穴：①三阴交、太溪、太冲；②复溜、太溪、内庭、侠溪。以上穴位轮流针刺，并用温针法，每日针刺 1 次。经 4 次治疗后，患者疼痛显著减轻；7 次治疗后，除两足端尚有轻度麻木外，疼痛已消失，即使在温暖的环境里也未曾复发。追踪观察 10 余年，仍未复发。

例2　陈某，女，47 岁，门诊号 24861，1962 年 12 月 6 日初诊。诉双下肢足背、足趾阵发性疼痛，伴轻度肿胀已 7 天，尤以夜间在被窝内温热后，两足趾端便发作抽搐性刺痛，痛势甚剧，不能忍受，必须起床将两足浸在冷水中，待两足发凉后，疼痛才减轻。每夜要浸 2～3 次，致数夜不眠，疲倦痛苦不堪。追溯病史，患者 1 年前冬季曾有同样的病史发作，但症状甚轻，只需将足露在被窝外面疼痛即消失，2～3 个月后未经治疗而愈。诊为红斑性肢痛症（发作期）。取三阴交、太溪、太冲、侠溪、内庭穴，用温针法。经 2 次治疗后疼痛减轻。至 12 月 12 日第 3 次治疗后两足疼痛显著减轻，夜间已不需浸冷水，但有时仍影响睡眠，行走时也略有疼痛。经 12 月 14 日第 4 次治疗后，两足疼痛完全消失。3 个月后随访，病已获痊愈，观察 1 年未复发。

例3　姚某，女，青年。诉起病已 3 个月，觉双足趾发热、疼痛，尤其在被窝内温热后，疼痛更加剧烈，要将双足伸出被窝外冷却（室温-2℃～-3℃）或用冷水浸之，疼痛才能缓解，服中西药物治疗无效。检查：十趾潮红，以手按之觉趾头发热，舌苔薄白，舌质淡红，脉弦略数。我起初认为是热邪侵袭所致，故不用温针灸治疗，而取三阴交、太溪、太冲穴，用平补平泻法 1 分钟，留针 30 分钟。隔日 1 次，连续针刺 3 次，病痛依然如故。第 4 次改用温针灸治疗。第 5 次来诊时患者谓，上次治疗后当晚足趾疼痛基本消失，皮肤也不再潮红。

按：根据此例我感悟到，本病乃因足三阴经受寒邪侵袭所致。由于寒邪较甚，导致寒极必热，故病变表现为足趾潮红，遇热则痛等热象，实属真寒假热之证，故用温针灸疏通足三阴经经气，切中病机，故而能收效迅速。以上情况我曾在同一患者身上做过自身对照，首先不用温针灸治疗 2~3 次，均无效，改用温针灸后治疗 1 次，便有显著疗效。我曾试验 10 例，无 1 例不验。

例4　陈某，女，22 岁，教师，门诊号 24994，1962 年 12 月 12 日初诊。患者诉两足趾端及足背部发作性疼痛伴肿胀 1 周。检查：体温 36.4℃，两足背及足趾肿胀，有压痛，肤色潮红，跖侧有点状红斑，其他无特殊。既往有同样的病史，第一次发作在 1956 年 12 月，第二次发作在 1959 年冬天。此次发作尤甚，剧痛难忍，严重影响工作和生活。诊为红斑性肢痛症（发作期）。给予温针灸治疗，每天 1 次。2 次治疗后，疼痛明显减轻，共经 12 次治疗而愈。1973 年 7 月函访，诉此后 10 余年未复发，仅去年冬天偶有微痛，但不影响工作和生活。

例5　朱某，男，27 岁，教师，门诊号 32034，1963 年 8 月 3 日初诊。患者诉 1957 年寒假发病，此后每逢冬天复发。发作时，两足趾疼痛，脚底及趾端发热，发红，稍肿，夜间两足在被窝内疼痛加剧，露出被窝外疼痛减轻，脚下垂时疼痛增剧，平卧减轻，患部皮色变深。经多次治疗无效，此次趁暑假来县学习的机会，来我院门诊求治。根据患者所述病史及体征，诊为红斑性肢痛症（缓解期）。给予温针灸治疗，每年暑期治疗 1 个疗程（10 次），连续 3 年。第 1 个疗程后，冬天再次发作时疼痛减轻，不服止痛片能忍受。3 个疗程后，疼痛缓解，疾病基本治愈。8 年后随访，诉有几年冬天患部曾感到有些发胀，稍微发红，但无明显疼痛。

（三）心得

1. 红斑性肢痛症的病因至今尚未完全明了。中医学认为，本病为寒湿之邪乘虚袭腠理而入经络，遂使气血不畅、阴阳失和，从而出现寒极则热（皮肤发热、肤色潮红），滞而成痹，不通则痛（趾端疼痛）。我们运用温针灸治疗，起到疏通气血、协调阴阳、祛邪扶正的作用，从而收到较为满意的疗效。

2. 在治疗的病例中，曾遇到 1 例在红斑性肢痛症缓解期间进行治疗，其效果虽比发作期差，但治疗后亦没有典型再发，仅在冬天偶有患部发胀感和肤色潮红。提示本病在缓解期施以温针灸治疗，有防止再发或减轻病情的作用，但观察例数太少，有待今后进一步观察和总结。

3. 我们也曾做过将患足浸入一定温度的水中测定皮肤临界温度的实验，认为在一般或稍烫的热水中（33℃ ~ 38℃）洗足而不痛，症状消失，即为临床治愈的标准。以此标准来观察，温针灸治疗的近期疗效颇显著，远期疗效也较满意，因此得出了温针灸疗法适宜于本病的结果。

拔罐法

"拔罐法"又称吸筒疗法，清代赵学敏称之为"火罐气"，民间俗称"拔火罐"。拔罐法初起可能施于外科，治疗痈疽排脓，当时用牛角磨成筒形吸之，故又名角法。本法首见于晋代葛洪的《肘后方》，其后唐代的《外台秘要》及历代各家的文献中亦有记载。由此可知，这种方法在我国古代流传十分广泛，是中医学中一种富有悠久历史的医疗方法。

一、火罐的种类

火罐的种类有竹罐、陶罐、玻璃罐、抽气罐、铜罐和铁罐（易烫伤，目前应用已较少）。

二、吸拔方法

（一）火罐法

火罐法是指利用燃烧时火焰的热力，排去空气，使罐内形成负压，然后将罐吸附在皮肤上。火罐法有以下几种方法。

1. 投火法

用小纸条点燃后，投入罐内，不等纸条烧完，迅即将罐罩在应拔的部位上，这样纸条未燃的一端向下，可避免烫伤皮肤。

2. 闪火法

用长纸条或用长镊子夹酒精棉球点燃后，在罐内绕一圈再抽出，迅速将罐子罩在应拔的部位上，即可吸住皮肤。如需吸力较大时可选用大口玻璃瓶，瓶口须光滑，左手持瓶，瓶口向下，右手持打火机，火焰对准瓶口中间燃烧数秒钟，左手觉瓶子有温热感时，迅速将瓶子叩在应拔的部位上。

3. 贴棉法

用1cm见方的棉花1块，不要过厚，略浸酒精，贴在罐内壁上中段，用火点燃，罩于选定的部位上，即可吸住皮肤。

4. 架火法

用1个不易燃烧及传热的块状物，直径2～3cm，放在应拔的部位上，上置小块酒精棉球，点燃后将火罐叩上，可产生较强吸力。

（二）水罐法

一般应用竹罐。先将罐子放在锅内加水煮沸，也可将配制的药物装入布袋，扎紧袋口，放入清水煮至适当浓度，再把竹罐投入药汁内煮15分钟。使用时将罐子用镊子夹出，甩去水液或药液，或用折叠的毛巾紧扣罐口，乘热按在皮肤上，即能吸住皮肤。

常用的药物处方：麻黄、蕲艾、羌活、独活、防风、秦艽、木瓜、川椒、生乌头、曼陀罗花、刘寄奴、乳香、没药各6g。

（三）抽气法

先将青、链霉素等废瓶磨制成的抽气罐紧叩在需要拔罐的部位上，用注射器通过橡皮塞抽出瓶内空气，使产生负压，即能吸住皮肤。或用抽气筒套在塑料杯罐的活塞上，将空气抽出，即能吸住皮肤。

三、各种拔罐法的运用

临床上，拔罐法的应用有单罐、多罐、闪罐、留罐、推罐、针罐、刺血（刺络）拔罐等。

适应范围：拔罐法一般适用于风湿痛、腹痛、胃痛、消化不良、头痛、高血压、感冒、咳嗽、腰背痛、月经痛、目赤肿痛、毒蛇咬伤及丹毒、红丝疔、疮疡初起未溃等。我曾应用火罐法结合针刺治疗顽固性荨麻疹取得了较好疗效。

拔罐法在下列情况下不宜使用：高热、抽搐、痉挛等，皮肤过敏或溃疡破损处，肌肉瘦削或骨骼凹凸不平及毛发多的部位，孕妇腰骶部及腹部等均须慎用。

四、注意事项

1. 体位须适当，局部皮肤如有皱纹、松弛、疤痕凹凸不平及体位移动等，火罐易脱落。

2. 根据不同部位，选用大小合适的罐。应用投火法拔罐时，火焰须旺，动作要快，罐口向上倾斜，避免火源掉下烫伤皮肤。应用闪火法时，棉花球蘸酒精不要太多，以防酒精滴下烧伤皮肤。用贴棉法时，须防止点燃的棉花脱下。用架火法时，扣罩要准确，不要把点燃的火架撞翻。用煮水罐时，应甩去罐中的热水，以免烫伤患者的皮肤。

3. 在应用针罐时，须防止肌肉收缩，发生弯针，并避免将针撞压入深处，造成损伤。胸背部腧穴均应慎用。

4. 在应用刺血拔罐时，出血量须适当，每次出血总量成人以不超过 10mL 为宜。

5. 在使用多罐时，火罐排列的距离不宜太近，否则皮肤被火罐牵拉会产生疼痛，同时罐子互相排挤，也不宜拔牢。

6. 在应用走罐时，不能在骨突出处推拉，以免损伤皮肤，或火罐漏气脱落。

7. 起罐时手法要轻缓，用一只手抵住罐边皮肤，按压一下，使气漏入，罐子即能脱下，不可硬拉或拖动。

8. 拔罐后针孔如有出血，可用干棉球拭去。一般局部呈现红晕或紫绀色（瘀血），为正常现象，会自行消退。如局部瘀血严重者，不宜在原位再拔。如留罐时间太长，皮肤会起水泡，小的不需处理，大的可用针刺破，流尽泡内液体，涂以龙胆紫药水，覆盖消毒敷料，防止感染。

五、临床应用

我院门诊自 1995～2006 年之间用拔罐法治疗顽固性荨麻疹 4 例。这 4 例均为经沪、杭等地大医院的著名专家较长时期治疗而无效者，经应用针刺加拔火罐治疗，均迅速见效，且疗效巩固，治疗后无 1 例复发。

（一）一般资料

4 例中男 2 例，女 2 例；2 名男性患者为初中学生，均为 14 岁，女性患者中 1 名为 12 岁，另 1 名为 45 岁。

（二）治疗方法

取穴：主穴取神阙穴。配穴取：①曲池、手三里、合谷；②足三里、上巨虚、下巨虚。配穴须轮流应用。

治疗：嘱患者平卧于诊察床上，暴露神阙穴，选用大口玻璃罐头瓶 1 个，用闪火法迅速叩在神阙穴上，留罐 15～30 分钟，最好待罐内皮肤呈紫色时取下火罐。针刺取穴以上述①②组穴位轮流应用。皮肤常规消毒后，以 2 寸长不锈钢针依次刺入上述穴位 1～1.5 寸，用慢插急提强刺激手法以泻其邪，运针 1 分钟左右，留针 30 分钟。每日或隔日 1 次，10 次为 1 疗程。

（三）治疗结果

经 1～2 个疗程的治疗，症状全部消失，全身无不适感，且无复发为痊愈。本组 4 例患者经 1～2 个疗程的治疗，均达痊愈标准。

（四）典型病例

例 1　徐某，男，14 岁，中学生，住桐乡市梧桐镇，2006 年 3 月 27 日门诊。母代诉：其子 3 个月来出现全身皮肤瘙痒。先以两上肢内侧瘙痒难忍，继而两大腿内侧及肚脐部出现大片风团，伴腹痛频发，心烦欲吐，严重影响学习，曾赴杭州及上海市华山医院等大医院多次治疗，均未见效。由于应用激素等药物治疗，服药当时虽略有减轻，日久症状逐渐加剧，全身瘙痒更甚，腹痛阵阵，胃纳减退。诊见患者面色较苍白，全身上下呈红色大片风团，以上、下肢内侧及肚脐部为甚，舌苔薄白，舌质略绛，脉略弦数。诊为荨麻疹。系患者腠理空虚，风湿之邪乘虚而入，遏于肌表，久而化热，发为风疹。治以疏风、清热、凉血。治疗：取神阙穴，用闪火法拔火罐，留罐 30 分钟；与此同时，取上述配穴轮流针刺治疗，用慢插紧提泻法约 1 分钟，留针 30 分钟。经 1 次治疗后，患儿腹痛、发疹等症状显著减轻。3 次治疗后，患者不适的症状及疹块全部消失而愈。随访 2 年余，疗效巩固。

例 2　王某，女，45 岁，住桐乡市梧桐镇，某丝线厂厂长，1995 年 3 月 5 日初诊。诉 3 个月来全身发风疹块，除面部及两手外，遍布全身，奇痒无比，伴有腹痛，入夜尤甚，经本院及皮肤病医院等处多次治疗，病情尚无好转。诊见患者面色焦躁，心烦欲吐，除头面部及两手外，全身都有疹块，尤以脐周较甚，舌红苔腻，脉弦略数。诊为荨麻疹。考虑此乃患者体质较弱，湿热之邪郁于肺、胃二经，遏于皮部，不得宣泄。治以疏表、清血、凉血、通调肺、胃二经。治疗：取神阙穴，用闪火法拔火罐，留罐 30 分钟，同时针刺双侧曲池穴及双侧足三里穴，隔日治疗 1 次。经 1 次治疗后，病情大有好转，发疹及腹痛显著减轻。从第 2 次开始，不再拔火罐，单用针刺双侧曲池、足三里穴，仍用泻法，留针 30 分钟。经 4 次治疗后，诸恙消失，又巩固治疗 3 次，疾病痊愈。2006 年 10 月 29 日电话随访，谓自治愈后未再发作。

（五）心得

荨麻疹，中医称之为"瘾疹""风疹块"。本病多因风热之邪袭表，或因肠胃积热不能外达，留于肌表而发此病。治疗本病采用神阙穴拔罐，意在引肠胃积热外达于表；再则神阙穴拔罐后可有局部皮下出血，而瘀血吸收的过程有如自血疗法，能起到脱敏作用。曲池穴属手阳明大肠经，与手太阴肺经相表里，肺主皮毛，故针刺曲池穴对皮肤病证有较好的治疗作用。《马丹阳天星十二穴治杂病歌》中云，"曲池拱手取，曲肘骨边求……遍身风癣癞，针着即时瘥"。针刺曲池穴还有清泄大肠瘀热之功效。针刺足三里能清理肠胃积热，通调阳明经气。上述针刺与拔火罐相结合，对治疗荨麻疹有非常显著的疗效。

2008 年我们曾用针刺结合拔火罐法治疗 2 例患顽固性荨麻疹的患者。1 例为男性，50 余岁，因患者腹肌瘦而薄，腹部拔罐后，未出现皮下出血及青紫现象，治疗 4 次后无效而放弃治疗。另1例为30余岁的女性患者，腹壁脂肪较厚，拔罐后亦未出现皮下出血及青紫，经针刺治疗数次，开始症状有所改善，不久病情又反复而中止治疗。从以上2例的情况来看，神阙穴拔罐有无皮下出血对疗效有很大的影响，拔罐后皮下有青紫现象则疗效较好，否则疗效较差。

专病论治

甲状腺疾病

甲状腺肿、甲状腺亢进症

（一）概述

正常的甲状腺分左右两个侧叶及峡部，重20～25g，位于气管前下方，腺后有甲状旁腺4枚及喉返神经，腺外有薄纤维性包膜，部分伸入腺内形成假小叶。甲状腺的血液供应共有上下左右4根动脉，甲状腺左右上动脉源于颈外动脉，左右下动脉源于锁骨下动脉，血供颇丰富。每克甲状腺组织每分钟的血流量为4～6mL，较肾脏还多，当甲状腺功能亢进时血流较正常时增加数倍。甲状腺腺体的神经支配有两种，交感神经来自颈交感神经节及星状神经节，副交感神经纤维经喉返神经及咽上神经进入腺体。腺内神经分布于包膜及缠绕于动脉血管外，在腺泡周围形成网状结构。正常腺体质似软象皮，有大小不等的腺泡，内存胶质。腺泡外有网状结构组织，与神经及血管相交织；泡间有淋巴细胞及大吞噬细胞。

甲状腺的主要功能是将碘化合物合成甲状腺素，进入体液后影响全身组织的氧化过程，故与碘代谢有密切关系。甲状腺激素的合成受脑垂体促甲状腺激素的调节。近年来发现，甲状腺内尚有发源于腮弓细胞的"G"细胞，可分泌降钙素，参与钙磷代谢，能使血钙降低。此激素不受促甲状腺激素调节而由体液中的钙离子调节。

甲状腺激素的合成和释放等过程受神经及下丘脑分泌的促甲状腺释放激素和促甲状腺激素的控制和调节。反之，促甲状腺激素释放激素及促甲状腺激素又受甲状腺激素的反馈抑制而将下丘脑—垂体—甲状腺轴维持于生理状态。如当甲状腺激素不足时，则对下丘脑及垂体的抑制作用减弱，促甲状腺激素释放激素及促甲状腺激素分泌增多。由于这种下丘脑—垂体—甲状腺之间的反馈作用，使机体的生长、发育、遗传等代谢过程有所调节，以适应外界复杂环境之变迁，当达不到上述生理上的动态平衡时，甲状腺就会发生疾病。

公元前3世纪，《庄子》一书中已有关于"瘿"（即甲状腺肿）的记载，历代中医文献中也记载了较多关于中医药治疗该病的论述，但未见有针刺治疗甲状腺肿的记载。

（二）针刺疗法

1969年夏季，我院针灸科门诊接待了一位26岁的来自乌镇陈庄的农村姑娘。诉颈部脖子粗大已1年余，平时食量较大，但全身乏力，同时伴有心悸、焦虑、失眠、多言、多虑、易激动、思想不集中、性情急躁等。患者面色较潮红，呈焦急状态，脉弦数。呼吸25次/分钟，脉搏108次/分钟。检查：两侧甲状腺对称，呈弥漫性中度肿胀，质软，未触及结节或硬块，吞咽时甲状腺随舌咽上下移动，双手平行伸出现细微震颤。诊为甲状腺肿伴甲状腺功能亢进症。治以调节甲状腺功能，使其尽量减少甲状腺激素的分泌。

针刺取穴：①人迎、尺泽、足三里；②水突、合谷、三阴交。采用 2 寸长 30 号不锈钢针，人迎、水突刺入 1 寸左右，针刺得气后在原处行较轻微震颤补法，约半分钟后出针；四肢的穴位刺入得气后行平补平泻法，每穴施行手法 1 分钟左右，留针 30 分钟。以上两组穴位轮流取用，隔日 1 次。经治疗 6 次后，患者症状丝毫未见改善。我当时思考，甲状腺肿的外科手术是通过切除甲状腺腺体的一部分，从而促使甲状腺激素分泌减少，达到缓解甲亢的症状。我是否可以应用较长、较粗之针，刺入甲状腺腺体后向多个方向反复多刺几下，破坏部分甲状腺腺体，以达到减少甲状腺激素分泌，逐步减轻甲亢症状的目的。故自第 7 次开始，针刺人迎、水突穴均用 28 号 3 寸长针，垂直于皮肤刺入 2～2.5 寸，得气后使酸麻感达手臂或胸部，然后提针至皮下，与皮肤成 15°～30°角刺向肿胀的甲状腺腺体，朝不同的方向深刺 2～3 寸。针刺用单刺法，不捻转，即刺入一个方向后即退回至皮下，换一个角度与方向再刺一下，如此重复 2～3 次即出针，出针后立即以消毒棉球按压针孔，以防出血。四肢穴位的针刺手法及留针时间同前不变。隔日复诊，脉搏从 108 次/分钟减少到 103 次/分钟，呼吸亦略减少至 22 次/分钟。又经过 4 次治疗，每次脉搏与呼吸都逐步减少，待脉搏降至 80 次/分钟，呼吸达到正常时便不再减少，与此同时，甲亢症状亦逐步改善。经过 3 个疗程的针刺治疗，患者的甲状腺肿胀全部消退，甲亢症状亦全部消失。

针刺治疗甲状腺肿胀应该先排除恶性病变。如检查时摸到硬性结节性肿胀或肿瘤时建议到专科医院做进一步检查，如未查清，禁忌针刺。如扪到较小的囊肿（如小指头大），质软，有波动感，考虑为良性肿胀，则针刺治疗疗效较好。我曾治疗

1 例患者，甲状腺肿大如乒乓球，质感中等，经针刺试治 5 次无效，后转外科手术切除。针刺治疗以青春型、弥漫性甲状腺肿伴甲亢者效果较好，但大多数见效较慢，多经过 2～3 个疗程才见效。年龄较大，病程较长者，治疗时间也相应延长。有些患者在治疗 2～3 个疗程后未见甲状腺的明显改变，但休息一段时间后，甲状腺肿胀就逐渐消失了。如患者陆某，女，32岁，双侧甲状腺明显肿胀伴甲亢已 2 年，经用多刺法针刺治疗 3 个疗程，甲状腺肿及甲亢均未见改善，赴新疆 1 年余后再回桐乡，特地向我当面致谢，诉甲状腺肿胀已全部消退，甲亢症状亦全部消失，身体恢复健康。另 1 例患者王某，女，22 岁，2001 年因患甲状腺肿大来院针刺治疗 1 疗程，后终止治疗随爱人至海南岛，1 年后回桐乡治疗双膝关节疼痛时谓甲状腺肿等症状已痊愈。故用多刺法针刺治疗甲状腺肿伴甲亢疗效显著，远期疗效亦巩固，临床应用至今已有 40 多年，从未出现不良反应，安全可靠，适宜推广应用。

（三）临床资料

自 1969～1992 年，我们在门诊用多刺法针刺治疗甲状腺亢进症（以下简称甲亢）62 例，现简单介绍如下。

62 例甲亢患者中，男性 1 例，女性 61 例；年龄最小者 10岁，最大者 63 岁，20～40 岁者 40 例；病程 4 个月以内者 12例，3 年以内者 42 例，8 例不详。

对照组：初诊时，从心率超过 100 次/分钟的甲亢患者中随机抽出 10 例做对照组。

（四）诊断标准

由于我院尚未开展对甲状腺的实验室检查，故只能参考院外检查，并根据患者颈围、肿块大小及心率等做出诊断。

颈围及肿块测量：颈围最小为 26.1cm，最大为 34.2cm，一般在 30 ~ 36cm；肿块最小为 3cm×4cm，最大为 8cm×6cm，一般为（5 ~ 6）cm×（3 ~ 5）cm。

患者先平卧休息 15 分钟，然后测心率，最低 90 次/分钟，最高 135 次/分钟，一般在 95 ~ 120 次/分钟。

62 例甲亢患者均不同程度出现急躁易怒、多汗、心悸、气促、头晕、头痛、颈部不适、饥饿、口干、乏力、热感、尿频、震颤等症状。

（五）治疗方法

取穴：主穴取人迎、水突；配穴取尺泽、内关、合谷、足三里、三阴交。每次取主穴 1 个，配穴上下肢各 1 个。

针刺方法：患者仰卧，枕头垫于颈下，头部略倒垂，以暴露颈部，用 3 寸长 28 号针或 30 号针。主穴先垂直刺入 1 ~ 2.5 寸，待酸麻等感应达手指或者放射到胸部及头部后，即提针退至皮下，然后以 30° ~ 40° 角向同侧甲状腺刺入 1/2 或 2/3，再提针至皮下，改变方向后向甲状腺刺入，如此反复提插 4 ~ 5 次即出针。待心率减少至 80 次/分钟以下时，每次治疗时提插改为 1 ~ 2 次。配穴每次刺入后用拇指向后小幅度捻转半分钟左右，并留针半小时。隔天 1 次，10 次为 1 个疗程。

对照组：治疗时，主穴刺入 1 ~ 1.5 寸，使局部酸麻即出针，不向肿块方向反复提插。

（六）疗效标准

基本痊愈：肿块与一般症状消失，心率在 80 次/分钟以下。

显效：肿块基本消失或平软，症状大部分减除，心率在 85 次/分钟以下。

好转：肿块缩小，症状改善，心率在 90 次/分钟以下。

无效：各项症状起伏不稳。

（七）治疗结果

疗效与针刺次数的关系：针刺 10 次以内见效者有 53 例，占 85.4%。

心率：对照组的 10 例在治疗 6 次后，只有 1 例心率下降至 95 次/分，其余 9 例无效；而治疗组中随机选取 10 例在治疗 6 次后，除 2 例心率未减少，其余 8 例心率均有不同程度下降。对照组针刺治疗 6 次后，主穴均改用多刺提插法，经 3 次治疗后，有 7 例出现心率明显减少 10~20 次/分钟。

疗效分析：62 例甲亢症患者中，基本痊愈 43 例，占 69.37%；显效 9 例，占 14.5%；好转 8 例，占 12.9%；无效 2 例，占 3.2%。总有效率达 96.8%。基本痊愈的患者中有 12 例追踪观察 10 年以上，无 1 例复发，疗效稳定。

（八）典型病例

蒋某，女，26 岁，农民，1969 年 7 月 5 日初诊。诉半年来颈部逐渐肿大不适，易怒，头痛，眩晕，心悸，气急，口干，多汗，尿频，手抖，饮食倍增，全身乏力，不能劳动。患者形体消瘦，精神倦怠。检查：颈部两侧甲状腺呈弥漫性肿大，质软，左侧 5cm×3.5cm，右侧 5.5cm×4cm，颈围 33cm，体重 48 kg，颈动脉搏动增强，心音亢进，心尖区未闻及杂音，心率 108 次/分钟。诊为甲亢。治疗取穴：人迎、尺泽、足三里与水突、合谷、三阴交交替针刺。前 6 次用单刺法治疗，症状未改善。第 7 次开始用多刺提插法，患者心率出现逐次减慢。1 个疗程后，患者心悸、气促等症状得到显著改善，心率减至 74 次/分钟。共治疗 2 个疗程，甲亢达基本痊愈。1981 年 4 月随访，疗效巩固。

（九）体会

我在开始治疗甲亢时，主穴采用单刺法，但疗效并不明显。后来，我们从手术切除部分甲状腺体以减少甲状腺激素的分泌中得到启示。故先选择上例的患者做试验，在6次单刺颈部穴位无效的情况下，转而试用多刺提插法，竟然收到了极其明显的疗效。后来，我将此法应用于其他甲亢患者身上，除极少数外，亦收到同样的疗效。治疗至今，除个别患者出现局部皮肤出血青紫外，我们尚未发现明显不良反应。该手法针刺治疗甲亢确实简单易行，安全有效，且远期疗效巩固，值得推广使用。

风湿性疾病

一、风湿性关节炎

（一）概述

风湿病相当于中医学"痹证"的范畴。痹证即风、寒、湿三气杂至而为痹，其中风气偏重者为"行痹"，症状为肢体酸痛，疼痛流走而不固定；寒气偏重者为"痛痹"，症状为关节疼痛，得热较舒，受寒则剧；湿气偏重者为"着痹"，症状为肌肤麻木，关节重滞，痛处固定。除以上所述外，另一类因湿热流注经络而致的痹证，名为"热痹"，症状为发热口渴，关节红、肿、热、痛，且疼痛拒按。

风湿性关节炎是全身性胶原组织的炎症，典型的表现是游走性的多关节炎，由一个关节转移至另一个关节，常对称性地累及膝、踝、肩、腕、肘、髋等大关节，局部呈红、肿、热、痛的表现，但不化脓。不典型者可仅有关节酸痛，而无其他炎症表现。部分患者几个关节同时发病，手、足小关节或脊椎关节也可波及。儿童患者的关节炎症状多极轻微或仅局限于 1~2 个关节，成人则比较显著。当急性炎症消退后，关节功能可完全恢复，不遗留关节强直或畸形，但本病常反复发作。

风湿性关节炎必须与其他关节炎相鉴别，如类风湿关节炎、强直性脊柱炎、球菌性脓毒症所引起的转移性关节炎、结核感染过敏性关节炎等。

风湿性关节炎的临床治疗比较困难，我们在门诊中遇到最多的疾病便是患各种关节炎的患者，其中有许多是患风湿性关节炎的患者。本病常见、多发，如要根治却是一件不容易的事情。

（二）典型病例

例1 范某，女，19 岁，农民，住桐乡市灵安村，1968年 5 月 16 日初诊。由其父用大板车载来。其父代诉：患者近 1 个月来因罹患感冒而出现反复发热，四肢大关节肿胀、疼痛，并逐渐加剧。近 1 周来出现关节剧痛，不能转侧而卧床不起。诊见患者全身瘦弱，面色暗红，口渴唇燥，舌质红绛，舌苔黄腻，脉洪数。检查：肌肤发热，体温 38.5℃，脉搏 88 次/分钟，四肢大关节及双侧肩、肘、腕、髋、膝、踝关节均红、肿、热、痛，疼痛拒按。血沉 72mm/h。诊为风湿性关节炎。中医属热痹。治疗取风池、大椎、曲池、外关、合谷、足三里、丘墟、三阴交穴。针刺手法均为疾刺进入穴位后，用捻转泻法而不留针。出针后配合服用金钱白花蛇 3 条，每条分 3 天服，每日服 1 次，共服 9 天。半月后患者竟自己走了 5km 的路程来复诊，经问询后，才知患者每天服金钱白花蛇 1 条，是医嘱量的 3 倍。患者诉服药后反应很大，全身如火烧火燎一样，发热更甚，达 39.5℃，口渴烦躁，四肢大关节疼痛难忍，过了 4~5 天，全身体温下降至 36.8℃，全身大关节红、肿、热、痛基本消失，食欲逐渐增加，故走路来院复诊。诊见患者与初诊时判若两人，面色稍红润，全身各大关节红、肿等已消失殆尽，四肢活动功能全部恢复正常，舌质淡红，舌苔薄白，脉弦和，体温 37.2℃，脉搏 76 次/分钟。想不到吃了超量的金钱白花蛇后竟有如此疗效。仍继续针刺治疗 9 次，共治疗 10 次而愈。追踪观察 5 年，疗效巩固。

例 2 陈某，女，51 岁，桐乡市实验小学教师，1985 年 8 月 8 日初诊。患者高热 39℃，四肢关节肿胀、疼痛，右侧肩、肘关节较为严重而不能上举，右下肢髋、膝肿痛而不能下地行走，故来我院住院治疗。入院时血沉 140mm/h，经应用激素类及阿司匹林等西药治疗 50 余天，见效不显著，邀我会诊。诊见患者身体瘦弱，面色萎黄，口渴唇燥，肌肤灼热，舌质红绛，苔厚黄腻，脉弦数。检查：右侧肩、肘、髋、膝关节红、肿、热、痛，且疼痛拒按，右上肢不能上举，右下肢不能举步。诊为风湿性关节炎。中医诊为热痹。治疗：针刺取风池、大椎、双侧肩髃、曲池、环跳、阳陵泉、三阴交穴，疾刺重泻而不留针，隔日 1 次，10 次为 1 疗程，疗程间休息 4～5 天，再继续下个疗程。佐以金钱白花蛇 3 条，研末，每日服 1 条，开水送服。服药后患者自觉全身更热，但体温为 38℃。服药 4～5 天后，患者全身多汗，体温逐渐下降至正常而出院。出院后继续门诊针刺治疗，并服用野生蕲蛇，研末，每次开水送服 3g，1 日 2 次。共针刺治疗 4 个疗程，症状完全消失而愈。2007 年 9 月 8 日患者来我院时谓，关节炎自治愈至今已 22 年，从未复发。

例 3 钱某，女，20 岁，农民，住桐乡市钱林杨柳村，1980 年 10 月 7 日初诊。诉半年来由于外出衣服单薄，适逢气温下降，导致身体受寒而出现腰及双膝关节肿胀、疼痛，痛势甚剧，有时痛得头上及全身冒汗，双膝关节时有潮红，行走困难，故来就诊。患者面色苍白，舌质红绛，舌苔白腻，脉弦紧。检查：腰 2～腰 5 椎双侧椎旁压痛明显，双下肢髋、膝、踝各关节红、肿、热、痛，且疼痛拒按。血沉 62mm/h。诊为风湿性关节炎。中医认为，本病由于寒气郁积化热而为热痹。治疗：针刺取风池、大椎、肾俞、环跳穴，行平补平泻手法，1～2 分钟后出针；双侧曲池、阴市、膝眼、足三里、三阴交穴，行先泻后补手法 1～2 分钟，然后留针 20 分钟。隔天 1 次，10 次为 1 疗程。同时服用蝮蛇粉，每次 3g，1 天 2 次，开水送服。经针刺治疗 60 次后诸恙消失，继续服用蝮蛇粉一段时间，总共服蝮蛇粉 1500g，病情不再反复。观察 20 余年，疗效巩固。

例 4　傅某，男，20 岁，嘉兴航运公司职工，1959 年 12 月 2 日初诊。诉 2 个月前活动后以冷水冲洗沐浴，4 天后出现全身发热如火烧般，同时出现左侧肩关节，以及右侧下肢肿胀、疼痛，不能站立及行走。当即入住嘉兴市第一医院，治疗 58 天，出院时体温已退，但四肢不能活动，瘫痪在床，邀我会诊。诊见患者身体瘦弱，形体憔悴，精神倦怠，面色萎黄，饮食不振，手足重着，四肢瘫痪，卧病在床，翻身亦十分困难，须旁人帮助，生活不能自理，舌质红绛，舌苔黄而厚腻，脉弦略洪。检查：左肩关节及右髋、膝关节红、肿、热、痛，且疼痛拒按。诊为风湿性关节炎。中医认为，此为寒湿之气侵袭经络而为痛痹。针刺治疗：取风池、大椎、肩髃、曲池、环跳、阴市、足三里穴，平补平泻，不留针，每周针刺治疗 2 次。并佐以复方胚宝胶囊（其主要成分是胎盘粉）。共针刺治疗 20 次，诸恙消失。2007 年 5 月 16 日，我偶遇患者，患者诉关节肿痛自治愈至今已有 48 年了，从未复发过。

例5 毛某，男，18岁，住桐乡市毛家渡，1969年5月13日初诊。诉2年前因受凉感冒后出现四肢关节酸痛，受寒则关节疼痛更剧，得热较舒，随后症状逐渐加剧，引起全身倦怠，四肢乏力，不能参加劳动，故来就诊。患者发育良好，面色微黄，舌质淡，苔厚白而腻，脉迟缓，胃纳欠佳。检查：双侧肩、肘、腕关节，以及双侧髋、膝、踝关节均有持续性疼痛，压痛明显，但无红、肿、热等现象，四肢指、趾等小关节均未波及。血沉38mm/h。诊为风湿性关节炎。中医诊为痛痹。治疗：取风池、大椎、环跳穴，针刺手法为平补平泻法，刺入穴位得气后轻微捻转1~2分钟即出针；仰卧位取双侧肩髃、曲池、外关、合谷、足三里、丘墟，平补平泻后留针20~30分钟。隔日1次，10次为1疗程。患者治疗1个疗程后，四肢关节疼痛及乏力等症状毫无改善，在患者要求下，为其继续治疗，先后共针刺治疗7个疗程，关节疼痛及乏力等症状全部消失。观察5年，疗效巩固。

例6 朱某，男，23岁，农民，住桐乡市灵安朱家门，1972年7月18日初诊。诉半月来因劳动后受凉致全身发热，口渴喜冷饮，四肢大关节疼痛，之后症状逐渐加剧，终致四肢不举而卧床不起，被担架抬来就诊。诊见患者面红耳赤，舌质紫绛，舌苔黄而厚腻，脉弦洪略数。检查：体温38.5℃，脉搏86次/分钟，四肢大关节红肿拒按，右肘、腕关节及双膝关节疼痛尤其严重，并伸屈困难而致不能行走。血沉72mm/h。诊为风湿性关节炎。中医诊为热痹。治疗：针刺风池、大椎穴，刺入后用泻法，不留针；四肢取曲池、合谷、足三里、三阴交穴，用捻转泻法约1分钟，留针10分钟左右出针。隔天针刺治疗1次，10次为1疗程。经治疗1个疗程后，患者体温已退，四肢大关节疼痛及红肿稍有减退。3个疗程后，上下肢关节肿胀基本消失，能自己步行来院针刺治疗。5 个疗程后，关节疼痛及肿胀完全消失。患者为巩固疗效，共针刺治疗 80 次，观察 10 年，疗效巩固。

例7 王某，男，46 岁，锯板厂工人，住桐乡市梧桐镇西门外近郊，1994 年 12 月 2 日初诊。诉 1 周来左膝关节突然肿胀、疼痛，不能行走，背来就诊。诊见患者面色萎黄，痛苦面容，萎靡不振，舌质绛，苔黄腻，脉弦紧。检查：体温 38.2℃，左侧膝关节明显肿胀，局部皮色潮红，用手按之温度较高，且疼痛拒按，左膝关节伸屈困难，只能在 80°~110°范围内活动，更不能站立和行走。血沉 52mm/h。诊为风湿性关节炎。中医诊为热痹、鹤膝风。治疗：取风池、大椎穴，刺入后行泻法 1~2 分钟后出针；双侧曲池穴，左侧阴市、风市、足三里、阴陵泉、绝骨穴，刺入后行泻法，留针半小时。隔天治疗 1 次。经 5 次治疗后，症状毫无改善，在监测肝功能及尿常规正常的情况下，每周配合肌肉注射甲氨蝶呤针 1 支（5mg），左膝红肿逐渐减退。肌肉注射 5 次后，左膝关节肿胀、疼痛消退六成左右，已能站立及行走 2~3 步。适逢农历春节临近，患者非常着急，要求快些好。我试用甲氨蝶呤针 2 支/天肌肉注射。患者春节长假后来复诊时谓："自上次治疗后 1 周左右，左膝关节肿胀疼痛已全部消退，行走自如。"继续以针刺治疗（每周 3 次）配合肌肉注射甲氨蝶呤（每周 10mg），共计针刺治疗 30 次，甲氨蝶呤针肌注 60mg。观察 5 年，疗效巩固。

例8 王某，男，27 岁，住桐乡市梧桐镇，原桐乡市发电厂工人，1993 年 6 月 12 日初诊。诉两侧膝关节肿胀、疼痛已半年，曾赴杭州浙医二院诊治，诊为感染伤寒杆菌所引起的感应性关节炎，经治疗（所用药物不详）后症状消失。回桐乡后再次发作，如此反复发作 4～5 次，且复发时的症状一次比一次严重，双膝关节肿痛更甚，行走也十分困难。患者痛苦面容，面色萎黄，舌质淡，苔白腻，脉弦紧。检查：双膝关节肿胀十分明显，疼痛拒按，膝关节活动及行走十分困难。血沉 35mm/h。西医诊为感应性关节炎。中医诊为着痹、鹤膝风。治疗：取双侧曲池、阴市、阳陵泉、足三里、三阴交穴，毫针刺入后行平补平泻法，然后留针 20 分钟，隔天 1 次，10 次为 1 疗程；并在监测肝功能及尿常规正常的情况下，配合肌肉注射甲氨蝶呤针，每周 1 次，每次 1 支（5mL）。前后共针刺治疗 60 次，肌肉注射 15 次（甲氨蝶呤总剂量为 75mg），双侧膝关节肿胀、疼痛消退殆尽。继续观察 5 年，疗效巩固。

（三）体会

1. 坚持长期治疗才能取得较好的疗效。风湿性关节炎为针灸科最常见的疾病。大多数患者发病凶猛，有的瘫痪在床，有的虽未瘫痪，但四肢无力，不能参加体力劳动。单独采用针灸治疗对一些患者也能达到根治的目的。如例 5 及例 6 中，两人病情较重，针刺治疗达七八十次才能痊愈。说明针灸疗法不仅是暂时的止痛作用，而且从根本上调节患者的免疫机制，使患者自身的免疫功能恢复平衡，从而达到治愈的目的。故医师及患者均应耐心，坚持较长时间的治疗，才能取得较好的疗效。

2. 体质虚弱者，可辅以扶正疗法。对关节炎症状较严重的患者及体质虚弱者，在针灸治疗的同时，可应用胎盘类药物辅助治疗。中药紫河车（即胎盘）有大补元阳之功。如例 4 中，在针刺治疗的同时，结合应用复方胚宝胶囊，使病邪迅速消除，病变关节很快恢复正常，追踪观察达 48 年之久，疗效巩固。另有一位崇福镇小学教师王某（未列入医案），因患风湿性关节炎数年，久治无效，特来我院针灸治疗。在针刺治疗的同时，服胎盘数十只，不久即治愈且未复发。部分患者由于正气虚弱，导致病邪乘虚入侵，如适当补足正气，则可消除邪气，从而使疾病痊愈。

3. 对某些风湿性关节炎，表现为关节红、肿、热、痛，痛势剧烈，如火如灼，瘫痪在床者，可辅助应用蛇类药物以祛邪解毒。如例1中针刺配合服用金钱白花蛇，例2中针刺配合服用金钱白花蛇及蕲蛇，例3中针刺配合服用蝮蛇粉，都取得了显著的疗效，并追踪观察了数十年，疗效巩固。关于用药的剂量，例1的患者错将3天的药量1天服下，反而收到了奇效。考虑到可能是由于近年来某些蛇类药物由人工养殖，导致药效有所降低，故我们临床应用时可考虑适当地增加剂量。

4. 我在针刺治疗的同时，某些病例中还辅助应用了甲氨蝶呤（针剂或片剂均可）。甲氨蝶呤针的用法为每周肌肉注射5mg，重症患者可增加至10mg。该药为治疗癌症的药物，事先应注意向患者解释。事实证明我们将其用来治疗关节炎，也收到了意想不到的疗效。

二、类风湿关节炎

（一）概述

类风湿关节炎是一种病因尚未确定的自身免疫性疾病。凡构成关节的各种组织，如滑膜、软骨、韧带、肌腱和骨骼等都有可能发生病变。本病早期有游走性的关节肿痛和运动障碍，晚期则出现关节僵硬和畸形，并有骨和骨骼肌萎缩。类风湿关节炎患者中，约80%的发病年龄在20~45岁，以青壮年为多，且女性多于男性，一旦罹病，大多迁延难愈，致残率较高，故民众对此病非常害怕，称此病为"死不了的癌症"。

类风湿关节炎属中医"痹证"的范畴。痹者，闭也，乃气血凝滞不通之意，多因正气不足，风、寒、湿内侵，日久郁积而化热，导致风湿热邪留滞经络关节，然后湿郁化浊，热蕴成毒，湿浊热毒，闭塞血脉、关节，导致瘀血阻滞，瘀血复与风湿、热毒胶着，难解难分。故治疗当以扶正祛邪、清热解毒、活血化瘀、祛风胜湿等方法。中医又称该病为"历节风"或"白虎历节风"，形容患者全身大多数关节都可被侵及，出现肿胀、疼痛，其疼痛程度犹如遭受白虎撕咬一样，令旁人惨不忍睹，望而生畏。

由于类风湿关节炎的病因尚未完全明了，因而治疗相当棘手。故对某些疑难疾病，如类风湿关节炎等，应该运用一切中、西医疗法，协同治疗，以提高疗效。

（二）典型病例

例1　高某，女，18岁，农民，住桐乡市钱林高家埭，1984年7月15日初诊。诉四肢大小关节肿胀、疼痛已1月，行动困难，故来就诊。患者身体瘦弱，愁眉不展，面色萎黄，舌质红绛，舌苔黄腻。检查：四肢肘、腕、膝、踝及双手指、足趾大小关节红肿较为严重，双手不能握紧拳头，下肢步履维艰，行走十分困难，早晨起床后四肢关节更为僵硬，四肢关节肿胀处压痛拒按。血沉73mm/h。诊为类风湿关节炎，属中医着痹。治疗：针刺取风池、曲池、外关、合谷、环跳、阴市、膝眼、足三里、丘墟、三阴交穴，采用平补平泻法，每次针刺除风池穴不留针外，其余穴位均留针30分钟。隔天1次，10次为1疗程。针刺2个疗程后，患者四肢关节肿胀、疼痛稍有减轻，嘱加服蝮蛇粉，每次3g，1天2次。连续服用达1年之久，针刺治疗共80次，四肢关节肿胀全部消退，诸恙消失，之后结婚生子，亦无复发。连续追踪观察 20 余年，疗效巩固。

例2　李某，女，52 岁，住桐乡市梧桐镇西门外，1999 年 7 月 28 日初诊。患者诉近 3 月来双侧手指、足趾近端关节呈对称性肿胀，每天清晨出现晨僵 1～2 小时，影响行走，平时生活及劳动均有妨碍。诊见患者面色萎黄，舌质绛，苔白厚腻。检查：双手十指近端指关节明显肿胀，双手不能握拳，双足趾关节亦肿胀，行走时疼痛加剧。血沉 48mm/h，肝功能及小便常规正常。诊为类风湿关节炎。治疗：针刺取穴同例 1，并配合肌肉注射甲氨蝶呤针，每次 5mL，每周 1 次。注射 5 次后，四肢小关节肿胀显著减退。半年后停止治疗，关节炎症状全部消失。观察 5 年，疗效巩固。

例3　徐某，女，56 岁，农民，住桐乡市灵安，1994 年 5 月 16 日初诊。诉 3 年前患类风湿关节炎，表现为双肩、肘、膝、踝及双手足指、趾关节肿胀、疼痛，伴有晨僵。经多方治疗后（服用药物不详），各大小关节肿胀、疼痛逐渐消退，至今已基本恢复正常，但尚遗留右肩关节疼痛，不能外展及前举，吃饭时右手只能夹近距离的菜，几年来经多方治疗，均未见效，因而来我院要求针灸治疗。患者身体略瘦，面色稍黄，舌质红绛，舌苔薄白，脉弦和。检查：全身其他关节均无肿胀，活动功能亦正常，仅右肩关节前举及外展困难，前举最大幅度仅 30°，外展最大幅度为 60°，后展最大幅度为 15°左右，右肩关节前缘肱二头肌长头腱鞘处及肩髃穴处压痛明显，肩关节后侧横纹上端冈下肌外侧附着处亦有明显压痛。诊为类风湿关节炎后遗症。右肩关节的压痛点为关节周围肌腱、腱鞘等软组织急性炎症后结疤、粘连所致。治疗：用针刀疗法，取以上 3 点压痛处为治疗部位。局部皮肤碘伏消毒后，以 2 寸长不锈钢针先行刺入做引导，找到有硬结处，再以 4 号不锈钢小针刀刺入，刀口线与身体纵轴平行，行纵行切割 1~2 刀，横行剥离 2~3 刀，松解局部粘连后即出针。术后外敷创可贴，每周1 次。经 1 次治疗后，右肩关节各方向的活动度均有改善。共治疗 3 次，3 个月后患者来院复查，右肩关节活动和健侧一样，完全恢复正常。

例 4 张某，女，57 岁，农民，住桐乡市虎啸钱家埭，2008 年 10 月 15 日初诊。诉 10 年前左肘关节肿胀、疼痛，诊为类风湿关节炎，经 1 次针刀治疗后，至今未复发。3 个月前又出现右肘关节肿胀、疼痛，不能伸直也不能屈曲，特来求治。患者身体较瘦，面色萎黄，舌质红绛，舌苔黄腻，脉弦数。检查：右肘关节红、肿、热、痛，呈 130° 功能位，不能伸直，也不能弯曲。血沉为 70mm/h。诊为类风湿关节炎急性发作期。给予针刀治疗，在右肘关节红肿、压痛明显处取穴，如尺泽穴、曲池穴、天井穴、阿是穴等。每次取 2~3 个穴位作为针刀施术处，每周治疗 1 次。同时在监测肝功能及尿常规正常的情况下，服用甲氨蝶呤片，每次 2 片，每周 2 次。针刀治疗 5 次后，尚未见效，治疗 8 次后才稍有好转，前后共针刀治疗 15 次，右肘关节肿胀已消去大半，尚在继续治疗中。

（三）体会

1. 类风湿关节炎早期应用药物配合针灸治疗大多可治愈。我们临床治疗的类风湿关节炎患者，由于治疗方法不完全相同，故不能统一标准，本文仅举出以上 4 例作为典型病例，列出了 4 种不同的治疗方法。根据多年的临床经验，我认为单独应用针灸治疗类风湿关节炎，虽有一定的疗效，但大多不能根治，如能及早配合有效药物，再加上病情不是十分严重，则大多可以治愈。

2. 治疗类风湿关节炎所用的中药中，以蝮蛇粉为首选。

因为蝮蛇在当地农村能捕到，且价格便宜，我临床应用数十年，从无发生过1例不良反应。由于该药见效较慢，大多数患者要服用半年以后才能逐渐见效，且见效后不能立即停药，还要继续服用一段时间，才能巩固疗效，故该药须长期服用。该药药铺有售，但在附近小镇上，每年夏季都有人捉蝮蛇在集市上出售，可购活蛇后请卖蛇人代为宰杀，去除内脏及苦胆，用炭火隔瓦片焙干存性（以微黄色干燥为度，如烘烤过度变成焦黑色无效），亦可用烘干机或微波炉烘干。烘干后将腹蛇研成粉末，存放在石灰箱内保管，以防受潮，避免药物变质。用药剂量为成人每次3g，每日2次，温开水送服。也可应用其他蛇类药物治疗类风湿关节炎，如金钱白花蛇，烘干研粉后，每天1次，每次服1/3条~1条，温开水送服，1个疗程服3条，每月服用2疗程，连续服用数月。蕲蛇亦可治疗类风湿关节炎，焙干研末，每次服用3g，每日2次，温开水送服。有人将蕲蛇浸入酒内，服用蛇酒，每次适量，也有一定疗效。但在门诊上，我曾遇到有些患者服用蛇酒后导致类风湿关节炎急性发作，加重了病情，因而服用蛇酒应慎之又慎。因近来山野蕲蛇越来越少，价格上涨，且本病需要长期服用，故我近年来已不用该药。

3. 有部分病程较短，病情较轻的类风湿关节炎患者，在针灸治疗的同时，可及早配合应用甲氨蝶呤。如用针剂，则每次肌肉注射5mg，每周1~2次；如用片剂，每次服用2片（共5mg），每周2次。但在应用该药前，应监测肝功能及尿常规，正常者方可应用。在服用过程中，如出现腹胀、尿频等情况，应复查肝、肾功能，如出现异常，应立即停药。该药为治疗癌症之药，事先应对患者解释清楚。

4. 类风湿关节炎活动期停止后，如出现局部软组织结疤、粘连或腱鞘炎及神经卡压等病理改变，使关节活动功能丧失或部分丧失，则针刀疗法可以缓解软组织的慢性炎症及肌痉挛等症状。如例3、例4患者，应用针刀治疗可以较好地治疗本病缓解期的粘连、结疤等。

5. 激素治疗类风湿关节炎（包括强直性脊柱炎、风湿性关节炎等）具有暂时缓解症状的疗效，停用后可使症状反弹并加剧，不能根治以上疾病，长期应用后，易造成对该药物的依赖，且副作用较大。我早年曾用针灸治疗多例类风湿关节炎，经治疗一段时间后症状均有明显减轻，但未痊愈，后转其他医师应用激素治疗，症状有明显进步，且饮食增加，全身轻松，并能做结毛线等轻便劳动，但持续服用2~3年或稍长时间后，即出现满月形面容及全身肿胀等副作用，一旦罹患感冒，常因免疫功能下降而转变成急性肺炎，甚至转化为危重病而导致死亡。故，我认为激素是一种好药，在某种情况下，能抢救患者性命，但对类风湿关节炎等患者应用激素，在某些情况下，是有害无益的。所以，我认为应用此类药物治疗类风湿关节炎等疾病，应慎之又慎。

三、强直性脊柱炎

（一）概述

强直性脊柱炎多发于30岁以下的男性，女性较少。患病时整个脊椎可受累而变为强硬，又称为畸形性脊髓炎，以往曾称为类风湿性脊柱炎，目前已阐明该病与类风湿关节炎是两种不同的疾病。本病最初的病变是在骶髂关节，以后出现骨凸炎及肋椎关节炎，脊柱的其他关节也由下而上地相继受累，侧、前纵脊柱韧带和椎间盘的周围部分也有显著钙化，出现正常脊柱的腰段弯曲消失，胸段弯曲呈显著后凸，胸廓也成扁平形；

又因各肋椎关节强硬，因而胸廓的扩张运动大受限制，肺活量显著减少；髋关节如亦累及，则整个脊柱和下肢将变成强硬的弓形；约30%的患者四肢关节也被累及，但远端小关节如指间及掌指关节等极少受影响。

本病早期的症状有反复发作的腰痛，腰骶部不适感。如上述症状见于年轻男子，血沉又显著加快，应密切注意有患本病的可能。本病患者的类风湿因子常为阴性，故无诊断价值。X线片可见前后纵韧带及其他脊椎间的韧带钙化或骨化，使脊柱呈竹节样的特殊畸形改变。

强直性脊柱炎的患者来针灸科就诊的很多，60年代我曾接诊过一位患者，30余岁。诉1年多来脊柱腰段及右侧骶髂关节疼痛反复发作，伴有发热，活动不利，并迅速僵硬，脊柱腰段及右侧骶髂关节活动功能丧失，经多次针灸治疗无效的情况下，转送各大医院，历经中、西医药物及温泉等治疗、疗养1年多，病情仍然丝毫未见改善，可见该病是多么顽固而医治乏术。

虽然治疗强直性脊柱炎非常困难，但近年来我们对部分患者采取积极措施，克服种种困难，经过多种方法的综合治疗，也取得了较为显著的疗效。

（二）典型病例

例1 蒋某，女，39岁，住桐乡市梧桐镇杨家门8号，1979年7月12日初诊。诉7年来经常腰部疼痛，并放射至双侧尾骶部及双侧髋关节，症状逐渐加剧。近3年来双侧膝关节及踝关节亦经常红、肿、热、痛，腰骶部出现僵硬，腰部旋转及弯腰非常困难，双下肢步行亦十分困难。患者形体瘦弱，面色苍白，痛苦面容，舌质淡，苔白腻，脉弦细。检查：腰背部自第10胸椎～第5腰椎的椎间、椎旁及棘突和骶髂关节均有明显压痛，双侧膝、踝关节明显红肿，不能弯腰及旋转，举步困难。X线片示：自第10胸椎～第5腰椎均呈明显竹节样改变。血沉86mm/h。诊为强直性脊柱炎。治疗：取第10胸椎～第5腰椎的华佗夹脊穴，每次选用2～3对，配肾俞、命门、环跳、委中、承山穴。以上各穴刺入后用平补平泻手法1～2分钟后即出针；膝眼、足三里、三阴交、丘墟、昆仑穴刺入后用平补平泻法，留针20分钟后出针。隔日1次，10次1疗程。经2个疗程针刺治疗后，丝毫未见疗效，于同年8月29日改用电化脓灸疗法。由于该疾病十分顽固，计划每年伏天在腰背部取3个穴位进行电化脓灸，连续灸3年。第1年灸大椎、命门、腰阳关。首先对以上3穴的皮肤碘伏消毒，用5mL一次性注射器抽取2.5mL利多卡因加注射用水2.5mL，混合后行局部麻醉，然后用电灸器将麻醉处雀啄状烧灼成直径1cm的圆形焦痕，然后敷以清水膏药，未化脓时隔日换1次，化脓后每日换1次，直至结疤愈合为止。灸后先吃发食半个月（如鸡、鸭、鱼、虾、酒酿等），待化脓后则忌食一切荤腥、发食及过劳、房事等。半年后患者诉腰骶部疼痛稍有减轻，腰部活动度略为增加，双膝、踝关节仍然肿胀疼痛。1980年伏天，第2次化脓灸取膏肓双穴，并根据X线片在竹节样改变最上端的一节脊椎间（第10～11胸椎棘突间）取阿是穴。灸法同上，灸后护理及注意事项同上。经治疗后，患者的病情改变仍不十分明显。1981年伏天，第3次化脓灸取双侧神堂穴（膏肓穴下1寸），以及第11～12棘突间的阿是穴。1年后复诊，患者诉腰骶部疼痛基本消失，腰部活动度显著增加，双膝、踝关节肿胀、疼痛全部消失，血沉21mm/h，X线片显示与化脓灸前无明显变化。相隔14年后，1993年秋患者又觉腰部及全身酸痛，检查血沉为56mm/h，当即肌注甲氨蝶呤针5mg，每周 1 次，共注射 30 次而愈。2008 年 12 月初患者又觉全身疼痛，检查血沉为 76mm/h，给予甲氨蝶呤片内服，每次 5mg，每周服 2 次。2009 年 1 月，患者打电话诉其全身疼痛已消失。

例 2　沈某，男，30 岁，住桐乡市崇福镇芝村，1994 年 5 月 13 日初诊。诉 3 年前出现腰骶部疼痛，并逐渐向上蔓延，一直到颈部。经杭州等地医院治疗 2 年余，又赴萧山民间医师处服用 1 年多中草药，病情未见好转，且更加严重，出现颈、背、腰部明显向前弯曲，转动困难，故特来就治。诊见患者形体瘦弱，面色苍白，舌质淡，苔白腻，脉迟缓。检查：整个脊柱僵硬，呈明显前屈弓形，颈、腰部不能转动，整个脊椎及椎旁均有明显压痛，以第 9 胸椎上下的脊椎后突较为明显。血沉 60mm/h。X 线片示：脊柱自第 5 胸椎～第 5 腰椎均呈明显竹节样改变。诊为强直性脊柱炎。本病中医称为乌龟风，系风、寒、湿邪侵袭督脉，日久使督脉经络气血阻滞，形成拘挛。治疗：患者病情严重，病程较为长久，督脉经络挛急而成龟背畸形，药石、针灸已难收效，故准备采用小针刀疗法。患者采用俯卧位，首次先从驼背最严重处入手，选用第 9～10 胸椎棘突间的华佗夹脊穴，再取上一椎和下一椎间的华佗夹脊穴，共 6 个穴位。局部皮肤碘伏消毒后，先以 2 寸长不锈钢针刺入以上穴位，针尖略斜向脊柱方向，深度 8 分～1 寸，待有酸胀感后留针。再用 5mL 一次性注射器抽取 2.5mL 利多卡因加 2.5mL 注射用水，混合后注入以上穴位约 1 寸深处麻醉。选用 4 号针刀对以上穴位分别刺入，刀口线与身体纵轴平行，针刀沿毫针外侧刺入，并与毫针同一方向达到同一深度后，拔出毫针，然后用针刀切割 2～3 刀，退出针刀。术后创口消毒，敷以创可贴，嘱 3 天不能碰水，以免感染。每次手术后，嘱患者俯卧于硬板床上，医者以双手掌相叠，压于手术区背部脊柱处，用力按压 3 下。每隔 3 ~ 4 天手术 1 次，5 次 1 疗程，每疗程后休息 1 周。第 2 次取穴选择第 6 ~ 7 胸椎棘突间的华佗夹脊穴，第 3 次取穴选择胸 12 ~ 腰 1 椎棘突间的华佗夹脊穴，如此一直取至上至颈椎（应选在椎旁两侧的横突骨面上），下及第 5 腰椎，周而复始。自第 3 次治疗后，嘱患者回家自行做颈椎及腰椎牵引，每天 2 次，每次半小时左右。同时内服蝮蛇粉，每次 3g，每天 2 次，至少连续服用半年以上。经 10 次针刀治疗及牵引后患者感到非常乏力并出现食欲不振，后经详细询问，才知道患者为了使疾病早日见效，牵引时拉力过大所致。即嘱患者适当减轻拉力，乏力及食欲不振等现象随即消失。前后共经 6 个疗程（30 次）的针刀治疗，患者脊柱僵硬等病情得到显著改善，颈部及腰椎旋转功能已大部分恢复，颈部能向上抬头及向下低头，整个脊柱自上而下的弓形已矫正 2/3 以上。嘱继续坚持脊柱牵引与内服蝮蛇粉，观察 3 年，疗效巩固。

例 3　曹某，男，25 岁，农民，住桐乡市濮院镇永联村，2002 年 6 月 24 日初诊。诉 3 年来腰部、右侧骶髂部、右髋关节及右大转子等处经常疼痛，之后疼痛程度逐渐加剧，日夜不得安宁，疼痛部位也由尾骶部沿脊柱逐渐向上蔓延，弯腰及行走十分困难，不能坐下，平时只能采取站立位，大便时亦不能蹲下，自理十分困难。诊见患者面色苍白，易出汗，可闻及汗臭味，跛足，平时在家中只能采取站立位，不能坐下，更不能蹲下，脊柱胸、腰段僵硬，不能做弯腰等动作，舌质紫绛，舌苔黄腻。检查：自第 10 胸椎以下的两侧椎旁均有明显压痛，第 10 胸椎棘突及第 2、第 3 腰椎棘突均有明显压痛，右侧髋关节亦僵硬而不能屈曲，右侧大转子处压痛范围较大，有 3cm×3cm 左右，右髋关节及臀大肌部位亦有多处压痛。X 线片示：第 10 胸椎 ~ 第 5 腰椎均呈竹节样改变。血沉 72mm/h。诊为强直性脊柱炎。治疗：针刀所取部位为棘突的明显压痛点，即在第 10 胸椎及第 2、第 3 腰椎棘突压痛处取 3 点，另外在右髋部臀大肌及大转子压痛最明显处取 2~3 点。施术部位的皮肤碘伏消毒，首先用毫针作为方向及深浅的导向，刺入后待有酸胀等感应时留针。再以 5mL 一次性注射器抽取利多卡因 2.5mL 加注射用水 2.5mL 混合后，在施术处做局部麻醉。针刀按毫针方向刺入，并达到同样深度，拔出毫针，刀口线与身体纵轴平行，刺入后在棘突上、下缘行纵行切割及横行剥离法，在右大转子及右臀大肌处行通透剥离法。术后创口以碘伏消毒，并敷以创可贴。每周手术 1 次，10 次 1 疗程，每 1 疗程后休息15~30 天。经过 3 次针刀治疗后，患处疼痛有所减轻，夜间得以安眠。下次施术时仍根据压痛点，轮流更换施术部位。经过 10 次针刀治疗后，患者脊椎及骶髂关节等患处疼痛显著减轻，行走亦较前轻松。嘱患者服用蝮蛇粉，每次 3g，每天 2次。患者共治疗 6 个疗程，内服蝮蛇粉 1 年余，于 2006 年 7月来院复查，脊椎未出现僵硬及弓形，疼痛已较轻微，右髋关节能屈曲，能自己坐下及蹲下，病已基本痊愈，停止治疗。继续观察 3 年，疗效巩固。

例 4 费某，女，52 岁，住桐乡市梧桐镇庆丰南路广播站宿舍，1997 年 8 月 15 日初诊。诉腰背部疼痛，并逐渐加剧已2 年，疼痛自下向上蔓延，逐渐出现脊柱旋转困难，故来就诊。患者形体稍胖，面容微黄。检查：脊柱活动受限制，除颈部略能转动外，胸、腰部不能自如转动，腰背部自第 9 胸椎~第 4 腰椎棘突及椎旁均有不同程度的压痛，四肢大、小关节尚未波及。血沉 42mm/h。X 线片示：自第 9 胸椎~第 4 腰椎有竹节样改变。诊为强直性脊柱炎。治疗：采用针刀疗法，所取手术部位为脊柱棘突压痛明显处及椎旁压痛明显处，每次取

5～7点，手术方法同上述病例。经针刀治疗 10 次后，患处疼痛显著减轻，脊柱活动程度大有改善。以后每年或隔年来针刀治疗 5～10 次，每年服用胎盘 2 只左右，10 年来除颈部略有前倾外，脊柱基本保持正常状态（未出现弓形），病情基本稳定。

（三）体会

1. 强直性脊柱炎是一种主要累及脊柱、中轴骨骼和四肢大关节，并以椎间盘纤维环及其附近结缔组织纤维化、骨化及关节强直为病变特点的慢性炎症性疾病。强直性脊柱炎一般先侵犯骶髂关节，其后逐渐累及腰、胸、颈椎，可出现椎间关节间隙模糊、融合、消失，椎体骨质疏松、破坏，韧带骨化终至脊柱强直或驼背固定，甚至丧失劳动力。本地民间称本病为"乌龟疯"，以动物乌龟的形象描述了该病的最后结果。本病致残率较高，至今未有较为有效的治疗方法。

2. 强直性脊柱炎的典型表现为腰背痛、晨僵、腰椎各方向活动受到限制和胸廓活动度减低，尤其在病情活动期间上述表现更加明显。本病的腰痛症状不因休息而缓解，活动反而使症状减轻。活动期常有夜间痛，可影响睡眠，严重者可于入睡后惊醒。大部分患者早上起床时觉腰背僵硬、活动不灵活，称为"晨僵"，适当活动后可缓解；有的患者久坐也可发生腰背僵硬；也有的患者腰背僵硬于午后或晚间为著。

3. 单独应用化脓灸治疗强直性脊柱炎有一定的疗效。针刺治疗虽能暂时减轻其痛苦，但不能有效阻止该病的发展。根据我多年的临床经验，提示某些患者在该病的进行期，在关节附近的软组织如椎间盘纤维环及结缔组织等纤维化、骨化及关节强直以前，应及早应用化脓灸疗法，至少连灸 3 年，有可能阻止其炎症的进一步发展，防止脊柱强直及驼背的出现，达到基本痊愈的目的，如例1。

4. 早期应用针刀治疗强直性脊柱炎，结合内服胎盘，有一定的疗效，如例4。

5. 在病变的脊柱及关节的周围软组织纤维化前期，由于炎性细胞的侵入，使该处肿胀、疼痛，然后出现纤维化、结疤、粘连。由于该病有较长的进行期，致使炎性细胞不断侵入，使患处反复纤维化、结疤、粘连，最后形成硬化、骨化，导致脊柱及关节僵硬、髋关节强直、脊柱成弓形（驼背）。针刀疗法的微创手术能破坏其纤维化、结疤与粘连的病理进程，故在关节强直与脊柱出现弓形的初期，坚持应用针刀疗法，反复破坏其结疤、粘连，能取得较好的疗效，如例2。

6. 由于该病病因未明，故至今尚无确实有效的药物根治本病。我试用内服蝮蛇粉以扶正祛邪，调节患者的免疫机制，纠正患者的免疫功能，从根本上缓解或停止疾病的进展，配合针刀疗法外治，内外结合，故而能取得较好的疗效。要注意的是蝮蛇的来源有野生，也有养殖，其药用性能也不一样。

由于本病病例较少，上述只是点滴不成熟的体会，有待同道进一步研究、探讨。

骨关节疾病

一、肩关节周围炎

（一）概述

肩关节周围炎又称肩周炎，是关节囊和关节周围软组织的一种退行性、炎症性疾病。表现为肩关节周围广泛粘连，肩关节的正常活动受到限制。临床上以单侧或双侧肩关节酸胀、疼痛、运动受限为主症。本病以 50 岁左右者多见，故有"五十肩"之称。

现代医学认为，肩周炎的发病与慢性劳损有关，患者多有外伤史。一般认为，本病的主要病理改变是慢性退行性改变，某些患者患病可能与感染性病灶或内分泌功能紊乱有关。临床上本病应与肱二头肌腱鞘炎、冈上肌肌腱炎、冈上肌腱破裂或肩峰下滑囊炎，以及因颈椎病变引起的肩周疼痛相鉴别。我在门诊曾遇到一位教师因一侧肩关节疼痛，不能上举，经 X 光检查发现系肱骨上端骨结核所致，故临床应诊时应仔细检查，以免误诊。

本病的中医病名较多，如"肩凝风""露肩风""漏肩风""肩凝症""冻结肩""老年肩"等。本病是一种多因素的病变。中医学认为，本病的病变部位在肩部的经脉和经筋。人生五十，精少肾衰，肝藏血主筋，肾藏精主骨，肝肾两亏，精血衰少，筋骨失养导致肩背疼痛。《临证指南医案》谓："阳明脉络空乏，不司束筋骨以流利机关，肩痛肢麻，头目如蒙，行动痿弱无力。"总之，本病多由营卫虚弱，筋骨衰颓，复因局部感受风寒，或劳累闪挫，或习惯偏侧而卧，筋脉受到长期压迫，遂致气血阻滞而成肩痛。肩痛日久，局部气血不畅，蕴郁而生湿热，以致患处发生轻度肿胀，甚至关节僵直，肩臂不能举动。

肩周炎在针灸门诊中为常见病与多发病，我们所治疗过的肩周炎患者不计其数。一般的患者按常用的取穴方法，即局部取穴与邻近取穴或附近的循经取穴，即可治愈，就不再介绍，但遇到某些顽症痼疾，按以上常规取穴方法无效者，只能采取特殊的取穴方法或其他治疗方法，才能治愈。

（二）典型病例

1. 上病下取法

例1 韩某，男，67岁，桐乡县梧桐供销社职工，1962年12月11日初诊。诉双侧肩关节疼痛已半月余，疼痛向双上臂放射，并伴肩关节活动障碍，不能上举及后伸，后半夜及清晨疼痛尤为严重，影响睡眠。近1周来，双侧肩部疼痛明显加剧，每夜凌晨2~3时，双肩关节痛得不能平卧。诊见患者面色灰黑，痛苦面容，舌质绛，舌苔厚白而腻，脉弦紧。检查：双侧肩关节及周围广泛性压痛，并伴有双肩活动障碍，不能上举及外展。诊为肩关节周围炎。针刺治疗取肩髃、肩髎、肩前、阿是、曲池、手三里穴，用捻转手法平补平泻1分钟左右，然后留针30分钟。每天或隔天治疗1次。治疗1个月左右，患者病痛丝毫未见改善，便自行中断治疗。之后患者又赴嘉兴、杭州两地的医院行针灸及药物治疗各1个多月，肩关节疼痛仍毫无好转，故来门诊继续治疗。我细问患者得知，其早年为撑木排工人，终年大多在外，宿风露雨，所受寒湿之气较重，再仔细查找患者双肩，发现肩髎穴压痛最为明显。以前所用的取穴处方（局部、邻近等取穴方法）已无效，故应另找别法，遂试用上病下取之法。肩髎穴属手少阳三焦经，依据手足少阳经相通之原理，取足少阳胆经之阳陵泉及绝骨穴，左右共4穴进行针刺治疗。针刺手法：用28号2寸长不锈钢针刺入1~2寸，针尖略斜向上，待有酸胀等感应后，行捻转泻法1~2分钟，然后留针30分钟，每隔5分钟捻转1次。隔天治疗1次。经1次治疗后，隔日复诊时诉两肩关节疼痛已稍有减轻。连续3次治疗后，患者诉疼痛显著减少，已能安然入睡。共经10次针刺治疗后，两侧肩关节及周围疼痛全部消失，关节活动也恢复正常。继续追踪观察10年，疗效巩固。

按：我多年来体会到，对于大多数以疼痛为主要症状的疾病来说，痛势较轻者，以局部取穴及邻近取穴治疗，多数可收效；疼痛程度剧烈，病情十分顽固者，如用局部、邻近取穴治疗无效时，应改用远道取穴，疗效较好。如例1患者的上病下取之法，不但取穴少而精，且见效快速。此法是以经络的"标本""根结"的相连关系为依据的。早在《素问·五常政大论》中就记载了"病在上取之下，病在下取之上"的远道选穴原则。在《肘后歌》中记载得更为具体，如"头面之疾针至阴，腿脚有疾风府寻"。《针灸大成》曰："小儿脱肛患多时，先灸百会次鸠尾。"以上这些宝贵经验，在近代临床中也被广泛应用，疗效显著。

2. 右病左取法

例2　戴某，男，54岁，桐乡市手工业联社职工，1973年7月23日初诊。诉右侧肩关节酸胀疼痛已有半年余，病情日渐加重，并向右上肢放射，日轻夜重。诊见患者形体消瘦，面色苍白，声音低微，全身乏力，舌质淡，舌苔薄白略腻，脉细如丝。检查：右肩关节活动度大受限制，手臂上举、外展、后伸等均受到严重限制，右肩关节及周围出现多处压痛。诊为肩关节周围炎。针刺治疗：取右侧肩髃、肩髎、阿是、曲池、手三里、外关、合谷穴，以30号2寸长毫针刺入，待有感应后用平补平泻法约1分钟，然后留针15~20分钟，隔天1次，10次为1疗程。共针刺3疗程，尚未见效，在征得患者同意后，停止对患侧的针刺，改为健侧治疗，所取穴位仍同上穴。经针刺健侧穴位3次后，右肩臂疼痛已有明显减轻，肩臂活动范围也较前有所改善。共针刺健侧穴位8次后，患侧肩关节疼痛完全消失，肩臂活动也无障碍，右肩完全恢复正常。追踪观察20年，迄未复发。

　　按：本例中的取穴方法称为左病右取、右病左取法，又称左右交叉刺的远道取穴法，是根据经络左右之间的联系而言的。古代将这种方法又称为"巨（互）刺"或"缪刺"。缪刺的特点是受病部位在络脉，故缪刺者刺络。巨刺者刺经也，乃其受病部位在经脉。我在临床上也经常应用此法治疗疾病，如在 60 年代我曾参加桐乡组织的社教医疗队赴平湖新仓镇近郊友联大队。有一天，有一位工人的右肘臂部被皮带击伤，导致患处局部肿胀，剧痛，拒按。我即取用左侧肘臂的曲池、手三里穴，用 28 号 2 寸毫针，刺入后待到得气，然后用捣刺法重泻 1~2 分钟。施术期间，患臂疼痛感逐渐减轻，然后留针15 分钟，出针时患处疼痛顿感明显减轻。针刺治疗每天 1 次，经 3 次治疗而愈。

3. 松解法

　　例 3　徐某，女，49 岁，农民，住桐乡市炉头双桥，1983年 10 月 4 日来诊。诉右肩关节疼痛，不能上举及后伸等已 3年余，3 年来每年伏天来我院针灸治疗 20 次左右，右肩疼痛及活动受限仍然如旧，田间劳动及做家务活均十分困难，要求进一步治疗。患者素体健康，无高血压、糖尿病、哮喘等慢性疾病，无头痛、头晕，面色正常，右肩关节出现广泛性压痛，以右肩关节前后缘及三角肌中点压痛较为明显，右肩关节活动度大受限制，手臂上举仅达 80°，外旋上举时达 90°，后伸时只能达 30°，局部可扪及细碎的摩擦声。患者由于肩关节周围软组织长期慢性无菌性炎症的浸润，已出现严重的广泛性粘连，故长期针刺已不能见效，在取得患者同意后，试行松解分离法。其方法是使患者正坐方凳上，助手坐于患者背后，从背后双手抱住患者胸部，使其身躯固定，医者面对患者站立，以左手掌捏住患者右肘关节下缘，慢慢托肘向上用力，同时将右手掌用力压住患者右肩关节上面，使其固定。医者将患臂尽力向上托，上举至与肩水平时，医者加强用力，将患肢上举至130°以上，这时可听到患者肩部粘连的软组织被扯开的"嘶嘶"声，待患者感到不能忍受时，即停止手法，局部轻轻揉按。手法治疗过程中，应随时注意患者面色，防止晕厥等反应，回家后注意休息。半月后患者复诊时谓右肩臂活动度已显著进步，要求继续松解治疗，按上法共治疗3次。3年之顽疾，竟用松解手法3次而达痊愈，且追踪观察10年，疗效巩固，迄未复发。

按：我曾治疗多例肩关节出现粘连的患者，病情较轻者治疗1次而愈，较重者2~3次而愈。但治疗时应注意患者体质，必须选择无重要心、脑血管疾病及哮喘、糖尿病等慢性病的患者进行治疗，以防昏厥。动作要尽可能缓慢，密切观察患者面色，一旦患者不能忍受，立即中止治疗，可休息一段时间后再继续治疗。如患者同时患有骨质疏松症切勿施行松解手法，以防骨折。近来，已有针刀疗法的微创手术可松解其粘连的软组织，故不可轻易采用以上方法。

二、急性脊髓炎

（一）概述

急性脊髓炎可由多种病因引起，多数患者病因不明，一部分患者在疾病发生前有非特异性感染的病史，有的则在某些发疹性疾病（如麻疹、水痘）或免疫接种后发病，少数系由病毒（如脊髓灰质炎、狂犬病、带状疱疹）、细菌（结核、各种化脓性感染）、霉菌、立克次体、螺旋体、寄生虫等所引起。本病可有视神经脊髓炎、多发性硬化等脱髓性疾病的表现。

中医认为，本病属于"痿证"的范畴。

（二）典型病例

我曾以针刺治疗 1 例因患急性脊髓炎而致截瘫的患者，经住院治疗半年余才获痊愈，现将治疗情况简介如下。

徐某，男，24 岁，农民，住桐乡市梧桐公社城南乡，1956 年 4 月 14 日初诊。诉 1 周来出现畏寒发热，腰脊疼痛，至当地医院应用青霉素等治疗，到第 5 天时觉两下肢麻木不仁，继而出现两下肢运动障碍等，故入住我院治疗并邀我会诊。诊见患者面红耳赤，痛苦面容，唇舌干燥，舌苔黄腻，舌质红绛，脉弦数。检查：体温 38.7℃，脉搏 120 次/分钟，瞳孔反射存在，呼吸 25 次/分钟；腰背部疼痛，以第 1～第 3 腰椎及椎旁压痛较为明显；伴有尿潴留，脐下 1 寸许可扪得充盈之膀胱；两下肢为弛缓性瘫痪，完全丧失活动功能，感觉迟钝，两下肢肌力均为 0 级；克匿格征、奥本海姆征试验均为阳性，膝反射未引出，腹壁反射消失。实验室检查：白细胞 15×10^9/L，中性粒细胞 80%，血沉 48mm/h。尿液检查：蛋白（+），白细胞（+），红细胞（-）。诊为急性脊髓炎。本病属中医"痿证"及"癃闭"的范畴。西医继续应用抗生素治疗，中医行针刺治疗。取穴：①大椎、曲池、命门、肾俞、病变脊椎上 2 节～下 2 节的华佗夹脊穴、上髎、中髎、关元、水道、足三里、三阴交；②风池、手三里、腰阳关、大肠俞、病变脊椎上 2 节～下 2 节的华佗夹脊穴（同第 1 组轮流针刺）、次髎、下髎、中极、归来、上巨虚、阴陵泉。以上两组穴位轮流针刺，每天 1 次，10 次为 1 疗程。其中大椎、曲池、风池、手三里用捻转补法，约 1 分钟即出针；腰脊部穴位如命门、腰阳关等，用轻微震颤补法；夹脊穴用平补平泻手法；八髎穴深刺达 2～3 寸，得气后用较重的震颤泻法；下腹部穴位因膀胱充盈，不能直刺，故以 15°～30°角向下横刺，以免刺伤膀胱，用中等刺激量的震颤手法平补平泻；下肢穴位深刺得气后用较重之捻转泻法。经针刺治疗 7 次后，患者拔除了留置的导尿管自行排尿，体温降至正常，精神稍有恢复。之后，针刺治疗改为隔天 1 次，腹部及腰骶部用穴减少一半。再经 30 次治疗后，患者双下肢略能移动，肌力恢复达 2 级；又经 30 次治疗后，患者已能起坐，双下肢能踏地，但不能起立。前后共针刺治疗 100 次，患者能扶持着行走而出院。追踪观察 1 年，下肢肌力已恢复正常，能参加田间劳动。

按：中医学认为，本病乃邪气入侵脊髓，损及督脉。督脉行于脊里，主宰阳气，营运周身，即所谓"督脉总督周身之阳"。《素问·灵兰秘典论》曰："膀胱者，州都之官，津液藏焉，气化则能出矣。"故此，督损则阳气不能通达全身，并造成癃闭及受损脊椎以下的瘫痪。针刺大椎、曲池、风池、手三里能祛风退热，并振奋全身阳气；针刺腰部穴位如肾俞、夹脊穴等能温肾通督，活血化瘀，补肾壮阳；配合小腹部及下肢穴位，能化气行水，通经活络，故治疗能收效。

三、颈椎骨折手术后的康复治疗

我曾遇到 1 例颈椎骨折手术后应用针灸做康复治疗的患者，现介绍如下。

严某，男，37 岁，驾驶员，住桐乡市崇福镇小学宿舍，2006 年 9 月初诊。诉 3 个多月前出了车祸，导致颈部挫伤及骨折，致使双下肢不能行走，经保守治疗 1 个多月无效，入住浙江省医科大学附属第二医院。诊断为第 5 颈椎骨折并向右错位，第 2 颈椎轻度损伤。行手术治疗，钢板固定，卧床休息 2 月余。之后虽能下地行走，但双下肢酸软乏力，有时略多步行即软瘫在地，且双下肢麻木，以右下肢麻木较为严重，故邀我出诊。见患者卧病在床，面色苍白，舌苔白腻，脉细而软，诉双下肢酸软乏力，扶持着能走 100～200m，有时有软腿现象，不能坚持行走。检查：双上肢手臂能上举，两手握力较弱，平卧时两下肢直腿抬高仅达 30°，且右下肢伴有严重麻木感。诊为颈椎骨折手术后下肢痿弱乏力。针刺取穴：取颈 2、颈 3 及颈 5、颈 6 椎旁的夹脊穴，以及风府，风池，大椎，肾俞，环跳，委中，曲池，外关，足三里，三阴交，太冲穴。其中，颈夹脊穴、风府、风池穴刺入后行轻微震颤补法，每穴 1 分钟左右即出针；大椎、肾俞穴行平补平泻中度震颤手法，每穴 1 分钟左右，不留针；环跳穴行较重泻法，使酸胀等感应向下肢传导，施术 1 分多钟即出针；委中穴行轻微补法，施术约 1 分多钟即出针；曲池、外关、足三里、三阴交、太冲穴均施以轻微补法，每穴半分钟左右，留针 30 分钟。隔日 1 次，10 次为 1 疗程，每疗程中间休息 3～7 天。针刺治疗 1 个疗程后，改为每周治疗 2 次。治疗 3 个疗程后，患者病情逐渐好转，下肢行走有力，腿软现象消失。一共治疗 8 个疗程。2009 年 4 月 6 日电话随访，患者诉自治疗后行走已恢复正常，但右下肢尚有轻度麻木，能胜任轻便工作。

四、胸椎小关节紊乱症

(一) 概述

胸椎小关节紊乱症是引起背痛的常见原因。多见于体力劳动者，但任何人如上肢用力不协调，搬重物姿势不良等，都可致使胸椎扭伤，引起胸椎关节偏歪而发病。

当某些原因引起胸椎间盘，胸椎间韧带等组织退变后，由于内在平衡稳定性的减弱，破坏胸部脊柱原来的内在平衡，使胸椎单个或多个椎体发生轻微的移位，造成后关节的错位。同时，一个未发生退变的胸段脊椎的稳定性也是有限的，当受强力挤压或用力过猛的扭错性外伤时，也可造成单个或多个椎体的移位而发病。单（双）拇指触诊时可发现某个胸椎棘突后凸或伴偏歪。胸椎椎体的移位不仅造成后关节错缝或半脱位，还可使肋脊关节、肋骨横突关节错缝或半脱位。移位的椎体可刺激肋间神经或胸脊神经后支引起症状。

如因自然复位不完全或治疗不当，这些错位关节周围的关节囊及椎间组织可发生无菌性炎症。

（二）典型病例

我曾治疗多例胸椎小关节紊乱症，均用针刺结合整骨疗法而治愈，今举例如下。

姚某，女，38 岁，桐乡市航运公司羊毛衫厂工人，1990年 6 月 13 日初诊。诉 1 月前因搬重物时用力不当，致使背部疼痛，并引起两肩臂放射性疼痛、麻木，不能用力，不能做轻便劳动，在其他医院用药物等治疗无效，故来我院求诊。患者痛苦面容，疼痛以颈背处较为严重，舌苔薄白，脉弦和。检查：第 3 胸椎椎体周围触痛极为明显，第 3 胸椎上下椎旁压痛亦非常明显，疼痛放射至两侧上肢肘臂等部位，不能挺胸。X线片示：第 3 胸椎棘突偏右。诊为第 3 胸椎小关节紊乱症。

针刺疗法：取身柱穴及其左右华佗夹脊穴，双侧后溪穴。身柱穴及其左右华佗夹脊穴用 1 寸半~2 寸长 28 号不锈钢毫针刺入，待针下有酸胀等感应时，行轻微震颤手法 1~2 分钟即出针。双侧后溪穴刺入 5 分~1 寸，待有酸麻等感应后，行中等刺激量震颤手法 1~2 分钟，然后留针 15 分钟。隔 1~2天针刺治疗 1 次，10 次为 1 疗程，并结合整骨疗法。

整骨疗法：患者端坐方凳上（无靠背），两脚分开与肩等宽。助手面对患者站立，两手夹住患者左大腿上端，维持患者正坐姿势。医师摆马步蹲于患者之后，右手穿过患者胸前向左伸抓握患者左肩上方，右肘部卡住患者右肩部，左手拇指或大鱼际处扣住患者偏向右侧之棘突，嘱患者做前屈、右侧弯及旋转动作，待脊柱的旋转力传到拇指或大鱼际时，左手拇指或大鱼际协同用力把棘突向左上方顶推，若感到指下椎体轻微错动，且伴有响声，表示错位的椎体已复位，同时理顺棘上韧带。

治疗效果：经针刺治疗 2 个疗程及整骨疗法 10 次后，患者所有症状全部消失而愈。2007 年 12 月 29 日患者谓肩背疼痛已 17 年未发作，疗效巩固。

五、腰椎间盘突出症

（一）概述

腰椎间盘突出症是门诊常见病与多发病，来针灸科就诊的患者也较多，大多为青壮年。患者常自诉有腰腿疼痛，多向一侧下肢沿坐骨神经分布区域呈放射性疼痛。疼痛多由臀部开始，逐渐延至大腿后面、小腿外侧、足背外侧、足跟或足底。站立、咳嗽、喷嚏和用力大便均可使疼痛加重，屈膝、屈髋或卧床休息可使疼痛减轻，腰椎椎旁可有明显压痛。日程较长久者，患者可感觉到患侧下肢、小腿后外侧、足背、足跟、足掌等处麻木或感觉减退。患者常因不能坚持工作及日常生活感到非常痛苦。

单独应用针刺治疗腰椎间盘突出症，疗效不够理想，我们应用针刺结合整骨疗法治疗多例该病，均取得了较为满意的疗效，惜大部分资料散失，不能整理成文，现举例简介如下。

（二）典型病例

蔡某，男，44 岁，桐乡市梧桐镇百货公司经理，1994 年

10 月 28 日初诊。诉半月前锻炼身体时不慎闪腰，致使腰部疼痛，并向左下肢臀腿部放射，予伤科用药及局部封闭等治疗无效，特来我院就诊。患者痛苦面容，呈弯腰状，腰部疼痛，咳嗽及大便时疼痛加剧，平卧时疼痛减轻，舌苔黄腻，脉弦紧。检查：腰部第 3 腰椎棘突偏歪，第 2 ~ 第 3 腰椎棘突间狭窄，第 3 ~ 第 4 腰椎棘突间较宽，第 3、第 4 腰椎双侧椎旁压痛明显，尤以右侧椎旁压痛极为敏感，稍重按压时能放射至右侧臀部、大腿后缘正中线及小腿外侧，双髋、膝屈曲试验时腰椎疼痛，右侧直腿抬高试验强阳性，右侧直腿抬高仅 30°。X 线片示：第 3 腰椎棘突偏歪。CT 片示：第 3 腰椎椎间盘向右后突出。诊为第 3 腰椎椎间盘突出（向右后突出）。

针刺疗法：患者采取俯卧位。主穴：第 3、第 4 腰椎旁的华佗夹脊穴。配穴：右侧环跳、殷门、委中、阳陵泉、绝骨穴。主穴的夹脊穴每次必刺，取 3 寸长 28 号不锈钢针刺入，逐步深入，待有酸、胀、麻或触电感向下传导至大、小腿后缘或足趾尖时，可上下提插并轻轻点刺 2 ~ 3 下，然后留针 20 ~ 30 分钟；配穴每次选用 1 ~ 2 穴，以 2 寸长 28 号针刺入，待针下有感应时，用较重之捻转泻法 1 ~ 2 分钟，留针时间同主穴。隔日针刺 1 次，10 次为 1 疗程。

整骨疗法：在针刺疗法的同时，结合整骨疗法，每周 1 次。其方法是患者端坐方凳上（无靠背），两脚分开与肩等宽。助手面对患者站立，两手夹住患者左大腿上端，维持患者正坐姿势。医者摆马步（略下蹲）站于患者之后，右手自患者右腋下伸向前，掌部压于颈后，拇指向下，余四指扶持左颈部（患者稍低头），同时嘱患者双脚踏地，臀部坐正，不准移动，医者左手大鱼际处压住患者偏向右侧的第 3 腰椎棘突，然后医者用右手拉患者颈部使其身体前屈 60° ~ 70°（或略小），向左侧弯（尽量大于 45°）至最大侧弯位，医师右上肢使患者躯干向后内侧旋转，同时左手大鱼际顺向向左上顶推第 3 腰椎棘突（根据棘突间隙不同，大鱼际可稍向上或向下），医者立即可察觉鱼际肌下轻微错动，往往伴随"喀啪"一声，表明突出的椎体复位。之后用双手拇指从上至下将脊上韧带理顺，同时松动腰肌。最后用拇指从上至下顺次压一下脊突，检查偏歪的棘突是否已拨正，上下间隙是否已等宽。术后嘱患者回家平卧休息。在针刺治疗及整骨期间配合超短波电疗，每次 30 分钟。

治疗效果：经针刺治疗 1 个疗程及整骨疗法 3 次后，患者疼痛显著减轻，行动不受限制。共针刺治疗 20 次，整骨治疗 6 次后，患者腰腿疼痛已完全消失而愈。2007 年 12 月 24 日电话随访，患者谓自治愈至今已有 11 年，迄未复发。

六、第三腰椎横突综合征

第三腰椎横突综合征是门诊中常遇到的疑难病症，针刀疗法疗效较好，但有的患者因害怕针刀手术，故我们采用慢速雀啄针刺手法，亦获良效。

郭某，女，47 岁，住桐乡市梧桐镇滨河南苑，2007 年 7 月 15 日初诊。诉腰部右侧疼痛已半年余，不能弯腰和久坐、久立，发作严重时，常以双手扶持腰部站立，通过休息及理疗、针灸治疗后可暂时缓解，一旦腰部做过多活动，疼痛又加剧。检查：第三腰椎横突尖端有明显压痛。腰椎 X 线片显示无异常改变。诊为第三腰椎横突综合征。采用 28 号 2 寸长毫针，垂直刺入第三腰椎右侧横突尖端骨面上，当出现酸胀等感应时，立即略提起毫针，旋即再行刺下，如麻雀啄米状，但速度要慢，反复操作 1~2 分钟后出针。隔天 1 次，10 次为 1 疗程，中间休息 3~5 天。经针刺治疗 3 个疗程后，患者腰部疼痛及活动功能均恢复正常。追踪观察 1 年余，疗效巩固。

按：《黄帝内经》有深刺至骨治疗骨痹之法，我们加以改变，用慢速雀啄法治疗第三腰椎横突综合征，取得了较好的疗效，虽治疗时间较长，但不失为治疗病情较轻者及胆小患者的一种方法。

神经性疾病

一、痉挛性斜颈

（一）概述

痉挛性斜颈是以颈肌不自主痉挛造成斜颈为主症的一类疾患。其主要病变是中枢神经系统某一部位的兴奋性过于亢奋，造成所管辖的颈部肌肉持续不断的收缩。本病起病缓慢，可因情绪激动及过度劳累而加重，睡眠后症状消失。

痉挛性斜颈属中医"风证"的范畴。其病机为风气内动，风动的病理基础大多为阴虚阳亢。痉挛性斜颈是极为难治的病症，我曾治疗多例，大多收到了较好的疗效。

（二）典型病例

暨某，女，45 岁，桐乡县梧桐镇服装社工人，门诊号19095，1968 年 5 月 20 日初诊。患者 10 个月来常出现颈部向左侧转动，不能自禁，时轻时重，影响工作，去沪、杭等地的医院就诊，诊断为痉挛性斜颈，予安坦等药物治疗。开始时缓解数天，但旋又发作，再服上药已无效。又曾服息风镇痉、祛风活血之中药百余剂，亦不见效，故来我科就诊。诊见患者颈部向左转动，每分钟 2~4 次，转动时左肩肌肉稍感疼痛，伴颈部轻度震颤，脉细软，苔薄腻。检查：甲状腺不肿大，颈部无异常发现，神经系统检查（-）。白细胞计数 3.5×10⁹/L，中性粒细胞百分数 64%，淋巴细胞百分数 35%，酸性粒细胞百分数 1%。血沉 2mm/h。颈 1~颈 2 椎的正、侧位 X 线片未见异常，张口寰枢椎 X 线片亦未见异常。诊为痉挛性斜颈。主穴：①风府、风池、列缺、照海、绝骨；②大椎、肩井、后溪、申脉、足三里。以上两组穴位轮流针刺。配穴：人迎、扶突、哑下（哑门下 1 寸）、百劳、曲池、外关、合谷、肝俞、胆俞、三阴交。每次酌选 1~2 穴配合主穴。绝骨、大椎、足三里用强刺激手法，其他穴位均用中等刺激手法。针刺大椎、哑下、风府、百劳、人迎、扶突、肩井、肝俞、胆俞等穴得气后刮针半分钟左右即出针，余穴则留针 30 分钟。并于左肩部加七星针叩刺。隔日或隔两日针治 1 次。治疗 5 次后，患者诉症状好转；治疗 14 次后，症状显著减轻，能坚持半天工作；治疗 30 次后，症状已基本控制，仅于精神紧张时偶尔发作，但左肩部肌肉仍感拘急。以后改为每周针治 1~2 次，至 12 月 26 日共治疗 51 次，患者诉症状痊愈，恢复全日工作。1970 年 2 月 23 日患者至门诊就诊，诉因过劳颈部又出现向左斜转，但次数较少。仍按上述方法治疗 10 次，即告痊愈。观察 5 年，迄未复发。

二、垂手症（桡神经麻痹）

（一）概述

桡神经是混合神经（包括运动支与感觉支），由于解剖位置的关系，极易遭受压迫而致麻痹。例如曲肘而眠，或手臂长时间被压于体下，往往可引起麻痹，大多数醒后即出现病变；

再如夏季当风而卧，手臂受压，一觉醒来即出现该病。外伤性损害亦较多见，如桡神经直接受到损伤，肩关节脱位导致的压迫，上肢被绑等。维生素 B$_1$ 严重缺乏者，亦可引起该病。铅中毒亦可致桡神经麻痹（铅神经炎），亦应注意。

桡神经麻痹又称垂手症，指手指不能背屈而呈无力下垂状，手向两侧的运动（内收与外展）亦受障碍，患者手指常呈弯曲姿势。如患者不能将拇指外展，是由于拇长展肌麻痹所致；患者不能将拇指伸直，是拇长伸肌与拇短伸肌麻痹所致；若旋后肌及肱桡肌亦麻痹，则上肢不能做旋后等动作；等等。有好多患者往往伴有知觉障碍，主要体现在手背的桡侧面及拇指、食指、中指第一节指骨的背面，但程度较轻，如为重症，可出现明显的肌萎缩及变性反应。

本病似属中医"痿证"的范畴。因为足阳明胃经是多气多血的经脉，故有"治痿独取阳明"之说。"治痿独取阳明"者，是使脾胃生化功能健全，气血津液充足，则能够源源不断地被输送到全身各腑脏机体，使筋骨肌肉、四肢百骸得到濡养，邪不胜正，风寒湿邪易以驱除，痿证便能够痊愈了。临床上，我们除用针灸治疗外，还要调其饮食，适其寒温，时刻不忘"治痿独取阳明"之旨。

（二）临床资料

我们在临床上共治疗该病 8 例，其中 1 例针刺配合超短波电疗，其余 7 例单独应用针刺治疗。

本组 8 例皆为男性（可能病例太少之故），年龄在 18～50 岁，病程 5～20 天，既往无同样病史。发生于单侧者 7 例，其中左侧 4 例，右侧 3 例；发生于双侧者 1 例。

本组 8 例中除 1 例双侧患病的患者因被捆绑而致桡神经受损伤外，其余 7 例均有明显的患肢受压与着凉史，无外伤、肩关节脱位、麻风或急慢性传染病，以及砷、铅中毒等病史，亦无中枢性、全身性的疾病。

（三）治疗方法

治疗取穴：主穴为曲池、手三里、外关、合谷穴；配穴为风池、尺泽、手五里、支沟、中渚穴。均取患侧。

针刺手法：针刺入穴位，待有酸胀等感应后，行轻微震颤手法，刺激量中等略轻，时间 1~2 分钟。主穴每次均针刺，并留针 20 分钟左右，配穴每次选用 1~2 穴，不留针。每天或隔 1~2 天针刺 1 次，10 次为 1 疗程。

注意事项：治疗期间应注意休息，少吸烟喝酒及食酸辣等刺激性食物，避免受凉及睡眠时受压。

（四）治疗结果

8 例中除 1 例在针刺治疗的同时配合超短波电疗外，其余 7 例均单独应用针刺治疗，所有患者均获痊愈。之后做了较长时间的随访观察，疗效巩固，均未复发。

（五）典型病例

汤某，男，27 岁，收费员，2007 年 5 月 26 日初诊。诉 1 周前因睡眠时左手臂被压在身体下面，同时受凉，一觉醒来，发现左手下垂，经骨伤科治疗无效，故来我院就诊。患者身体略胖，面色红润，舌质淡红，舌苔薄白，脉弦和。无高血压病史。检查：嘱患者左手臂向前、向上举至与肩水平位时，左手腕关节下垂约成 90°角，手指同时下垂，手腕亦不能向水平面内收及外展，手指呈弯曲状，第一节指骨不能伸直，拇指亦呈弯曲及内收位置，手背桡侧尚未出现知觉障碍。诊为桡神经麻痹（垂手症）。中医诊为左前臂受压，主要为手阳明经脉气血运行不畅，复受风寒之邪入侵而致局部功能丧失。患者采取半卧位，针刺取穴及针刺手法、疗程如上所述，在针刺的同时，配合超短波电疗。经 1 个疗程的针刺治疗后，患者症状稍有好转，手腕及手背已略能背屈。共针刺治疗 20 次，左手臂、手腕及手指功能全部恢复正常，并恢复工作。追踪观察 2 年，疗效巩固。

三、足下垂症（腓神经麻痹）

（一）概述

腓神经麻痹的主要症状为足下垂、足趾不能背屈并伴小腿外侧、后侧和足背局部感觉缺失。

本病属中医"痿证"的范畴，如《素问·痿论》云："故阳明虚则宗筋纵，带脉不引，故足痿不用也。"

（二）临床资料

我们在临床上用针刺治疗腓神经麻痹 6 例，获效显著。在 6 例中，男性 5 例，女性 1 例，年龄在 18 ~ 45 岁，病程为 5 ~ 14 天，既往无相同病史。发生于单侧者 5 例，其中左侧 3 例，右侧 2 例；双侧者 1 例。

本组 6 例均有明显的过劳和受凉的诱因，无外伤、麻风及各种急慢性传染病或砷、铅等中毒的病史，亦无中枢性的疾病。

（三）治疗方法

主穴为立九、环跳、足三里、阳陵泉；配穴为解溪、中封、太冲、丘墟。每天针刺 1 次，均取患侧。主穴用大幅度和较重的提插行强刺激手法，配穴则用捻转和轻刮针柄行中等刺激手法，均不留针。治疗期间应注意休息，避免受凉。

（四）治疗结果

本组病例均获痊愈，做了较长时期的随访观察，疗效巩固，未见复发。

（五）典型病例

孙某，男，45岁，桐乡市手工业联社干部，门诊号27631，1970年11月16日初诊。患者在8天前下乡农忙劳动中，因赤脚受凉和过度疲劳，开始出现下肢麻木，继而出现右足背不能翘起，提举右腿时足下垂，足趾亦不能背屈，行走时足尖曳地，故需将右腿足提得特别高，状如跨阈步态，右小腿及右脚外侧、后侧及足背处皮肤感觉迟钝，故来就诊。诊为右侧腓神经麻痹。按上述方法治疗，针治4次后症状好转，治疗11次后诸症消失。观察2年，迄未复发。

按：1976年7月我还治疗1例20岁的女患者。该患者服甲胺磷经抢救后，身体恢复健康，但遗留双下肢腓神经麻痹，表现为双足下垂不能背屈，行走时需将下肢提得很高。发病已3个月，经用以上方法针刺治疗半年余，共计针刺76次。因春节将近，治疗暂停，当时双足稍有好转，双足背略能上翘。春节休息月余后，病情又有了显著进步，双足背上翘显著。1年后随访，患者诉双足已完全恢复正常。追踪观察3年，迄未复发。

女性疾病

一、产后尿潴留

（一）概述

尿潴留是指膀胱内有尿，但不能随意排出。本病可由多种原因引起，如机械性梗阻（前列腺增生、尿道损伤和尿道狭窄）、动力性梗阻（麻醉、手术后、产后）及各种原因引起的低血钾。

本病属中医学"癃闭"的范畴。癃者指因小便不利而使少腹膨隆鼓起,闭者指小便闭塞不通。排尿困难,甚至点滴全无,谓之癃闭。其发病可因湿热下注膀胱,蕴结下焦,致膀胱气化功能不足而成尿闭;或因高年肾阳虚衰,命门火微,水不化气,致水道不得通利;也可因外伤扰乱所致,如跌仆损伤或手术外伤,损及膀胱气机,扰乱太阳经气,致膀胱气化失司而成癃闭。

我们在临床上用针灸治疗了多例产后尿潴留患者,大多收到显著疗效。

（二）典型病例

王某,女,27岁,桐乡市邮局职工,1991年1月7日初诊。患者诉10天前顺产切开会阴时感觉下腹部尿意丧失,不能自动排尿,经留置导尿管、自行艾灸（部位不详）,以及内服中药等治疗,至今尚不能自己排尿。诊见患者面色无华,舌质淡,苔薄白略腻,脉细如丝。检查:小腹部膨隆,于脐下3横指处可扪到充盈的膀胱。诊为产后尿潴留。患者系中气不足,气化乏权,又因会阴切开术损及膀胱气机而致癃闭。治以补中益气,疏导膀胱经气。

针刺取穴:主穴取次髎穴,配穴取气海、中极、水道、阴陵泉、三阴交穴。

针刺手法:次髎穴用30号3寸长不锈钢针,深刺3寸,行震颤泻法,使感应直达膀胱及前阴部,不留针;腹部穴位用30号2寸长针,以30°角向下横刺,行轻微震颤补法约1分钟,使酸胀等感应向下传导至尿道口为佳;下肢穴位刺入后针尖略斜向上,行平补平泻法约1分钟。腹部及下肢的穴位针刺后均留针15分钟后出针。

治疗效果：次日复诊时患者谓，"昨日行针刺治疗时即有尿意，特别是针刺腰骶部两穴时特别明显，针刺后不久即自行排尿，至今天已排尿4~5次。"检查膀胱已不充盈。为巩固疗效，仍宗上法针刺治疗1次。

（三）体会

我们治疗产后尿潴留的病例较多，疗效也较好，由此我体会到：

1. 深刺次髎穴有较好的疗效。最初治疗该病时未采用次髎穴，大多要经3~6次针刺治疗才能见效；后来采用了深刺次髎穴的手法，大多数治疗1~2次后即能恢复随意排尿，故深刺、重泻该穴有较为明显的疗效。

2. 针刺尿潴留前应拔除留置的导尿管。我们在治疗该病时发现，放置导尿管的同时行针刺治疗，不易恢复随意排尿；拔除导尿管后再针刺治疗可减少针刺治疗的次数，帮助提早恢复自动排尿。

3. 体质虚寒的患者，可在针刺治疗后，配合腹部穴位艾灸。可嘱患者家属自行艾灸腹部气海、关元、中极、水道穴，医者可在穴位处画好标志，每次以穴位处出现红晕为度。配合艾灸疗法亦可减少针刺治疗的次数，疗效较好。

二、痛经

（一）概述

痛经是指妇女正值经期或行经前后，出现周期性小腹疼痛，或痛引腰骶，甚至剧痛昏厥的症状。本病属中医学"经行腹痛"的范畴。

我们曾用针灸治疗多例痛经患者，疗效较好。

（二）典型病例

蒋某，女，16 岁，学生，住桐乡市梧桐镇梧桐大街，2008 年 7 月初诊。诉 3 年来自初潮开始，每逢经期来潮，则少腹剧烈性疼痛，疼痛呈阵发性绞痛，有时伴恶心欲呕，腰酸，畏寒，四肢厥冷等。开始服用西药，未效，后改服中药近百剂，亦未见效。现为月经周期的第 7 日，特来要求针刺治疗。患者面色苍白，全身畏寒，手足较冷，舌质淡红，舌苔薄白，脉细如丝。诊为痛经。

针灸取穴：次髎、气海、关元、阴陵泉、三阴交穴。

针刺手法：以上穴位均用较轻微的捻转补法，每穴 1 分钟左右，次髎、气海、关元穴不留针，阴陵泉、三阴交穴留针 30 分钟。隔天治疗 1 次，10 次为 1 疗程。

治疗效果：治疗 1 疗程后，患者因开学住校而中止治疗。2009 年 4 月 12 日，我上门随访，患者诉，自针灸治疗后，月经来潮时从未再疼痛过，现已痊愈。

儿童疾病

一、小儿腹泻

（一）概述

小儿腹泻是儿童时期发病率最高的疾病之一，是世界性的公共卫生问题。腹泻是指大便性状的改变与大便次数的增多。腹泻是由多病原、多因素引起的一组疾病，在许多发展中国家，腹泻是小儿死亡的第一位因素。在我国，腹泻是居第二位（仅次于呼吸道感染）的常见病与多发病。据有关资料分析，

5 岁以下儿童腹泻的年发病率为 201%，平均每年每个儿童发病 2 次，死亡率为 0.51‰。我国由于儿童营养状况及卫生条件的改善，已使本病的死亡率明显下降，但发病率仍然很高，因此，腹泻是我国重点防治的疾病之一。

小儿腹泻多见于 5 岁以下的儿童，可由不同的病因引起，其病因可分为：

1. 内因

（1）小儿由于体质稚嫩，脏器发育尚未成熟，在婴儿时期，胃酸及消化酶分泌不足，神经系统对胃肠道的调节功能较差，不易适应食物的质和量的变化，易发生消化功能紊乱。

（2）婴儿时期免疫功能不够成熟，对入侵肠道的致病微生物抵抗力较弱。

2. 外因

（1）由于外感时邪，使消化道功能紊乱，酶分泌减少，肠蠕动增加。

（2）长期大量应用广谱抗生素可刺激肠道或自主神经引起肠蠕动加快，还可使葡萄糖吸收减少，双糖酶活力减低，更严重者可引起肠道菌群紊乱而失去生物拮抗作用。

（3）人工喂养引起的喂养不当。过早地喂养大量的淀粉或脂肪类食物，或断奶等都可引起腹泻。

（4）气候突变，如受凉可使肠蠕动增加，过热使消化酶及胃酸分泌减少，口渴致吃奶过多，都可增加消化道负担，易诱发腹泻。

（5）精神因素如小儿过度哭叫、惊恐、紧张、精神过敏等，均可引起自主神经紊乱，使肠消化腺及运动机能失调而发生腹泻。

（6）吸收不良因素如乳糖不耐受症、糖源性腹泻、先天性氯化物腹泻、遗传性果糖不耐受症、葡萄糖及乳糖吸收不良、原发性肠吸收不良，以及新霉素引起的吸收不良综合征等，都可引起腹泻。

（7）过敏因素多为牛奶蛋白过敏，使肠道乳糖酶活性降低，喝牛奶后48小时内可发生水样泻。

小儿肌肤稚嫩，处于生长发育初期，其生理特点是"肉脆、血少、气弱"，是一种阳既不足，阴又未充的"稚阴稚阳"体质。此时小儿全身的生理机能，如免疫机制、消化功能等，正在逐步生长，各种消化酶等分泌不足。有的患儿长期使用中、西药物，加重了患儿消化功能的负担，或长期滥用抗生素致肠道菌群紊乱而失去生物拮抗作用，致使患儿脾阳日虚，久治不愈。故所治患儿必须停服各种药物，以利发挥针灸的治疗作用。

业师金文华老师一直以针刺神阙穴治疗各种腹泻疾病，并亲自传授针刺该穴的方法。我按师传方法针刺神阙穴为主，治疗小儿腹泻58例，均收到了较好的疗效，无一例发生不良反应。

（二）临床资料

58例患者中，男20例，女38例；年龄在6个月~1岁者11例，1岁~3岁者42例，3岁~4岁者5例；病程在3个月以内者50例，3个月~半年者7例，超出半年者1例，平均2个月18天。58例患者均为经其他医院中、西药治疗无效者。

（三）治疗方法

1. 取穴：主穴为神阙穴；配穴为天枢、气海、水分、足三里、上巨虚穴；备用穴为大横、关元、中脘、手三里、脾俞、肾俞穴。

2. 针刺方法：针刺神阙穴时，应选择肚脐边缘较平坦处作为进针点，肚脐圆周皱纹较多处禁针，脐中心绝对禁针。采用较细的 30 号不锈钢针，长度为 1 寸半 ~ 2 寸，针体、针尖应光滑圆利，针尖不应有钩钝，针体无弯曲，针具必须高压消毒，神阙穴及周围应清洗后碘伏消毒。针刺手法为单刺法，右手拇、食二指用挤干的酒精棉球裹住离针尖约 3 分的针体处，针与皮肤垂直迅速刺入，然后两手指向上捏住针柄，进针约 1 寸深，停留 3 ~ 5 秒，立即出针。切忌捻转提插，出针后用酒精棉球按压针孔。严重的患者可用备穴。针后可用艾灸，以小儿能忍受为度，并以该穴处皮肤出现红晕效果较好。

3. 疗程：隔天 1 次，5 次为 1 疗程，每疗程间休息 2 ~ 3 天，再继续下 1 个疗程。

（四）疗效标准

痊愈：泄泻完全停止，大便成形，食欲增加，观察 3 个月以上无复发。

好转：泄泻次数显著减少，大便有时溏薄。

无效：症状无改善者。

（五）治疗结果

治疗结果示：痊愈 55 例，占 94.82%；好转 2 例，占 3.44%；无效 1 例，占 1.72%。

（六）典型病例

例 1 张某，女，1 岁 3 个月，住桐乡县物资局，1965 年 11 月 24 日初诊。母代诉：半年前因服蜜糖 2 匙而致腹泻，每日腹泻 5 ~ 10 次，伴发热，大便为稀水样或蛋花汤样，曾带血丝、黏液。经我院门诊及浙江儿童保健院住院治疗，诊断为慢性菌痢。服氯霉素、合霉素、痢特灵、矽炭银及中药等，症状减轻。出院 3 天，旋又复发，再服上药无效，且症状转剧，每日腹泻 10 余次，日夜不停，故来我科门诊。患儿营养欠佳，面色萎黄，身体瘦弱，精神倦怠，脉细软，苔薄白。检查：咽、心、肺（-），腹软，肝脾未扪及。血常规：白细胞2.7×10^9/L，中性粒细胞百分数82%，淋巴细胞百分数18%；大便常规：脓球（+）。诊为痢疾。治以清利湿热，疏调肠胃为主。主穴取神阙穴针刺，并针天枢、气海、水分穴，行轻补手法后加艾灸。双侧足三里行轻补手法针刺。隔日复诊，患儿大便次数减少一半，夜间已不再泄泻。11月29日三诊时谓，大便已干燥成形，每日1～2次。再针刺治疗2次，腹泻症状消失。观察5年，疗效巩固。

例2 姚某，男，6个月，住桐乡水产公司，1981年1月6日初诊。母代诉：患儿10余天前因吃少许肉而致泄泻，每日3～5次，大便为黄绿色黏液或蛋花汤样。患儿表情呆滞，面色苍白，苔薄略腻，脉细。检查：腹软，肝脾未扪及。大便检查：有脂肪球及白细胞少许。西医诊为消化不良性腹泻。中医诊为脾虚泄泻。治疗时除未针神阙外，其余针灸取穴、手法均同例1。次日复诊，诉症状无减轻，遂加用神阙穴。1月8日三诊时患儿精神活泼，大便减为每日2次，仍宗前法针灸。1月9日四诊时，大便已成形，每日1次，大便检验已正常。患者共针灸5次，观察3个月，腹泻未复发。

（七）体会

神阙穴又名气舍、气合、维会、命蒂，穴位在脐中央，故又称脐中，属任脉。脐带是胎儿从母体摄入氧气、营养等物质的通路，因此，神阙穴向四周及全身输布气血的功能在先天即已形成。薄智云教授在《腹针疗法》一书中谓，"以神阙为中心的大腹部，不仅有一个已知的与全身气血运行相关的循环系统，而且还拥有一个被人们所忽略的全身高级调控系统。这个系统可能形成于胚胎期，虽然我们尚无解读其密码的功能，但也可以从中医的临床应用中略见头绪"。

神阙穴，古今医书皆列为禁针之穴。《针灸甲乙经》《针灸资生经》《针灸聚英》《针灸大成》皆谓，"脐中禁针，针之使人脐中恶溃疡，矢（屎）出者死，不可治"。《医学入门》中曰："水分神阙会阴上，横骨气冲针莫行。"山东中医学院（现为山东中医药大学）所著的《针灸甲乙经校释》谓，"关于本节所列禁刺穴中，除乳中、脐中外，只要手法熟练，注意针刺的深浅，一般均可酌情针刺"。可见神阙穴与乳中穴，属于绝对禁刺之穴。《铜人针灸经》谓，"神阙，治泄利不止，小儿奶利不绝……久冷伤惫，可灸百壮"。可见该穴对治疗痢疾、泄泻有较好的疗效，但也只能灸用，不能针刺。

综上所述，神阙可调控全身各个系统，其作用为温阳固脱、健运脾胃，主治肠道疾患、腹泻虚脱、四肢厥冷等。但古今医书均谓其绝对禁针。我秉承师传的宝贵经验，数十年来，以针刺该穴治疗小儿脾虚泄泻，每获良效。但针刺时应注意严密消毒，选取正确的位置，采用单刺手法。经反复实践，针刺该穴从无出现不良反应，证明该穴是可以针刺的，从而打破了神阙禁针之说。

二、流行性乙型脑炎后遗症

（一）概述

流行性乙型脑炎（以下简称乙脑）是由病毒所致，以中枢神经系统病变为主的急性传染病。本病经蚊类媒介传播，多发生于夏秋季，患者一般以儿童居多。本病临床上发病急骤，多表现为高热、惊厥、脑膜刺激征及其他神经系统症状，其后遗症可为瘫痪、失音、失语、痴呆、抽搐及角弓反张、癫痫样发作等。

1975～1976 年间，桐乡市曾有散发性乙脑流行，给患者的家庭带来很大的不幸与负担。我们应用头针，或以头针结合体针疗法，或单用体针疗法，治疗重型乙脑后遗症 12 例，取得了较为满意的疗效。

（二）临床资料

12 例患者中男 9 例，女 3 例；年龄 3～7 岁者 11 例，11 岁者 1 例；病程在 2 个月以内者 9 例，1～8 年者 2 例，8 年者 1 例；上下肢单侧弛缓性瘫痪者 8 例，四肢轻度痉挛性瘫痪者 1 例，癫痫样发作伴痴呆者 1 例，四肢阵发性抽搐伴角弓反张者 2 例（其中 1 例兼有双下肢瘫痪，1 例伴四肢瘫痪）；失语者 11 例，失语兼失音者 1 例。

（三）治疗方法

1. 偏瘫

头针：取对侧运动区上 1/5，中 2/5，下 2/5。

体针：上肢取肩髃、曲池、外关、合谷，下肢取环跳、阳陵泉、悬钟、太冲。

2. 失语、失音

头针：取双运动区下 2/5，语言 2 区，语言 3 区。

体针：哑门、上廉泉、颊车、地仓、合谷、通里、三阴交。

3. 痴呆

头针：取双运动区下 2/5。

体针：取哑门下 1 寸、大椎、神门、阳陵泉。

4. 抽搐及角弓反张

头针：取双舞蹈震颤区上 1/5，中 2/5，下 2/5。

体针：取哑门、大椎、后溪、申脉、列缺、照海。

5. 癫痫样发作

头针：取舞蹈震颤区下 2/5。

体针：取风池、大椎、腰奇、间使、阳陵泉。

头针时采用 28 号 1 寸长不锈钢针进针，与皮肤成 15° 横刺，进针 5~8 分深，捻转数秒，然后留针 1 小时。留针期间用一对或两对输出线将 G6805 治疗仪联结在针柄上，输出强度以针柄轻微跳动为度，频率为每分钟 160~200 次。体针均用 28 号 2 寸针，速刺进针，瘫痪者用较重刺激，以震颤手法或捣刺手法，其余均用中等刺激，行针数秒或半分钟左右即出针，不留针。

头针疗法每天 1 次，10 至 12 次为 1 疗程，休息 5 天，再继续下个疗程。头针结合体针者疗程相同。单用体针治疗者，隔天 1 次，10 至 15 次为 1 疗程（体针穴位可轮流使用），休息 1 周左右再继续下个疗程。

（四）疗效标准

痊愈：症状完全消失，智力恢复达同年龄儿童水平，瘫痪者四肢活动恢复正常，或仅遗留一侧小指或无名指轻度屈曲，不影响日常生活。

好转：症状显著进步，但与正常儿童尚有一些差别。

无效：症状无改善。

（五）治疗结果

痊愈 9 例，占 75%；无效 3 例，占 25%。痊愈的 9 例中，针刺最少者 27 次，最多者 86 次，平均 56 次。无效的 3 例中，1 例为病程 8 年，症状为癫痫样发作及痴呆；另 2 例病程 1 年，均有四肢阵发性抽搐及角弓反张；3 例皆治疗 60 次无效而停止治疗。

（六）典型病例

例1 王某，女，7岁，1975年9月1日初诊。因患乙脑在浙江省儿童保健院住院1个月。出院后有右手足弛缓性瘫痪，运动性失语，形瘦神倦，间或烦躁不安，不能坐立。来诊时面色萎黄，舌红绛无苔，脉细略数。遂按上法用头针治疗。留针期间，患儿烦躁更甚，号哭不止。7次治疗后留针时已不再哭闹，并能安然入睡半小时左右。1个疗程后，患者手能上举至头，足能独自步行4~5步，并能叫"爸爸、妈妈"等简单语言，但出现精神异常，如晚上怕见自己影子、哭闹、打人等。再针刺2个疗程，诸症消失，恢复如常。观察3年，疗效巩固。

例2 吴某，男，4岁，1976年8月6日初诊。因患乙脑入住我院13天，出院后见右侧肢体弛缓性瘫痪，运动性失语。既往有哮喘史。诊见患儿面色苍白，神志尚清，苔薄白略腻，脉细数。按上法治疗8次后，留针时能安然入睡。1个疗程后，症状无明显改善且出现烦躁不安、哭笑无常、吵闹打人等症状。治疗15次后患者精神异常逐渐减轻。治疗2个疗程后患者能独自行走，右手能拿东西。治疗3个疗程后能叫"爸爸、妈妈"，右手、右足活动恢复正常。后因感冒发热，哮喘发作，又突然出现失语。继续用头针加体针治疗，又针刺2个疗程许，共计52次，诸恙消失而愈。

（七）体会

1. 若患者出现弛缓性瘫痪及运动性失语等症状，预后较好。若患者出现癫痫样发作、四肢抽搐及角弓反张，则预后较差。

2. 在头针治疗的过程中，如患者在留针期间出现睡眠，往往是症状缓解的先兆。本文以头针为主治愈的6例患者均出现以上情况。如果在治疗过程中少数患者出现精神异常的现象，应继续针刺，则精神症状可逐渐消失而痊愈。经过上述治疗而无效的 2 例患者均无以上情况出现。

3. 头针虽然疗效较好，但对严重患者治疗 2～3 个疗程而进步缓慢者，应加用体针，则疗效更好。如有 1 例偏瘫患者，治疗 2 个疗程后偏瘫已基本恢复，尚遗留右足尖外撇，单用头针，迟迟不效，加用体针后，足尖外撇很快得到纠正。若失语迟迟无效者，加刺哑门、上廉泉、通里、三阴交等穴，效果较好。

三、脊髓灰质炎（小儿麻痹症）

（一）概述

脊髓灰质炎是一种病毒引起的急性传染病，临床常见发热和肢体疼痛。因本病多见于小儿，且部分患者可发生弛缓性麻痹，故又名小儿麻痹症。

本病多发于温带地区，以夏秋季为多，流行时以无症状的隐性感染及不发生瘫痪的轻症较多。我国以 1～5 岁小儿发病率最高。

脊髓灰质炎病毒自口腔、咽部或肠壁侵入人体，经局部淋巴细胞进入血液循环引起病毒血症。若疾病发展至此则形成顿挫型，即仅有上呼吸道及肠道症状而不出现神经系统病变。部分患者的病毒可随血流经血脑屏障侵犯中枢神经系统，严重者发生瘫痪，有的可终身致残，严重影响儿童健康。

中枢神经系统的病变可涉及大脑、中脑、延髓、小脑及脊髓，其中以脊髓的损害为主，脑干次之，损害以运动神经原的变化最显著。脊髓以颈段及腰段的前角细胞损害为多，严重者亦累及中间柱及后角。大部分脑干中枢及颅神经运动神经核均可波及，以网状结构、前庭核及小脑顶部病变较常见，周围神经节亦可有病变，软脑膜上可见散在的炎性病灶，蛛网膜则少有波及。

小儿麻痹症的临床表现：潜伏期一般为 5～14 天，多数在感染后无症状（称无症状型或隐性感染）。有症状者可分为以下五期：

1. 前驱期

大多有低热或中等热度，伴有咽痛、咳嗽、纳呆、恶心、呕吐、便秘、腹泻、腹痛。此与病毒首先侵犯上呼吸道及肠道有关。本期持续数小时至 3～4 天，大多迅速痊愈，故又称顿挫型。

2. 瘫痪前期

少数患者有神经系统症状，如头痛、全身肌痛；大多数患者有精神兴奋、哭闹或焦虑，偶尔转入萎靡、嗜睡；多数患者3～4 天后发热下降而痊愈。

3. 瘫痪期

有些患者在第 3～4 天出现肢体麻痹的症状，瘫痪在 5～10 天内出现并逐渐加重，大多数患者体温下降后瘫痪就不再进展。临床上四肢麻痹较多，下肢尤为多见。颈胸部脊髓受损严重时可引起膈肌与肋间肌麻痹而影响呼吸运动，应立即采取相应的治疗措施。病毒侵犯呼吸和循环中枢和颅神经时，则可发生延髓型麻痹，病情多属严重。

4. 恢复期及后遗症期

急性期过后 1～2 周，瘫痪的肢体逐渐恢复，运动范围及肌力逐渐增强。恢复一般从肢体远端开始，在最初 3～6 个月内恢复较快，此后恢复速度减慢。若未积极治疗，则长期瘫痪的肢体可发生肌肉痉挛、萎缩和变形，并因血液供应不良、局部皮肤水肿，致骨骼发育受阻而严重影响活动能力。

（二）临床资料

选取我院 1957～1969 年门诊上用针灸治疗脊髓灰质炎的患者 104 例。104 例中，男性 62 例，女性 42 例；年龄在 1 岁以内者 22 例，1～3 岁者 75 例，3～6 岁者 5 例，6～7 岁者 2 例，3 岁以下者占 94.2%；病程在 2 周以内者 43 例，2 周～1 个月者 30 例，1～6 个月者 24 例，6 个月～1 年者 5 例，1～2 年者 2 例。瘫痪发生在右下肢者 51 例，左下肢者 28 例，双下肢者 10 例，左上肢者 1 例，双上肢者 1 例，右上肢及左下肢者 1 例，左上肢及右下肢者 1 例，右侧上、下肢者 1 例；右面神经瘫痪者 3 例，左面神经瘫痪者 1 例，颈部瘫痪者 2 例，右侧上肢及右面神经瘫痪者 1 例，四肢、颈部及腹肌瘫痪者 1 例，右侧上、下肢及右面神经瘫痪者 1 例，右侧下肢及颈部瘫痪者 1 例。104 例患者中以下肢瘫痪最多，其中单纯下肢瘫痪者 89 例，占 85.6%。本组病例在我院门诊的治疗次数最少为 4 次，最多为 176 次，平均 18 次。

（三）治疗方法

1. 取穴

上肢瘫痪：大椎、陶道、第 1～第 5 胸椎夹脊、肩髃、肩贞、曲池透少海、外关透内关、合谷透劳宫。

下肢瘫痪：第 1～第 4 腰椎夹脊、立九、环跳、殷门、承山、委中、足三里、三阴交透绝骨、昆仑透太溪、解溪透申脉。

面神经瘫痪：风池、太阳、攒竹、迎香、下关、颊车、地仓、足三里、合谷。

颈部瘫痪：哑门、哑门下 1 寸、风池、百劳。

以上穴位，每次选用 4～10 穴做针刺治疗。伴有肌肉萎缩及腹肌瘫痪者，局部以七星针叩刺治疗。

2. 手法

一般病例除肩髎、立九、环跳穴用较重刺激手法外，都以中等刺激为主。瘫痪程度严重者，应用强刺激手法，即进针得气后，快速上下提插，如"饿鸡啄米"状，频率约为 200 次/分钟，连续运针 1~2 分钟，使针感向远端放射为宜。

（四）疗效标准

临床治愈：瘫痪肢体的运动功能完全恢复。

显效：瘫痪程度较前显著减轻，运动功能接近完全恢复。

进步：瘫痪程度较前减轻，运动功能有所恢复。

无效：治疗后无明显好转。

（五）治疗结果

根据本组病例分析，治愈率与病程有一定的关系。病程在 2 周以内者治愈率为 53.5%，2 周~1 个月者为 54.8%，1 个月~半年者为 30.8%，半年~2 年者为 28.6%，详见表 2。疗效与瘫痪部位亦有一定关系，详见表 3。

表 2　疗效与病程关系表

病程	病例总数	有效病例数			无效病例数
		临床治愈	显效	进步	
2 周以内	43	23	8	9	3
2 周~1 月	31	17	11	3	0
1 月~半年	23	7	10	4	2
半年~2 年	7	2	3	2	0
总计	104	49	32	18	5

表3　疗效与瘫痪部位情况表

瘫痪部位	临床治愈	显效	进步	无效	总计
左侧下肢	15	7	4	2	28
右侧下肢	26	17	8	0	51
双侧下肢	3	4	2	1	10
左侧上肢	0	0	0	1	1
双侧上肢	0	1	0	0	1
右侧上肢及左侧下肢	1	0	0	0	1
左侧上肢及右侧下肢	1	0	0	0	1
右侧上肢及右侧下肢	0	0	1	0	0
左侧面神经	0	1	0	0	0
右侧面神经	2	0	1	0	3
右侧面神经及右侧上肢	0	0	1	0	1
右侧面神经及右侧上、下肢	0	0	1	0	1
颈部	1	1	0	0	2
颈部及右侧下肢	0	1	0	0	1
颈部、四肢及腹肌	0	0	0	1	1
合计	49	32	18	1	104

本组104例患儿经针刺治疗后，临床治愈49例，占47.1%；显效32例，占30.8%；进步18例，占17.3%；无效5例，占4.8%。总有效率为95.2%。

（六）典型病例

例1　刘某，女，3岁，住桐乡新南乡，门诊号34681，1957年5月13日初诊。母代诉：患儿于12天前突然发烧，2天后体温下降，但发觉左手不能上举，右脚不能站立。检查：左上肢及右下肢呈弛缓性瘫痪状态，肌肉萎缩。诊为小儿麻痹症。治疗：取大椎、陶道、肩髎、曲池、外关、肾俞、环跳、命门、委中、承山穴，除肩髃、环跳穴刺激较重外，余穴均用中等刺激手法，并以七星针叩刺肌肉萎缩处。隔天针刺治疗1次。之后的治疗中随症加入手三里、阴市、风市、绝骨、太冲、昆仑等穴。经针刺治疗7次后，患者左手已能上举，并能单独行走，但走路不稳。此后继续针刺治疗，前后共治疗18次而愈。

例2 沈某，女，3岁，住桐乡县乌镇公社吴家桥，1969年4月25日初诊。母代诉：患者于3个月前发热后，出现左下肢瘫痪不能行走，经杭州等医院诊断为小儿麻痹症，先后多处行针灸治疗30余次未效，故就诊。检查：左下肢不能站立，不能行走，肌张力低。治疗：取立九、足三里、环跳、殷门、阳陵泉、绝骨、解溪穴，每次选用3~4穴，行重刺激手法，持续捣针1~2分钟，隔日1次。经治疗5次后，患者能独自站立，治疗10次后能行走几步，共针刺20次而愈。随访观察2年，情况良好。

（七）体会

1. 小儿麻痹症与《黄帝内经》所载的"痿证"相类似。根据《素问·痿论》"治痿独取阳明"的原则，再根据病情的实际变化，选用不同的穴位进行针灸治疗。如患者上肢瘫痪者，应取督脉经颈部的大椎、陶道穴，以及在颈部或胸椎上段酌取1~2对夹脊穴，然后取上肢阳明经的穴位，如肩髃、曲池、手三里、合谷穴等，再加用肌肉瘫痪部位的穴位。下肢瘫痪者，取督脉经腰部的命门穴，以及腰椎旁1~2对夹脊穴，然后取下肢阳明经的穴位，如伏兔、阴市、足三里等，再取下肢肌肉瘫痪部位的穴位。轻症及初诊患者，应采用轻刺、浅刺等针刺手法；大多数患者采用中等刺激为主；重症及久治未效者，可采用深刺、重刺、捣针等手法；在肌肉萎缩处可加七星针局部叩刺。有的患者患肢肌肉萎缩较严重，虽经多次针刺治疗仍未见效，可改用硝酸一叶萩碱做穴位注射，大多能收到良好疗效。

2. 在针刺手法上，我之前认为小儿肤薄神怯，故采取多穴轻刺的手法，治疗症状较轻的患儿效果较好，但对于病情重者效果较差；后来在学习参考了解放军医务人员的神经刺激疗法和新针疗法后，对重症患儿改用取穴少而精的重刺激捣刺手法，疗效大为提高。

《灵枢·逆顺肥瘦》谓："婴儿者，其肉脆血少气弱，刺此者，以毫针，浅刺而疾发针，日再可也。"因本病导致的弛缓性瘫痪属于虚证，根据"虚则补之"的原则，因而大多数医者治疗时采用轻补手法，有的用半刺，多数采用轻刺、浅刺而疾发针的手法。据我体会，临床上对病程短、病情较轻的患者，可用轻补手法，即刺入穴位后，稍加捻转 1～2 分钟后快速出针。对病情较重，病程较长，以轻补手法治疗多次无效者，可采用烧山火等重补手法，疗效可显著提高。如 1969 年我在乌镇公社吴家桥巡回医疗时，遇到 1 例患小儿麻痹症的 3 岁女孩沈某，症见左下肢瘫痪，不能站立，更不能步行。经别处用轻补手法治疗达 3 个月之久，病情未见改善。我改用烧山火针法轮流刺左侧胞肓、秩边、环跳、阳陵泉等穴，每次选 1～2 穴。5 次治疗后患儿能独自站立，10 次后能单独步行 6～7 步，20 次后即痊愈。

临诊时，有的患者出现阴经虚而阳经亢的证候，应根据病情补虚泻实，如治疗足外翻，应重补三阴交、复溜、太溪等穴，而泻足三里、阳辅、丘墟等穴。反之，有的患者若出现阳经虚而阴经亢的证候，如足内翻，可重补足三里、上巨虚、绝骨穴，而泻三阴交、交信、太溪等穴。

3. 患者的运动功能恢复到一定程度后，应做适当的活动和锻炼。伴有畸形者，应结合土法整形纠正姿势，对提高针刺治疗有所帮助。如我们在灵安公社巡回医疗时，在治疗右下肢瘫痪伴有较严重足内翻的小儿麻痹症患者时，利用系布带的方法帮助患者把右足拉正，经过一段时间的治疗后患者症状消失，恢复正常行走。此外，当重症患者达到基本痊愈后，尚需继续治疗一段时间，以巩固疗效，否则可有肌张力的回降。我们在临床上曾碰到过这样的病例，值得大家注意。

4. 治疗效果与病程长短及病情轻重有一定的关系。病程在半月内，疗效较好，时间长者疗效较差。病情较轻者，如仅有单侧下肢瘫痪，疗效较好；伴有上肢瘫痪者，上肢的恢复较慢，少数患者上肢的恢复较困难。如患儿有颈部及四肢弛缓性瘫痪，尚有腹肌瘫痪者，预后往往不良。我曾治一严重患儿，针刺治疗 100 次，无果而终。

5. 小儿麻痹症的后遗症是比较顽固的疾病，除了继续探索提高针刺治疗的疗效外，在治疗时应积极配合七星针、艾灸及局部按摩等，以协助宣通气血。此外，还应加强患肢的被动活动和功能锻炼，冬季治疗时应注意患肢的保暖。患儿应增加营养，预防感冒及传染病的发生，使治疗顺利进行，促使患肢较快恢复。

6. 一般年龄愈小，针刺治疗的疗效愈差。凡四肢，不论单侧或双侧患局限性麻痹，只要躯干及颈部未有损害者，一般预后多数良好。下肢麻痹较上肢麻痹容易恢复，单侧下肢较双侧下肢更易治愈。双侧下肢完全性瘫痪，双足呈下垂状态，不能独自端坐者，治愈较困难。颈部、四肢呈完全性瘫痪，甚或伴有腹肌瘫痪者，恢复很困难，预后不佳。双侧上肢麻痹最易造成一侧上肢残废，凡见上肢呈现完全性瘫痪，肩关节松弛，腕关节动摇，手指拘挛，则其预后每致残废。

四、儿童抽动-秽语综合征

（一）概述

儿童抽动-秽语综合征为临床常见的疑难病，好发于儿童及青少年，多起病于 4~12 岁，是一种多部位、突发性、不自主的抽动，临床以头面、躯干及肢体无目的、重复而迅速的肌肉收缩为主，表现为眨眼、皱额、缩鼻、歪嘴、耸肩、摇头、扭颈等动作。本病大多为间歇性，严重者除了睡眠时暂不抽动外，起床后即如舞蹈病样抽动不止，严重影响了患者的生活与学习，给患者及家庭带来很大的困扰。

（二）临床资料

针刺治疗对本病有较好的疗效。

1971~2003 年在本院针灸门诊选取儿童抽动-秽语综合征患者 33 例。其中男 32 例，女 1 例（此比例可能与有些女性患病不敢来我院针灸治疗有关）；年龄 8~15 岁，平均 12 岁；病程 1~4 年，其中 1 年者 3 例，1~2 年者 20 例，2~3 年者 9 例，3~4 年者 1 例。以上病例均经药物治疗无效而来我科就诊。

33 例患者的症状表现以面部抽动最多，为 30 例；除面部抽动外，还有颈部抽动表现者 2 例；还有 1 例为面部、头颈、一侧肩部及上肢均抽动。

（三）治疗方法

取穴：取风池、大椎、合谷、太阳、迎香、颊车、地仓穴，颈部抽动者加百劳穴，肩及上肢抽动者加肩井、肩髃、曲池穴。

操作：取 30 号 2 寸长不锈钢高压消毒针具，穴位局部常规消毒。风池、大椎、迎香、地仓、百劳、肩井、肩髃、曲池等穴刺入后用轻微震颤手法，待有酸胀等感应后，右手持针柄如轻微手抖状，1分钟左右即出针。太阳、颊车、合谷穴根据患者病情的轻重决定是否留针，如病情较轻，可不留针；病情较重，症状发作持续不间断者，可留针10~15分钟后出针。

疗程：隔1天或2天治疗1次，5次为1疗程，1疗程后休息3天再继续治疗。

（四）疗效标准

痊愈：治疗后症状全部消失，观察3年未复发。

有效：治疗后症状基本消失，偶然有较少发作。

无效：治疗后症状无改善。

（五）治疗结果

经治疗后，痊愈30例，占93.93%；有效2例，占6.06%；无效1例，占3.03%（此例患者为治疗2次后未继续治疗者）。

（六）典型病例

例1 周某，男，12岁，住桐乡市梧桐镇印刷厂。母代诉：1年多来，经常做伸颈、缩肩、转头、做鬼脸等动作，不能自己控制，除睡着后不发作外，其余时间发作频繁。起初以为是小孩顽皮，未予重视，后来症状日渐严重，发作间隔的时间也越来越短。经药物治疗数月，未见效，遂来本科门诊。见患者发育良好，面色稍白，神志清楚，脉细略数，脉搏80次/分钟，舌质淡红。考虑本病系血虚，经脉失养，导致风动。取风池、百劳、大椎穴，针刺不留针，太阳、合谷轻刺后留针10分钟。经过1个疗程后，症状减轻；共针刺3个疗程，抽动不再出现。观察3年，疗效巩固。

例2 方某，男，16岁，住桐乡市梧桐镇振兴西路，桐乡市第七中学学生，2003年7月初诊。患者3年前曾患面部肌肉间断性抽动，如挤眉、眨眼、缩颈及口角肌肉间歇性抽动等，曾来我院针灸科诊治，当时诊断为儿童抽动-秽语综合征。为其针刺治疗 10 次，症状基本消失。1 年前上述症状又发作，除了睡眠时上述肌肉不抽动外，醒来后即抽动不止，且连绵不断，影响就学，患者十分痛苦。曾赴杭州某医院连续服中药 1 年，头颈部抽动虽已停止，但右肩臂、肩胛、手臂仍然抽动扭曲不已，并且整天昏昏欲睡。此次诊见患者右肩关节、右肩胛及右上肢抽动扭曲不已，且眼、鼻、口等处肌肉抽动不止，面色萎黄，神倦乏力，舌红苔黄，脉弦略数。诊为顽固性儿童抽动-秽语综合征。本病系体质虚弱，卫外失司，风邪入侵髓海，上扰神明，风性善动，致部分肢体扭动不已。本病已久，且久治未愈，实属顽症痼疾。治疗：针刺风府、风池、太阳、地仓、右侧肩井、曲垣、肩髎、曲池、外关、合谷、双侧足三里穴，隔天 1 次。以上除太阳、合谷、足三里留针 30 分钟以外，其余均不留针。连治 10 次，丝毫未见效。继续治疗 1 个疗程，取穴及治疗方法同上，加用维生素 B_{12} 注射液 0.5mg 在双侧合谷穴处做穴位注射，又治疗 10 次，亦未见效。第 3 个疗程开始，除继续针刺治疗外，再加用针刀疗法。取右侧冈上窝曲垣穴及右侧肩髎穴压痛明显处为进针刀处，局部常规消毒。曲垣穴刺入时刀口线与身体纵轴垂直，直达骨面后，将针刀稍稍提起，轻轻切割 2~3 刀即出针。肩髎穴刺入时刀口线与上肢平行，刺入穴位后，待有较强酸胀感时，将针刀稍稍提起，更轻地切割 2~3 刀后出针。术后用创可贴贴敷患处。隔天复诊，经 1 次针刀治疗后，患者自觉抽动有所减轻，检查果见其抽动次数减少，且抽动频率亦减慢。嘱其每周治疗 1 次，但患者因开学在即，要求隔天 1 次针刀疗法，遂根据患者右肩胛骨及右肩关节周围之压痛点或穴位处，轮流施行针刀疗法，其余针刺取穴同前。又治疗 2 个疗程，前后共 40 次，抽动及扭曲等症状均消失。半年后患者面部及右肩偶尔略有抽动，次年暑期，又巩固治疗10次。追踪观察5年，迄未复发。

按：小儿抽动-秽语综合征发作轻微，抽动有间歇者，针刺效果较好，但必须持续治疗至症状全部消失，再继续巩固治疗数次，病情才能稳定。

（七）体会

现代医学认为，本病与中枢神经系统的器质性损害、性激素和兴奋型神经递质有关。中医学认为，该病属"筋惕肉瞤"等范畴，多因先天肾气不足，或后天失养，情志失调引起。该病与社会环境因素和机体自身的状态有密切关系，治愈后需要防止感冒，避免过劳和过度紧张，并注重调摄饮食，少食辛辣厚味的食物，对防止本病的复发有很大的关系。

五、舞蹈病

陆某，女，10岁，小学生，1962年1月4日初诊。母代诉：1周来患儿右侧手足扭动不已，近2天扭动加剧，且左侧手足也随之扭动，右手不能握笔、捏筷，并有挤眉、伸舌等不自主动作，喂食、语言及大小便均甚困难，睡眠中亦时有四肢扭动。检查：患儿面色苍白，形容憔悴，精神萎靡不振，两目呆滞，四肢手足呈不规则之屈曲、伸直状，并扭动不止，尤以右手足扭动较剧，站立困难，舌苔薄白，脉弦紧。诊为小儿舞蹈病。本病系风邪侵袭髓海，风性善动，波及四肢而扭动不已。治以息风、平肝、舒筋。治疗：针刺风府、风池穴3分，轻泻不留针；针刺外关、中渚、阳陵泉、丘墟、太冲穴，留针15分钟，隔日1次。治疗3次后患者手足扭动显著减轻，能自己步行来院。前后共针刺治疗12次，诸恙消失，观察20余年，迄未复发。

按：小儿舞蹈病系风邪袭入髓海，风性善动，故四肢扭动不已。今取风府、风池以息风；外关、中渚疏导三焦经气；丘墟、太冲平肝降逆；阳陵泉为筋之会穴，刺之以舒筋活络。该病在 2 周至 6 个月内虽然能自行恢复，但针刺确能使患儿早日恢复健康。

六、聋哑

沈某，男，5 岁，1973 年 6 月 8 日初诊。其父代诉：自幼不能讲话，上月赴沪某医院检查，诊断为神经性耳聋。在沪针刺治疗半月未效，即来我院就诊。诊见患儿表情尚活泼，听觉消失，不能讲话，但哭声正常。诊为聋哑。系耳窍经气滞阻，致听觉消失，继则不能言语。治以疏导少阳经气为主。针刺取穴：①耳门、翳风、中渚；②听宫、瘛脉、外关。用 30 号 1 寸半不锈钢针，耳周的穴位刺入 5 分左右，轻补不留针；上肢的穴位用泻法，留针 15 分钟。隔日 1 次，两组穴位交替使用，10 次为 1 疗程。经过 6 个疗程的治疗后，患者听觉略有恢复而停止治疗，休息 1 月后听觉逐渐恢复如常，于 1978 年入小学读书。1980 年夏，其母来院，云："孩子讲话及听觉早已恢复如常，现已读小学三年级。"

按：对于聋哑症，针刺治疗的疗效报道不一，有谓十有九效者，有谓无一有效者，莫衷一是。我曾治疗 10 余例聋哑患者，经治疗后大部分患者的听力有了一定的提高，如原来听不到广播声音的经针治后能听到一点声音，但达到健康人水平者，仅有以上 1 例，今如实报道，以做参考。

七、眼睑下垂

李某，女，14 岁，学生，住桐乡市石门镇，1969 年 7 月

13 日初诊。诉右眼睑下垂已 3 月。患者右眼不能张开，面色较萎黄，伴四肢倦怠，胃纳欠佳，舌淡苔腻，脉沉迟。此系脾阳不振，脾失健运，而致纳谷不香，四肢乏力，水谷之精气不能上注于目，故致右眼睑下垂。治以健脾为主，并疏导眼周经气。治疗：取双侧脾俞、手三里、合谷、足三里穴，以及右侧攒竹、鱼腰、丝竹空、太阳穴。眼睛局部的穴位针刺得气后，行补法数秒钟即出针；四肢的穴位行补法后，留针 15 分钟。隔日 1 次，10 次为 1 疗程。针刺治疗 2 个疗程后，患者的症状逐渐减轻，停针 1 个月，右眼睑已完全张开。观察 13 年，疗效巩固。

按：取脾俞、手三里、足三里、合谷穴以调和脾胃，脾胃健运，则水谷精气能上输于眼周经脉；取攒竹、鱼腰、丝竹空、太阳穴以疏导眼周气血。该症我曾遇到过 3 例，另 2 例为双侧眼睑下垂，治疗均以健脾为主，少则 2 个疗程，多则 6 个疗程，均治愈。

八、小儿流涎症

胡某，男，20 个月，住桐乡市逾桥村，1968 年 7 月初诊。当时我在该村的市委党校开会，饭后散步至该小儿住所门口，见其坐在屋外木制车内流涎不止，口角旁及下唇已轻度发炎，稍有红肿，胸前衣襟及围巾上亦一大堆口水。询问其父母得知，该患儿自出生至今流涎不止，且日渐严重，亦无处治疗。在征得其父母同意后，为其义务针刺治疗。该患儿因发育未充，口腔内诸腺体固摄乏力，故治以通络、固摄。治疗：取双侧颊车、地仓、合谷穴，单侧承浆穴。用 1 寸半 30 号不锈钢针，每穴刺入 1~2 分深，用轻微震颤手法，10 秒钟左右即出针，每天 1 次。经 1 次治疗后，流涎减少一半左右，3 次治疗后流涎症状全部消失。3 年后遇见其父，诉经针刺治疗后病已痊愈，至今未发。

九、小儿遗尿症

沈某，女，8 岁，住桐乡市崇福镇上市村，2002 年 7 月初诊。母代诉：患儿自幼至今每晚遗尿 1~2 次，经药物治疗无效，故来门诊求治。见患儿面色苍白，声音低微，舌质淡，脉细软。系肾气不足，下元虚寒，膀胱失约而致遗尿。诊为小儿遗尿症。治以滋补肾气，固摄下元。治疗：取双侧肾俞、气海、关元、双侧三阴交穴。以 1 寸半 30 号不锈钢针，刺入各穴 1~2 分深，行轻微震颤手法，约 10 秒钟即出针，其中三阴交留针 15 分钟。每周针刺 2 次。经 1 次治疗后，当晚未再遗尿。在治疗期间，仅出现过 1 次遗尿，5 次治疗后，遗尿已不再发作。观察 3 年，疗效巩固。

按：5 周岁以下的婴幼儿由于智力发育尚未完善，排尿的正常习惯尚未养成，或贪玩、疲劳等引起的遗尿，皆不属病态。若小儿 5 周岁以上，仍不能自控排尿，睡眠中经常自遗者，视为病态，应及早治疗，并积极鼓励患儿消除自卑怕羞心理，树立战胜疾病的信心。

白天可适当增加给水量，同时在患儿要排尿时，耐心劝导患儿憋尿片刻，以锻炼膀胱的收缩功能。这样白天既得到充足的水分，又使膀胱的功能得到锻炼，晚上的口渴感就大大减轻，膀胱的储尿量也逐渐增加，若晚上再稍加限制患儿饮水，这样夜间尿量就会明显减少，次数也相应减少。注意晚上不要让患儿过于兴奋，睡觉时被子不要盖得太重，家长最好定时唤醒患儿排尿 1 次，使其逐渐养成自觉排尿的习惯。

小儿因遗尿症来针灸科治疗者较多，如能坚持针刺治疗，有效率约在 90% 以上，痊愈率在 75% 以上。本病应及时治疗为佳，如迁延不治，日后变为成人遗尿症，则疗效较差，且给学习、生活、工作带来很大的不便。

十、小儿尿潴留

王某，男，24 个月，住桐乡市屠甸镇环市村，1956 年 7 月初诊。其父母代诉：小孩已 10 余个小时未曾排尿，小腹胀满，啼哭不已。诊见患儿面色苍白，烦躁不已，小腹部膀胱充盈，已胀至脐下 2 横指许。诊为尿潴留。本病系膀胱括约肌持续过度收缩，再加上精神紧张所致。治以疏导下焦，松弛其紧张状态。治疗：针刺取气海、关元、水道、中极、阴陵泉、三阴交、足三里穴。以 30 号 1 寸半不锈钢针，轻微点刺以上各穴，每穴刺入 1~2 分深，然后用轻微震颤手法 10~20 秒钟即出针。当刺入气海穴，并施行手法时，患者即有少量排尿，但将针拔出后，小便旋又停止。按以上穴位次序依次进行针刺时，患者能顺利排尿，待针刺完毕，膀胱已全部排空，下腹部松弛。3 个月后随访，病无复发。

按：小儿急性尿潴留病情较急，针灸有较好的疗效。经络线路上的穴位与内脏表里相通，息息相关。小腹部所循行的经络有任脉、足阳明胃经及足太阴脾经等，故治疗时取任脉的气海、关元，足阳明胃经的水道、足三里，足太阴脾经的阴陵泉及三阴交。这便是经络学说中的"经络所过，主治所在"，因而该例患儿经以上治疗后取得了立竿见影的疗效。

十一、小儿急性颞颌关节炎

蒋某，男，12 岁，住桐乡市乌镇西栅，1950 年 8 月初诊。父代诉：患儿 7 天前患感冒后，突然牙关紧闭，不能开口讲话，饮食、喝水也十分困难，身体无发热及其他疾病，故前来就诊。诊见患儿面容憔悴，全身羸瘦，启口十分困难，只能容1粒米饭的间隙，吃了半天也不能吃小半碗粥，舌不能伸出，故不能诊见舌苔，脉细如丝而软。诊为急性颞颌关节炎。中医诊为牙关紧闭，系外感风寒，寒邪凝于面部阳明经络所致。治以祛风散寒，疏导阳明经气。治疗：针刺取双侧风池、颊车、地仓、下关穴，刺入1~3分，轻微捻转20秒钟后即出针；双侧合谷穴刺入后行泻法，较重捻转约半分钟，然后留针15分钟。隔天治疗1次。经1次治疗后，患者张口略大，能容半横指许，能进食汤水及粥，但速度较慢。第2次治疗后，患者张口能容1横指许，能进食固体食物。第3次治疗后，患者张口已能容3横指，并能顺利进食。第4次治疗后，患者张口恢复如健康人，诸恙消失。

按：小儿因颞颌关节炎导致牙关紧闭，这在临床上较为少见。患者因无发热及其他症状，故排除中枢神经系统及其他疾病。我认为，本病因患儿外感风寒，导致双侧牙关气血瘀滞，继发双侧咬肌持续痉挛性收缩，导致饮食难进。饮食难进又导致恐惧，精神紧张，两者形成恶性循环，加重病情。治疗以针刺风池穴祛风散寒；针刺面颊部诸穴疏通阳明经气，行气化瘀，以消除局部炎症，松解咬肌痉挛；再根据"四总穴歌"中的"面口合谷收"，针刺合谷以疏风解表，通调阳明经气，故能收到较好的疗效。

十二、多发性神经根炎后遗症

陈某，女，12岁，住桐乡市梧桐镇新建村，1988年6月初诊。祖母代诉：1个月前因患多发性神经根炎于浙江省儿童保健院治疗1月余，出院后遗留四肢瘫痪，手不能举，足不能行，特来求治。诊见患儿面容憔悴，神倦乏力，舌质淡，脉细软。检查：下肢不能站立，足不能背屈，下肢肌力 2 级，手臂不能上举，上肢肌力 3 级。诊为多发性神经根炎后遗症。属中医"痿证"的范畴。治以健脾通络。治疗：取大椎、命门、脾俞、肾俞、肩髃、曲池、手三里、外关、合谷、环跳、风市、足三里穴。以 2 寸长不锈钢针，每穴根据局部肌肉的厚薄刺入 1～3 分，行轻微震颤手法 15～20 秒钟即出针，隔天 1 次。10 次为 1 疗程。共针 3 个疗程后，患者肌力恢复正常。观察 5 年，疗效巩固。

十三、小儿顽固性荨麻疹

蒋某，女，12 岁，小学生，住桐乡市梧桐镇梧桐大街，2000 年 10 月初诊。父代诉：患儿遍体反复发作疹块已 10 个多月，发作部位以胸腹部及手足、四肢内侧较多，发作时局部红肿隆起，大小不规则，奇痒无比。历经沪杭等地的皮肤病专家诊治，用中西药物，口服或静脉注射等治疗，只能暂时缓解，不久又反复发作，且每次发作，病情就更加严重。诊见患儿形体较瘦，面色苍白，脉细弦，苔薄白，舌质淡红，手足、四肢内侧及胸腹部内侧有大片形状不规则，大小不一的红色斑块。诊为荨麻疹。本病系过敏所致，治以调节免疫机制、脱敏为主。中医则以扶正、疏表为主。治疗：用大口玻璃瓶一个，瓶口要光滑，无破损，左手持瓶，右手持长镊子，夹持 75% 酒精棉球 1 个，点燃后在瓶内燃烧 2 秒左右，退出燃烧的酒精棉球，迅速将玻璃瓶口叩在神阙穴上，这时拔罐处皮肤迅速隆起发红，并以该处皮肤红紫为度。拔罐时用左手捏住瓶底部，使其固定，右手食指下压瓶口处皮肤，待漏气后即可拔除。下次治疗要等局部皮肤色泽退尽后，才可用同样方法进行治疗。

首次治疗后，由其父回家自行拔罐，共计治疗 10 次，诸恙消失，不再发作。追踪观察 8 年余，疗效巩固。

按：神阙系统形成于胚胎期，是最早的调控系统和经络的母系统，具有向全身输布气血的功能与对机体宏观调控的作用。美国科学家最近的研究也发现，人有两脑——颅脑和肠脑（肠神经系统），并认为两脑之间相互作用和影响。在神阙穴拔火罐，可通过局部皮下瘀血的逐步吸收起到"自血疗法"的作用，以调节全身的免疫机制，消除过敏现象。

中医学博大精深，针灸疗法疗效卓越。然而还有大量的宝贵经验蕴藏在民间，有待发掘、收集、整理、提高。

在当今看病难、看病贵的情况下，应大力发扬中医中药及针灸等传统疗法，组织有关专家进一步研究及推广，使广大群众得益匪浅。以上仅举数种疾病加以总结，其实在临床中针灸对很多小儿疾病具有良好的疗效，如小儿发育不良、慢性气管炎、哮喘等，由于门诊工作十分繁忙，未能一一加以详细记录，甚为可惜。

五官科疾病

一、声带小结

（一）概述

声带小结是慢性喉炎的一型，由局限性的炎性组织形成，又称结节性喉炎或结节性声带炎。成人中女性多于男性。本病为职业性用嗓工作者的常见病之一，故有"教师小结""歌者小结"之称。本病的发病还与声部使用有关，一般常用高音声部者多见，常用低音声部者则发病较少。

根据临床上以慢性声音嘶哑，迁延难愈为主要表现的特点，本病属中医学"慢喉喑""久喑"等病证的范畴。

针灸治疗声带小结有较好的疗效，今举验案一则。

（二）典型病例

韩某，女，23岁，桐乡市某幼儿园教师，1983年8月3日初诊。诉1个多月前开始出现发声容易疲劳，声音不清爽，发高音时有破裂声，以后逐渐加重，声音变沙，有时声音嘶哑，由间歇性逐渐发展为持续性，有时失音。曾赴杭州浙医二院五官科检查：患者双侧声带边缘的前中1/3交界处左右各有一绿豆大的小结，如息肉样变，呈水肿充血状，色泽淡红，声门闭合不全。诊断为声带小结。给予内服药物治疗1月余，症状未见减轻。又赴上海某医院诊治，诊断同上，治疗后也不见效。诊见患者面色稍苍白，痛苦面容，声音嘶哑，有时失音，舌质淡，苔薄白，脉细软。诊为声带小结。治疗：取人迎、上廉泉为主穴，合谷、太冲为配穴。以2寸长不锈钢针刺入人迎穴，深1~1.5寸，待有酸胀等感应后，行轻微震颤手法1~2分钟，即出针。针刺上廉泉穴，刺入皮肤后以30°角向下斜刺，得气后行轻微震颤手法1分钟左右，即出针。合谷及太冲穴各刺入5分~1寸，得气后行飞经走气手法，使针感尽量向上传导，以接近喉部为佳，留针30分钟。隔天治疗1次。经3次治疗后，患者症状已有显著好转，讲话已有声音。经7次治疗后，声音完全恢复正常。追踪观察1年，疗效巩固。2008年4月19日电话随访时谓，自治疗至今，迄未复发。

二、慢性咽炎

(一) 概述

慢性咽炎为咽黏膜、黏膜下及淋巴组织的弥漫性炎症。本病为常见病，多发于成年人。其病程很长，症状顽固，病因复杂，短期治疗难见显效，不易治愈。

本病多因急性咽炎反复发作及邻近组织器官（如鼻、扁桃体）的慢性炎症所致，全身的各种慢性病（如贫血、便秘、消化不良、心脏病等）导致的血循环障碍也可使咽部瘀血而继发本病。

中医学认为，本病主要是由于风热喉痹时发，邪热伤阴，肺肾阴亏，虚火内生，上灼咽窍，出现咽窍红肿，小瘰隆生；或为肺肾阴虚，虚火偏旺，炼津为痰，痰浊凝滞咽喉，脉络不通，出现小瘰云集成块状，咽侧索突起成绳索状；或为肺肾阴虚，虚火久灼，火燥津枯，津枯则液涸无以上承，咽窍失养，肌膜干萎如蜡纸，又津枯则液干，浓缩为痂，附着于咽窍，从而发为本病。

我曾以针刺疗法治愈数例比较顽固的慢性咽炎。

(二) 典型病例

患者王某，男，47岁，农民，住桐乡市炉头单桥，1977年8月16日初诊。诉3年多来咽部经常不适，常有灼热感、干燥、微痛、发痒、异物感、痰黏感等，晨起用力清除分泌物时有恶心不适感。在杭州医院五官科检查：咽黏膜充血暗红，咽后壁有少许淋巴滤泡增生。诊为慢性咽炎。在杭州市某医院及萧山等地医院治疗半年多，咽部干燥、疼痛等症状丝毫未见减轻，遂来我院要求针灸治疗。诊见患者面色萎黄，舌质绛，苔微黄，咽干口渴。治疗：取风池、上廉泉、天突、鱼际、合谷、太溪、太冲穴。针刺风池、上廉泉、天突、鱼际、太溪穴，待有感应后，行轻微震颤补法 1~2 分钟，即出针；针刺合谷、太冲穴后，行平补平泻手法 1~2 分钟，留针 30 分钟后出针。隔天治疗 1 次，10 次为 1 疗程。治疗 3 次后患者咽喉疼痛及不适等感觉已有所减轻，治疗 7 次后患者自行中断治疗。直至 2008 年 10 月 29 日患者来治疗头痛时谓，30 多年前曾患慢性咽喉炎，针刺治疗 7 次即完全治愈，至今未曾复发。

三、眼肌麻痹

（一）概述

眼肌麻痹为眼科常见病，临床表现为斜视、复视、代偿性头位、头痛及头晕等症状。目前本病的临床治疗除手术疗法改善美容效果外，尚不能恢复其正常功能。我曾诊治 2 例眼肌麻痹患者，1 例经体针治疗，另 1 例经头针治疗，均恢复了正常的功能。

（二）典型病例

1. 体针治疗眼肌麻痹

柏某，女，21 岁，住桐乡市屠甸镇，2002 年 4 月 16 日初诊。诉起病已 1 个月，发病时右眼视力稍有模糊，出现复视现象，并伴有头痛、头晕、步履不稳等症状。曾赴杭州市浙江医科大学附属第一医院眼科诊治，诊为右眼内直肌及上直肌麻痹，经内服药物及滴眼药水治疗 1 个月，未见效。后回桐乡由眼科转来针灸科治疗。患者发育良好，精神萎靡不振，胃纳欠佳，面色略苍白，舌质淡，舌边有齿印，舌苔黄腻，脉细软。检查：医者伸出 1 个手指，患者看到 2 个手指；嘱患者双眼跟着医者手指移动时，右眼球不能跟随手指向内侧及上侧转动。诊为眼肌麻痹（右眼内直肌及上直肌麻痹）。治疗：针刺取双侧风池，双侧合谷，右侧攒竹、睛明、四白、阳白穴。风池穴刺入 1 寸左右，待有酸胀等感应后，行平补平泻手法 1~2 分钟，使感应尽可能向眼球方向传导；针刺右侧攒竹、睛明、四白、阳白穴时，刺入 1~2 分深，待针下有酸胀等感应后，行极轻微震颤手法各 1 分钟左右，留针 15 分钟出针。每 1~2 天针刺 1 次，10 次为 1 疗程。针刺 1 个疗程后，患者头痛、头晕消失，胃纳增加，视物有时较清楚，有时仍有复视。待针刺 18 次后患者全身轻松，神清气爽，右眼活动功能恢复正常，复视消失而愈。2007 年 7 月 6 日来我科治疗其他疾病时谓，右侧眼肌麻痹自上次治愈后，至今已有 5 年，迄未复发。

2. 头针治疗眼肌麻痹

郭某，男，18 岁，农民，住桐乡市北日晖桥，1986 年 11 月 13 日初诊。诉半月来因受寒而出现头痛、头晕、目眩、视物略模糊，并出现复视。患者平时身体尚可，发育良好，精神较差，四肢倦怠，面色萎黄，舌质紫绛，舌苔黄腻，脉弦洪。检查：双侧眼球活动时，右眼正常，左眼球视前方时偏于鼻侧，而且不能向外侧偏斜；出现复视；头向左侧偏歪，但四肢活动时左右侧对称，两手握力相等，排除脑部疾病。诊为眼肌麻痹（外展神经麻痹）。治疗：采用头针疗法，取穴为双侧视区（部位详见"头针疗法"）。用 2 寸长 30 号不锈钢针在患者枕外粗隆水平线左右各旁开 1cm 处进针。局部皮肤常规消毒后，针由下向上与皮肤成 15° 角刺入，针尖达头皮下或肌层均可，针刺到一定的深度后，要求固定不提插，并将 G6805 电针仪连接在 2 个针柄上，电流强度由小逐渐增大，直至患者感到轻微发麻但能耐受为止，每次留针 20~30 分钟后出针。留针期间应勤加观察，如发现患者无感应，应随时加大电流强

度。隔 1～2 天治疗 1 次，10 次为 1 疗程，疗程间休息 5～7
天。经 10 次治疗后，患者头痛、目眩等症状消失，精神转佳，
四肢有力，复视情况有时消失，有时照旧。共治疗 2 个疗程，
诸恙消失，视物清楚，复视也不再出现。追踪观察 3 年，迄未
复发。

四、近视

（一）概述

现代医学认为，本病的致病原因复杂，有先天遗传因素和
后天环境因素。一般多为长时间近距离学习或工作，导致睫状
肌收缩（调节）、眼外肌收缩（集合）对眼球施加压力造成。
如青少年由于眼外肌长期处在紧张状态的机械性压力下，使巩
膜逐渐延伸和眼球加长，将产生近视或近视度数增加。

本病多表现为近视力正常，远视力不良，且近视度越大，
远视力越差，阅读距离也越近。轻中度近视一般无明显外眼及
视网膜病变。高度近视和部分中度近视可有眼球突出状，前房
较深和瞳孔较大，玻璃体混浊、液化和后脱离，视神经乳头色
较浅，颞侧有白色弧形斑，随着病变的发展可见视乳头周围出
现环形萎缩，甚至后巩膜葡萄肿。

中医学认为，本病主要因肝肾阴虚，精血不足，目失养
荣；或劳伤心脾，血亏不足，上荣乏少，目失养荣。

有关近视的针灸治疗的报道较多，其近期疗效也的确较
好，我也曾做过一次小型的试验，现将概况简述如下：

1957 年秋季，我选择桐乡一中初二年级做试验。全班 50
名学生中，用国际标准测视表检查视力，选择视力在 0.9 以下
者为治疗对象。治疗对象共 18 名，其中男 11 人，女 7 人；年
龄均为 15～16 岁；双侧近视 13 例，单侧近视 5 例，共 31 只患

眼。31 只患眼中，视力为 0.06 ~ 0.3 的 6 只，0.4 ~ 0.7 的 21 只，0.8 ~ 0.9的 4 只。近视时间在半年以内的有 10 只患眼，半年 ~ 1 年的有 12 只患眼，1 年以上的有 9 只患眼。

治疗方法：针刺取风池、太阳、合谷、光明穴，均双侧取穴。用 2 寸长不锈钢针刺入穴位后，待有酸胀等感应后，用轻微震颤手法 1 ~ 2 分钟，除光明穴留针 10 ~ 15 分钟外，其余几穴均不留针。隔天治疗 1 次，10 次为 1 疗程，共治疗 2 个疗程。

治疗效果：2 个疗程后与初次检查比较，全组患者治疗前的平均视力为 0.39，治疗后的平均视力为 0.79，视力平均提高 0.4 以上。视力提高 0.5 以上的有 10 只患眼。其中有位周姓男同学，原来双侧视力为 0.3，坐在第一排看黑板都很模糊，针刺 2 个疗程后，双侧视力增至 0.9，即使坐在最后一排看黑板也很清楚。

由于当时梧桐镇由桐乡碾米厂发电，同学们每天晚上要到学校上夜自修，因电力不足，灯光随着机器一闪一闪的极不稳定，故过一段时间后，有一部分同学的视力又有下降，惜当时因工作繁忙，未予追踪观察。

（二）典型病例

我们在门诊也曾治疗一些近视患者，现举例如下。

例 1 丁某，男，18 岁，桐乡一中高中学生，1963 年 7 月 13 日初诊。诉发现患近视已 1 年，测双眼视力为 0.4，最近因某军事学院招考，体检要求双眼视力达 0.7 以上才能录取，特来要求针灸治疗。患者身体健康，双眼视力均为 0.4，舌苔薄白，脉弦和。诊为近视。系因阅读疲劳过度，劳伤心脾，血亏不足，目失荣养，发为本病。治疗：取双侧风池、太阳、合谷、光明穴。先取坐位，用 2 寸长不锈钢针刺入风池穴 1 寸，用捻转平补平泻手法，使感应尽可能向同侧或对侧眼球传导，1~2分钟后即出针；然后取半卧位，针刺太阳穴，用轻微震颤手法补之，约1分钟，然后留针30分钟；合谷、光明两穴刺入后，待有酸胀等感应后用捻转泻法，尽量使感应向头部眼球方向传导，每穴2~3分钟，然后留针30分钟。每天1次针刺治疗，共治疗6次，后入学体检时，两眼视力刚好达到0.7。入学后再次复查视力，视力仍未下降。

例2 周某，男，19岁，住桐乡市食品公司宿舍，1986年8月12日初诊。家长代诉：因报考省电力学校要求双眼视力在0.7以上，该患者1年来双眼视力均为0.4，特地前来针刺治疗。患者体质略胖，舌苔薄白，脉弦和，双眼视力均为0.4。诊为近视。本病系患者平时喜看小说，使双眼疲劳过度，目失荣养所致。治疗取穴及针刺手法同例1。隔日治疗1次，共治疗10次，并嘱咐患者尽量少看小说。待入学体检时双眼视力已达0.7。入学后到学校复检双眼视力亦为0.7，疗效巩固。

按：近视患者首先要保护好视力，最主要的是避免双眼长期过度疲劳。针刺治疗近视有一定的疗效，但要求眼球及相关组织正常。一般来讲，视力在0.4以上者，针刺疗效较佳且疗效巩固，以上所举2例，亦说明了这一事实。

五、耳鸣

（一）概述

耳鸣是指患者耳部或头部的一种声音感觉，外界并无相应的声源存在，是多种耳科疾病的症状之一。若以耳鸣为主症者，也可作为疾病对待。

耳鸣由听觉机能紊乱所致，分主观性和客观性两类。现代

针 灸 心 语

医学认为，主观性耳鸣多由外耳病变、中耳病变、耳蜗病变、蜗后病变及中枢听觉径路病变等所致，亦可因精神因素、药物中毒等所致；客观性耳鸣多由血管（颈动脉、椎动脉）病变、腭肌阵挛、咽鼓管异常开放、颞颌关节病变等所致。

中医学认为，本病多因暴怒伤肝，肝火上逆，循经上扰清窍而为病；或脾胃受伤，运化失职，聚湿为痰，痰郁化火，痰火上逆，蒙蔽清窍而为病；或肝肾阴虚，阴不维阳，水不涵木，虚火上炎，扰及清窍而为病；亦有因心肾不交或脾气亏虚及心血亏虚等所致的耳鸣。

（二）典型病例

耳鸣患者来针灸科求治者较为多见，今举例介绍如下。

例1 黄某，男，56岁，住桐乡市屠甸镇菜市场56号，2006年7月3日初诊。诉1周来双耳嗡嗡作响，伴有两耳胀痛、头晕、心烦、听力下降等症状。曾赴上海华山医院五官科诊治，诊断为双耳神经性耳鸣，系全身机能衰退所致，并被告知已无较好的治疗方法。诊见患者面色萎黄，精神紧张，因工作劳累出现腰酸，头晕，全身乏力，舌苔黄腻，脉软，两手尺脉弱。本案系肝肾阴虚，水不涵木，虚火上炎，扰及清窍所致。治以滋补肝肾，疏导清窍为主。治疗取穴：①百会、耳门、听会、外关、太溪穴；②风池、听宫、翳风、合谷、太冲穴。百会穴刺入后向前方斜刺1~2分深，行轻微震颤手法，1~2分钟后出针；针刺风池穴时刺向同侧眼球方向1寸深，行平补平泻手法，1~2分钟后出针；耳周的穴位，如耳门、听宫、听会、翳风各穴深刺1~1.5寸，行轻微震颤补法，尽可能使酸胀等感应直达耳内，并留针30分钟；太冲、太溪两穴刺入各5~8分深，得气后行轻微震颤补法，1分钟左右即出针；合谷及外关两穴行飞经走气手法，尽量使酸胀等感应向头面及耳部传导，然后留针 30 分钟。以上两组穴位轮流交替针刺，隔天针刺 1 次，10 次为 1 疗程。经针刺治疗 3 次后，头晕、乏力、耳鸣等症状已稍有减轻。治疗 1 个疗程后，耳鸣等症状已消失一半以上，但近期因装修房屋劳累过度，出现疗效好转减慢，嘱患者注意休息，并每天做鸣天鼓等锻炼。先后共针刺治疗 30 次，诸恙消失而愈。2008 年 1 月患者因患颈椎间盘膨出而来求治时谓，耳鸣自治愈后，迄未复发。

例2　丁某，女，23 岁，住桐乡市梧桐镇，1958 年 6 月 30 日初诊。诉起病月余，因与家人吵架，暴怒后自觉双侧耳鸣如天上飞机声，终日不绝，伴有头晕，全身乏力，听力下降，食欲不振，睡眠时耳鸣自行消失，醒后即闻飞机轰鸣声连绵不断，痛苦不堪。曾服中西药物月余，皆不见效，特来就治。见患者面色苍白，全身倦怠，精神烦躁，舌质红，两边红绛，舌苔黄腻，脉弦洪。此系暴怒伤肝，肝火上逆，循经上扰清窍而为病。诊为耳鸣。治以平肝降逆，疏导肝胆为主。治疗取穴：①风池、耳门、听会、外关、阳陵泉穴；②肝俞、听宫、翳风、合谷、太冲穴。风池穴刺入 1 寸深，刺向同侧耳后方向；肝俞穴向脊柱方向 30°斜刺，深约 1 寸。风池、肝俞穴行平补平泻手法 1～2 分钟，不留针。耳周部穴位刺入 5 分～1寸深，行轻微震颤手法 1～2 分钟，留针 15～20 分钟。外关、合谷、阳陵泉、太冲穴刺入后，针尖略斜向上（头部方向）行捻转泻法 1～2 分钟，留针 15～20 分钟，留针期间，每隔 5～7分钟，加强捻针 1 次。隔天治疗 1 次，10 次为 1 疗程。经针刺治疗 1 个疗程后，耳鸣声逐渐减轻。2 个疗程后耳鸣已显著减轻，听力基本恢复正常。为巩固疗效，继续治疗 10 次。共针刺治疗 3 个疗程，诸恙消失而愈。时隔 49 年后，偶遇患者，谓自治疗至今，迄未复发。

六、耳聋

（一）概述

耳聋是各种听力减退症状的总称，为听觉系统病变所致。临床上常将耳聋分为轻度、中度、重度和全聋4级。按性质耳聋又可分为传音性聋、感音性聋和混合性聋3类。本病为常见病，近年来突发性耳聋和药物中毒性耳聋的发生率有逐年增加的趋势。

现代医学认为，传音性耳聋主要由先天性或后天性外耳或中耳畸形、外耳道机械性堵塞（如耳耵聍栓塞、异物、肿瘤）、鼓膜穿孔、中耳病变等引起，感应性耳聋主要由急性病毒和细菌感染、耳药物中毒、噪声损伤、颅脑外伤、老年性耳聋、暴聋、暴震等所致。

根据临床上以耳鸣突发或久聋不愈为主要表现的特点，本病属中医学"暴聋""久聋""虚聋"等病证范畴。

中医认为，本病主要由情志不遂，气机郁积，郁而化火，或暴怒伤肝，肝火上逆，循经上扰清窍所致；或由久病精亏，房劳过度，肾精不足，清窍失养所致；亦可因肝阳上亢、心肾不交、气滞血瘀等所致。

我们在临床上治疗的耳聋患者为数不少，其中对药物中毒性耳聋，如链霉素中毒性耳聋等，针刺治疗效果不佳。有些患者来治疗时病程较长，病变较严重，故针刺治疗的预后较差；如因劳累过度等原因所致及病程较短者，约有半数以上能治愈。

（二）典型病例

例1 邱某，男，44岁，住桐乡市新安村双桥头，1964

年10月5日初诊。诉近半月来因田间劳动过度，致使两耳听力突然消失，并伴有眩晕，耳鸣如飞机声，口苦咽干，急躁易怒，胸胁胀痛，便秘溲黄。诊见患者面红耳赤，舌质红绛，舌苔黄腻，脉弦数。诊为耳聋。本案系肝火上逆所致，治以平肝降逆、疏导清窍。治疗取穴：①百会、耳门、听会、合谷、太冲穴；②风池、听宫、翳风、外关、阳陵泉穴。以上两组穴位轮流使用。百会穴向前或向后横刺5分深，风池穴向前深刺1寸，均用平补平泻手法1~2分钟，不留针；耳周的穴位刺入1寸左右，用轻微震颤手法约1分钟，然后留针15~20分钟；手足各选1穴，用捻转泻法1~2分钟，留针20分钟。经针刺治疗1次后，耳鸣等症状即显著减轻，听力略有恢复。共针刺治疗3次，耳鸣全部消失，听力完全恢复。直至2007年9月，其妻子谓患者直至77岁逝世以前，听力一直良好。

例2 顾某，男，41岁，桐乡市农业银行人事干部，1983年9月28日初诊。诉因酷暑季节劳累月余后，突然出现左耳听力全部消失。赴杭州市浙江医科大学附属第二医院五官科诊治，诊断为突发性耳聋，给予654-2药液静脉注射2个疗程（10次为1疗程），丝毫未见好转，即来我科要求针刺治疗。见患者面红目赤，口苦舌干，性情急躁，耳聋，并伴有耳鸣，全身倦怠，舌质红绛，舌苔微黄，舌下静脉紫黑，脉弦紧。诊为突发性耳聋。此系盛夏暑热致肝胆火旺，伴有气滞血瘀所致。治以平抑肝胆之火，活血化瘀。治疗取穴：①百会、肝俞、外关、耳门、听会、完骨、阳陵泉穴；②风池、胆俞、合谷、听宫、翳风、血海、太冲穴。百会、风池、肝俞、胆俞穴均用平补平泻手法，针刺1~2分钟即出针；耳周的穴位深刺1寸左右，行轻微震颤手法1~2分钟，留针20分钟；四肢的穴位均用捻转泻法，使针感尽可能向头部传导，然后留针20

分钟。隔日1次，10次为1疗程。经治疗1个疗程，耳鸣显著减轻，听力稍有恢复。2个疗程后，听力已大有好转。共治疗3个疗程，症状完全消失而愈。

（三）体会

本病好发于冬春季节，生理功能的改变和多种疾病都可诱发本病。近年来，关于本病的病因，国内外文献报道倾向于内耳血管病变学说和病毒感染学说。血管病变学说认为，微循环障碍是其发病原因，血管痉挛水肿、血栓形成及血球黏集是其病理改变。病毒感染学说则认为，病毒引起耳聋的病理主要是使耳蜗和第8对脑神经受损。针刺治疗能扩张病变的局部血管，改善耳部微循环，抑制血小板凝集，营养耳部的有关神经，故对突发性耳聋有较好的疗效。病程越短，见效越快。如例1患者邱某仅针刺治疗3次即愈，且追踪观察30余年未复发。可见针刺治疗突发性耳聋，复发较少，疗效较好。2008年夏季，电话随访例2患者顾某，当时患者已68岁，诉又发左耳听力消失已1年余，再来针刺治疗10次无效而放弃治疗。可见对于老年性耳聋，针刺治疗大多预后不佳。

诊余漫话

针灸单穴治病

一、针灸单穴治病的概述

针灸治病，穴位繁多且十分复杂，仅十四经就有 361 穴，再加上经外奇穴 1595 穴（郝金凯《针灸经外奇穴图谱》及《针灸经外奇穴图谱（续集)》）。除此之外，针灸疗法还包括头针疗法、耳针疗法、眼针疗法、鼻针疗法、舌针疗法、腹针疗法、体环针、腕踝针、手针、足针等各种疗法，不计其数。即使同样名为头针疗法，也有不同的取穴方法。所以，如何在这浩繁的穴位与治法中，取穴少而精，疗效快而好，是每一个医师，特别是针灸医师毕生探索的方向。

中国针灸历史悠久，源远流长。"单穴治病"又称"独穴疗法"，是指在应用针灸治疗疾病的过程中，每次只取 1 个穴位以达到防治疾病的目的。单穴治病具有取穴少、收效快、疗效高、简便易行、容易被患者接受等特点，在针灸学中占有重要地位。这种疗法由来已久，在我国的古今医籍中记载着极其

351

丰富的"单穴治病"的经验。湖南长沙马王堆出土的医学帛书及《黄帝内经》中，针灸取穴多以单一腧穴为主，随着医学的发展，针灸渐渐出现了配穴处方。近年应用单穴治疗疾病这一课题再次引起了针灸医家的重视，这是在新的层次上的提炼、升华，为研究腧穴迈出了可喜的一步。总结单穴治疗疾病的经验，对于提高针灸临床疗效和发展腧穴穴性的研究，具有十分重要的意义。

至于说"万病一针"，即任何疾病只要取 1 个穴位，用针灸针在穴位上刺 1 针就能治好疾病，这种说法言过其实。自然界的"风、寒、暑、湿、燥、火"，环境污染及变化，病毒及细菌的传播与流行，以及社会上的各种变化，人们受到的各种精神因素刺激等，使疾病的表现无比复杂，故不可能用 1 根针去解决所有的疾病。但在针灸治疗的过程中，也并非取穴越多越好。有经验的大夫，在治疗某些病证时往往取穴较少，有时甚至只取 1 穴，或只针刺 1 针即可治愈疾病或消除症状。例如，在一次学术会议上，德清县人民医院针灸科医师丁某谓其子幼时患化脓性扁桃体炎，经民间医师在手腕列缺穴附近敷中草药，一次而愈，此后从未发作过。又如，近 30 年来我常用代温灸膏（该膏药是用湖南省湘潭市名医的中药处方制作）进行穴位贴敷，用以治疗感冒初起及饮食后脘腹胀痛、消化不良等，只要及时将代温灸膏贴敷在大椎穴或中脘穴上，使该穴位处皮肤产生温暖感觉，症状立即消失。外出乘车有晕车者，将代温灸膏分别贴敷在神阙穴及双侧内关穴上，则晕车不再出现。再如，我师弟李某，原在杭州市红会医院针灸科时，以温热之中药制成小膏药外敷于大椎穴，治疗数百例支气管炎及哮喘等患者，取得了显著疗效。陈德成等还主编了《中国针灸独穴疗法》一书，可见单穴针灸治病，有着广阔的天地。下面是我多年临床中应用针灸单穴治病疗效较好的几例，以供同仁参考。

二、临床应用

（一）合谷穴治疗感冒

1975 年秋季，我去杭州妹妹家中，与外甥同住一室，晚间上床欲睡时，感觉背部寒冷异常，同冷水浇一样，伴有全身违和及头痛等症状。即起坐，倚靠在床边的靠背上，自查脉弦略数，90 次/分钟，考虑可能患了流行性感冒。即自行针刺治疗，以右手持 28 号 2 寸长不锈钢针，刺入左侧合谷穴，待针下出现酸胀等感应后，留针。在留针期间，为使酸胀等感应不消失，每间隔 1~2 分钟行轻微捻转或刮针柄法，使局部酸胀等感应始终不间断，并向上臂不断传导。约半小时后，头痛及背部发冷等感觉逐渐减轻，1 小时 20 分钟后诸症基本消失，脉转和缓，80 次/分钟，自觉舒适，立即出针。随即安然入睡，次日清晨，精神饱满，健康如常。而外甥则头痛欲裂，高热不退，至医院测体温为 39.5℃，经输液及服药数天方愈。

按：上述的自身试验使我对针灸治疗有了进一步的认识：某些时候，在一定的条件下，针灸单穴的刺激量达到适当的强度时，也是可以治愈疾病的。这些条件是：①患者的抵抗力即免疫系统要健全，对针灸的刺激较敏感。②治疗要及时，最好在发病的初期，如果错过时间，疗效就要受到影响。当然还有其他因素，如环境、气候、温度、湿度、患者的精神状态、医者的体力及技巧等，对疾病的治疗都有一定的影响。

（二）脑静穴治愈癫痫

脑静穴系经外奇穴，在眼内角直上 2~3 分，眼眶边缘之外，睛明穴之外斜上方，攒竹穴之外斜下方，3 穴略成三角形。该穴为治疗流行性脑膜炎的特效穴（见《浙江中医杂志》1959年3月期）。《经外奇穴汇编》和《针灸经外奇穴图谱》两书，亦均谓脑静穴为主治流行性脑膜炎的特效穴。近年来我们用本穴治疗癫痫数例，对控制癫痫症状发作有较好的疗效。

何某，男，27岁，干部，门诊号8162，1968年7月21日初诊。诉1年多来每逢工作紧张，入夜即发作全身抽搐，不省人事，口吐涎沫，有时咬伤舌尖。每次发作约数分钟，醒后觉头晕、乏力、纳减、工作能力减低。近来每星期发作2~3次，每次发作前均有心慌、头晕、头皮发麻、眼眶发酸等预兆。患者面色晦暗，精神倦怠，舌淡苔白，脉细弦滑。诊为癫痫。针刺双侧太阳、合谷、太冲穴，泻法，留针15分钟。7月23日就诊时谓上次治疗后癫痫照旧发作。故，此次治疗加取双侧间使、神门、阳陵泉，留针15分钟。7月25日就诊时，诉今日又有头晕、乏力、心慌、头皮麻、眼眶发酸等预兆。治疗时除针刺合谷、太冲穴外，加刺双侧脑静穴，用平补平泻手法。针刺脑静穴时须将眼球推向下方，用31号针垂直刺入，深达1寸，施极轻微震颤手法，得气时酸麻感可直达头部，留针15分钟。出针后，患者感觉头皮麻及眼眶酸显著减轻。7月27日就诊时，谓上次针刺治疗后当夜癫痫未再发作。此后又经6次治疗，仍取脑静、合谷、太冲穴，发作次数减少为约每星期1次，症状亦有所减轻，时间也大为缩短。8月15日，患者出差在外地，又出现心慌、眼酸等预兆，经某医院针刺治疗（未刺脑静穴），当天夜间又发作癫痫。故从8月20日起又来我科连续针刺治疗10次。次年2月26日来诊，谓治疗后，5个月来未曾发作过，昨夜又小发作1次。仍取以上3穴，继续针刺7次（隔日或隔2日施针）。前后共治疗28次，观察5年，迄未再发作过。

按：从本例的治疗过程来看，针刺脑静穴治疗癫痫似有一定疗效，但点滴经验尚难获得结论。为了发挥"一根针"防治常见病、多发病的作用，故而抛砖引玉，实有厚望焉。（注：本文虽非单穴治病，但脑静穴在治疗中的作用较为突出，故附于本章内阐述）

（三）百劳穴治疗失眠

百劳穴系经外奇穴，位于项部后发际下 1 寸，大椎穴上 2 寸，左右旁开 1 寸处，共 2 穴。《针灸资生经》谓其主治妇人产后浑身痛；《针灸孔穴及其疗法便览》则谓其主治结核瘰疬，亦治颈肌痉挛或扭伤。而我用以治疗失眠，收效亦较为满意，尤其对于心脾亏损所致的失眠，疗效更佳。

例 1 屠某，女，32 岁，职工，住桐乡县委招待所，门诊号 5361，1962 年 4 月 6 日初诊。诉 1 年来经常失眠，时轻时重。近 2 月来每夜只睡 2~3 小时，伴心悸、怔忡、头目眩晕、汗出疲乏、胃纳欠佳等症，经服中、西药多次未见效。患者面色苍白，精神困倦，脉细弱，舌淡无华。诊为营阴亏损，心脾不调之失眠症。针刺曲池、合谷、足三里、三阴交、大陵、神门等穴，用补法，不留针，连续针刺 3 次无效。4 月 10 日患者第 4 次来诊，治疗改针刺双侧百劳穴。进针 1 寸深，得气后用较轻捻转补法，每穴 10 余秒钟即出针。患者 4 月 12 日来诊时诉已连续两夜能睡 5 小时以上。仍针刺该穴，又经 5 次针刺治疗后（隔日 1 次），患者诉每夜能睡 8 小时左右，面色红润，精神好转，头晕消失，胃纳增加。为巩固疗效，又针刺治疗 3 次。前后共治疗 12 次，失眠痊愈。随访 2 年，睡眠一直良好。

例 2 张某，男，28 岁，住桐乡货运站，1973 年 11 月 3 日初诊。诉平素患失眠，不时发作，此次因治疗血吸虫病口服血防846、锑273，已彻夜失眠3天。乃针刺双侧百劳穴，手法同上。11月6日复诊谓，针刺治疗后每夜能入睡6小时左右。继续针刺该穴，以巩固疗效，同时继续服用治疗血吸虫病的口服药物。直至1974年11月门诊随访，谓过去1年中再无失眠情况。

按：根据我们数年来的临床观察认为，针刺百劳穴治疗失眠方法简便，且确有一定疗效。我在门诊最初试用该穴治疗失眠时，曾遇一男性患者，职业为轮船驾驶员，每晚只能入睡2~3小时，病程已2年，经针刺该穴2次，每晚能入睡6~8小时，观察1年，疗效巩固。我亦曾自身试针该穴，结果连续数晚睡得很舒服，但有一次看书时间较长，精神兴奋，结果这晚睡眠较差。由此得知针后不能用脑过度。在门诊中，还发现个别俯卧位治疗的失眠患者，针刺百劳穴后竟当场呼呼入睡。可见，如能睡前针刺，疗效可能会更好。

针刺百劳穴治疗失眠时手法要轻微捻转或轻微震颤，刺入最多1寸，不留针，对心脾亏损型疗效较佳，对其他类型如脾胃不和、肝阳上亢等则须另加相应配穴，以提高疗效。曾有一位学生看到我用百劳穴治疗失眠，回去亦用该穴治疗失眠，患者反而难以入睡。问其针刺手法？曰用深刺重泻法，故而适得其反。由此得出，针刺该穴必须用轻刺补法，否则疗效不佳。

（四）人中穴治疗痛症

人中穴又名水沟，别名鬼宫、鬼市、鬼客。该穴属于督脉，位于人中沟上1/3与下2/3交接处，为手足阳明经及督脉之会穴。其穴性主要为苏厥逆，清神志，祛风邪，消内热，醒脑开窍，调阴阳逆气。各家载述，该穴主治中风口噤，不省人事，口眼歪斜，面肿唇动，惊风，癫狂，痫，目风痒赤痛，鼻扇不得息，不知香臭，心腹绞痛，胀满，气冲心胸，厥逆，腰屈不能伸，消渴饮水，水肿，黄疸，寒热头痛等症。由于该穴针刺时痛感较剧，除上述急症以外，平时临证较少应用。近年来我针刺该穴治疗某些痛症，竟获显效。

1. 闪腰刺人中立止

苗某，男，52岁，本院职工，1986年8月6日初诊。今日上午因搬重物不慎致腰部闪挫，疼痛难忍，不能转侧及弯腰，于中午急诊。患者痛苦面容，步履维艰，苔薄白，脉弦数。检查：腰部命门穴处及椎旁压痛，拒按，腰部活动困难，双髋、膝屈曲试验（+），分髋试验（-），直腿抬高试验（-）。诊为腰部闪挫，气血瘀阻于命门附近。治以行气祛瘀，疏导督脉经气。急刺人中穴，捻转泻法后留针10分钟。留针期间，嘱其转动腰部，疼痛迅即减轻，待出针时疼痛已消失，腰部活动恢复正常。观察1年，迄未复发。

按：人中穴历来为治疗腰脊闪挫之经验穴，如《玉龙歌》曰："脊背强痛泻人中，挫闪腰痛亦可攻。"《玉龙赋》曰："人中、委中，除腰脊痛闪之难制。"我临证时，凡遇腰脊闪挫之急性实证，常针刺人中穴，或以人中穴配后溪、委中等穴，可获立竿见影之效。

2. 尾骨挫伤刺人中而愈

沈某，女，14岁，学生，1984年7月18日初诊。诉2个月前跌跤，臀尖部着地，出现臀尖部疼痛，并逐渐加剧。近日疼痛不能忍受，坐立不安，严重妨碍上课，服药无效。患者面色红润，脉弦和，苔薄白。检查：尾骨尖压痛拒按，无红肿。诊为尾骨挫伤。系尾骨受外力碰撞，尾骨及周围软组织损伤，导致经络之气痹阻所致。治以通调督脉经气为主。针刺腰阳关、下髎、会阳穴，隔日复诊。2次针刺治疗后，疼痛未见减轻。从第3次治疗起，改取人中穴，行左右摇针泻法 2 ~ 3 分钟，留针半小时。该穴针刺后，患者诉疼痛立即显著减轻。共针刺治疗 7 次，疼痛消失。随访观察 1 年半，疗效巩固。

莫某，女，41 岁，桐乡县图书馆干部，1984 年 9 月 16 日初诊。诉 2 天前跌跤时尾骨着地受伤。现该处疼痛甚剧，拒按，不能端坐，影响睡眠和工作，脉弦紧，舌质绛，苔薄白。经 X 线摄片检查为尾骨骨折。诊为尾骨骨折。尾骨骨折后导致督脉气滞血瘀，不通则痛。治以活血化瘀，疏通督脉经气。取仰卧位，急刺人中穴，行震颤泻法 2 ~ 3 分钟，留针 1 小时。次日复诊，患者诉疼痛显著减轻。连续针刺治疗 3 次，疼痛基本消失，坐立、睡眠均无妨碍。前后共针刺治疗 7 次，疼痛完全消失。观察 1 年半，疗效巩固。

按：我以往治疗尾骨挫伤等疾病，均采用局部及邻近取穴，如长强、会阳、下髎、委中等穴，大多疗效不显著，而在上述例 2、例 3 中仅单刺人中穴，竟收到意想不到的效果。其治疗原理为病变部位与人中穴同属督脉，即"经络所过，主治所在"。尾骶部疾患取人中穴，意即"病在下，取之上"，为下病上取之法。需要说明的是，例 2、例 3 均为急性实证，如为酸楚绵绵、痛势不剧等慢性虚证，针刺人中穴治疗则疗效不佳。

3. 颈椎病刺人中疼痛消失

蔡某，女，32 岁，石门乡农民，1985 年 11 月 11 日初诊。诉半月前背重物后即感颈部及两肩臂剧痛，并伴全身沉重乏力，不能坚持劳动，甚至生活不能自理。患者面色㿠白无华，神倦乏力，步履维艰，舌质绛，苔白略腻，脉弦细。检查：第 4 ~ 第 5 颈椎间两侧椎旁压痛、拒按，并放射至两肩臂处。X 线片示颈椎生理弧度消失，第 4、第 5 颈椎轻度肥大，第 5 颈椎位置略偏歪。诊为颈椎综合征。因颈椎排列不正常，致使督脉及手足太阳经气痹阻，导致剧痛难忍。治以疏导督脉及手足太阳经气为主。针刺取百劳、天柱及颈部相应的夹脊穴，均用捻转补法，不留针；后溪、申脉两穴行震颤泻法后，留针半小时。3 天后复诊，患者诉效果不显著，遂加刺人中穴，行震颤泻法 2 ~ 3 分钟，然后留针半小时。11 月 18 日就诊时谓，颈及两肩臂疼痛显著好转。连续针刺治疗 3 次，再以局部按摩及颈椎牵引每天 1 次，连续治疗 2 个月，疼痛基本消失。

4. 针刺人中，治疗痛经

朱某，女，19 岁，桐乡市劳动服务公司职工，1984 年 6 月 25 日初诊。诉自月经初潮以来时常延期，经来色淡。近 1 年来，每逢经期临行之前，皆有少腹绞痛。是日亦逢月事即将来潮，腹痛如绞。患者形体瘦弱，面色苍白，四肢厥冷，腹痛喜按，脉沉细，苔薄白，舌质淡。本病系气血亏损，气滞血瘀，寒凝中宫，冲任失调。治以调和冲任之经气，祛寒温经，活血化瘀。治疗：耳针取穴子宫，体针取穴气海、合谷、三阴交，均行补法，行针 4 ~ 5 分钟后，留针 15 分钟。患者仍诉疼痛如故，当即加刺人中穴，行轻微震颤补法，运针 2 ~ 3 分钟后，腹痛即见显著缓解，继续留针半小时，腹痛消失，月事畅通。经净后隔日再治疗 1 次，针刺肾俞、血海、三阴交、关元等穴。下次月经来潮，仍有少腹疼痛，但痛势显著减轻，其余症状如上，即按上法单刺人中穴，疼痛即止。随访 1 年半，患者经来通畅，腹痛消失，面色红润，体力倍增。

按：例 5 所举的痛经患者虽属虚证，但常规取穴法无效，而加人中穴后，却收到意想不到的疗效。痛经乃冲任失调之病，冲、任、督三脉同起于会阴，即一元而三极，关系十分密切。《素问·阴阳应象大论》云："善用针者，从阴引阳，从阳引阴。"故病在阴经之任脉，可取阳经督脉之人中穴针刺治疗。又按《全息诊疗学》载述，人中沟为子宫在面部的反应部位。综合以上所述，故针刺人中穴对痛经有良好的疗效。

（五）内关穴的临床应用

内关穴为手厥阴心包经的穴位，位于手腕掌面横纹上2寸两筋间。凡属胸腹部病患，如胃及心脏诸疾取用本穴，常奏良效，故近代在"四总穴歌"的基础上，又增添了"胸胁内关谋"一句。

1. 针刺手法

（1）取内关穴时，应做伸肘仰掌位，手指自然伸开，手腕部稍加垫衬，使前臂肌群放松、舒展，切忌绷紧肌肉。局部常规消毒后，以2寸长，28~30号不锈钢针迅速刺入内关穴，然后徐徐捻进，如重症患者可透外关。此时局部有酸、麻、胀等针刺感应，可向指端扩散，若针尖略向上斜刺，则针感可沿手厥阴心包经向上达肘、上臂、腋、胸等处。

（2）斜刺、透刺时不宜穿透皮肤，务求做到刺手、押手的密切配合，严格掌握进针深度，避免穿透对侧皮肤，给患者造成不必要的痛苦。

（3）鉴于本穴邻近肌腱，肌肤菲薄，血管丰富，感觉灵敏，故不宜做大幅度的提插、捻转，更不宜施行强烈的捣针法，以免产生瘀血、出血、疼痛，以及感觉异常的发生。

（4）不宜用做瘢痕灸。由于本穴靠近手腕关节，并与两筋相邻，脉络浮现，感觉甚为敏感，故不宜用瘢痕灸法。

（5）患者一般应采取半卧位，年老体弱者及对针刺有恐惧心理者，应采取卧位，以防晕针。

2. 临床应用

内关穴的主治范围较为广泛，据《中国针灸手册》（陈汉平等编）所载，内关穴主治"腋肿、肘臂挛痛、肋间神经痛、胸闷、胸痛、心悸、失志、善惊恐、癫狂、冠心病、心绞痛、心肌梗死、心律失常、心力衰竭、无脉症、妊娠恶阻、胃痛、恶心呕吐、健忘、头痛、休克、脑动脉硬化、失眠、癔症、晕车、晕船、醉酒"。《针灸大成》谓，"（内关）主手中风热，失志，心痛，目赤，支满肘挛。实则心暴痛，泻之；虚则头强，补之"。

根据我们的临床应用，内关穴的作用大致归纳为以下几类。

（1）止吐：针刺内关穴对治疗呕吐有一定的效果，包括神经性呕吐、晕车呕吐，以及妊娠反应所引起的呕吐。我曾治疗妊娠剧吐数例，取内关穴配足三里，经数次针刺治疗而愈。

（2）强心：对冠心病、心绞痛、心肌梗死、风湿性心脏病、药物反应而致的心悸、心律失常、心力衰竭等有较显著的强心作用；对心率有双相调节作用，使心率较快者减慢，使心率较慢者加快。

（3）止痛：对胃痛、胸痛、肋间神经痛、偏头痛、血管神经性头痛、咽喉肿痛，以及各种手术后疼痛等，都有不同程度的疗效。

（4）其他：如癔症、癫痫、休克、失眠、哮喘、疟疾、晕船、醉酒、膈肌痉挛、甲状腺功能亢进，以及伸舌症、脱肛等，也有一定的疗效。

3. 内关穴治急症的典型病例

多年来我屡用内关穴治疗及抢救某些危重急症，大多取得了转危为安、立竿见影之效。

（1）治疗青霉素反应

患者为我自己，32 岁。我因 3 天前患牙龈炎，于 1965 年 7 月 25 日下午至口腔科诊治，予肌注青霉素 80 万单位，每天 2 次治疗。首次注射前曾做皮试为阴性，至第 3 天上午已注射 5 次，均无不良反应。至第 3 天下午第 6 次注射完青霉素 40 万单位 1~2 分钟后，即感觉头晕，目眩，面色苍白，全身乏力，胸闷欲塞，特别是心跳迅速加快，如同剧烈运动后，上气不接下气，心脏欲跳至咽喉部一样。我急以半卧位斜躺在藤椅上，测脉搏为 148 次/分钟，心音亢强，精神烦躁。我此时神志尚清醒，急嘱其他医师及一位学生，各针一侧内关穴，双侧同时进针，行轻微震颤手法，自针刺内关穴后不到 1 分钟，即感觉心率逐渐下降，胸闷、心慌欲塞等症状逐步减轻，继续针刺 2~3 分钟，心率显著减少，胸闷消失，测脉搏减至 92 次/分钟，遂停止运针，留针 1 小时出针，出针时测脉搏为 80 次/分钟，仍有全身乏力。又半卧位休息 1 小时后，面色转为正常，体力恢复，诸恙消失。

（2）治疗强的松龙、普鲁卡因反应

钱某，女，56 岁，农民，住桐乡县钱林乡高家湾，1988 年 7 月 3 日就诊。诉 1 个多月前因患左侧桡骨茎突狭窄性腱鞘炎来我科针灸门诊治疗，当时由另一位医师接诊，予强的松龙 5mL 及 2% 普鲁卡因 10mL，分 5 次进行局部封闭。第 1 次局部注射后患者无任何不适反应，故嘱患者将药液带回家，每周来院治疗 1 次。后患者因夏季水稻抢收抢种，劳动较忙，故 1 月余后才来复诊，谓上次局封后左腕桡侧肿胀已稍有减退，要求继续治疗，并由我接诊。患者面色萎黄，面带倦容，形瘦，素有支气管哮喘病史，平时亦有气促、咳嗽，每逢秋冬季节症状加剧。我将强的松龙和普鲁卡因混合后注射于患者左侧桡骨茎突肿胀处。不料注射药液后不到1分钟，患者即出现严重呼吸困难，鼻翼扇动，张口抬肩，并出现潮式呼吸，脉搏亦不易扪得，与此同时面部、鼻尖、口唇及双手十指尖由青紫色迅即转变为紫黑色。此种情况是心肺功能衰竭，重度缺氧所致，患者病情急转直下，十分危险。针灸科未备急救药品，急请内科医师会诊。在这万分危急的情况下，我当即让患者半卧位，嘱一位学生与我同时为其针一侧内关穴，用30号2寸长毫针刺入3～4分深，用轻微震颤手法。刺入后不到1分钟，患者呼吸开始和缓，继续针刺3～4分钟后，患者面部、鼻尖、嘴唇、双手十指尖由紫黑色转为深红色，呼吸亦逐渐转为平稳，再继续针刺4～5分钟后出针，当时患者全身情况好转，症状稳定。随即用担架将患者抬至急症室，予静脉注射葡萄糖氯化钠注射液及地塞米松等药物，注射完后，患者症状完全消失，观察一夜，身体健康，平安回家。

（3）治疗昏厥（气厥）

朱某，女，68岁，住桐乡县梧桐镇星桥弄，1981年6月30日初诊。邻居代诉：患者因行走不慎，跌倒后即不省人事，随即请我出诊。此时患者昏厥已达1小时之久，见其仰卧于床，神志昏迷，面色苍白，目合口闭，两侧瞳孔等大，对光反应存在，四肢弛缓，不能动弹，心音微弱，心率缓慢，58次/分钟，脉迟而细，血压60/40mmHg。此系跌仆于地，气机逆乱，郁闭神机，阳气虚弱，不能上承，致心神乏养，元神之府受扰所致。证属昏厥（气厥）。治以醒脑开窍，宁心安神。治疗首选人中穴，针刺入后以45°角向上斜刺4～5分深，施以轻微捻转手法4～5分钟，患者毫无反应，遂出针，改刺双侧内关穴，左右两穴同时进针，刺入3分深，轻微震颤与捻转两种手法交替使用。约1分多钟后，患者微张其目，并呼出了一大口气，按其脉应指有力，心率 70 次/分钟，手足能轻微移动，神志清醒，面色略有红润。

（4）治疗胆结石、急性胆囊炎

姚某，女，60 岁，退休职工，1992 年 4 月 4 日初诊。诉半年来已发作数次右上腹疼痛，疼痛放射至右肩。经本院 B 超检查，胆囊内有绿豆大结石 10 余粒，胆囊明显扩大。诊为胆结石、胆囊炎。住院后应用大量补液及抗生素治疗，并禁食禁水，病情逐步好转。现再次发作已 3 小时，请针灸科会诊。诊见患者面色灰暗，痛苦不堪，烦躁不安，额有冷汗，右上腹绞痛拒按，舌质紫绛，舌苔灰腻，脉弦而数，96 次/分钟。诊为胆结石、胆囊炎急性发作。治以疏肝利胆，解痉镇痛。治疗取肝俞、胆俞，刺入后行捻转补法 4~5 分钟即出针；胆囊穴及上巨虚用捻转泻法数分钟后留针半小时，其间每隔5~6分钟捻转 1 次。出针时症状未见改善，遂再针双侧内关穴，进针 3 分深，予中度捻转及震颤手法交替施行，并留针。4~5 分钟后，患者诉欲呕吐，立即出针，当即呕吐出大量未消化食物，吐后腹痛逐渐缓解。次晨患者能进食半流质饮食，3 天后恢复正常饮食。观察 2 月，疼痛未复发。

4. 体会

（1）据有关实验表明，针刺内关穴的作用为：①双向调整心率，即对心率在 51 次/分钟以下者，能加快心率，对心率过快者，可以减慢心率；②能调整冠脉流量和血氧供给，促进侧支循环建立，减轻心肌耗氧量；③可双向调节血压；④调整脑部血流及甲周皮肤微循环。另外，针刺内关穴，对呼吸衰竭者的呼吸频率、节律和各种异常呼吸，均有一定改善。

（2）例 4 中，患者姚某为胆结石、胆囊炎急性发作，按常规取胆俞及胆囊穴等乏效，后改用吐法，即针刺内关穴催吐，减轻胃肠张力，从而使腹痛缓解并消失，胆囊炎症也得以治愈。

（六）绝骨穴治疗落枕

落枕又称失枕，是睡眠时因枕头不适或受凉而致颈项强直、左右旋转不能自如的一种症状。

我科自 1959 年以来根据"经络所过，主治所在"的原则，针刺绝骨穴治疗落枕患者 10 例，都获得了一针见效的良好效果。其针刺方法是：令患者正坐（体质较弱者采用仰卧位），于患侧下肢外踝上 3 寸，胫骨前缘处，用 29 号或 30 号 1 寸半不锈钢针，迅速刺入，得气后，针尖略斜向上，刺入约 1 寸深。针刺手法：用泻法（体质较弱者采用平补平泻手法）1~3 分钟，亦可根据病情及患者的耐受程度灵活应用，然后留针半小时，在留针期间，嘱患者活动颈部，以提高疗效。凡感应传导至大腿部或髋关节者，效果最迅速。一般在留针期间，其疼痛症状即可显著减轻。出针后所针刺穴位局部可遗留酸胀等感应，不必顾虑，这是针刺在继续发挥疗效。经针刺绝骨穴后，以上 10 例患者均在 2~4 小时内痊愈。

三、单穴治病的体会

单穴治病，犹如用单味中药治病，民间有"单方一味，气煞名医"之说，针灸医师如果对某些穴位有深入、透彻的研究，再加上精巧的针刺手法，也能在某些特定条件下，达到"单穴一针，立竿见影"之效。在杭城某些名医对穴性的研究确有独到之处，如在 60 年代曾在杭州市拱宸桥人民医院针灸科坐诊过的王子和医师。我曾有幸去王医师处实习，王医师的治疗特点是：针刺不留针，善用尺泽穴，在治疗大多数疾病时先针刺尺泽穴，再配合其他穴位。如治疗腰痛患者，多用尺泽穴，配曲池、支沟穴。故有"王尺泽"之雅号。由于针刺不留针，故治疗疾病速度极快，每天上午10时左右，100多位患者已全部治疗完成，且大多数疗效较好。

业师金文华老师在治疗心、胃、胸、腹等部位的疾病，以及神志疾病时，擅长应用针刺内关穴治疗，故亦有"金内关"之雅号。

我曾参加桐乡市"毛主席逝世追悼大会"医疗队服务。该日适逢烈日当空，气候闷热，尚未正式开会，便接二连三送来昏厥患者。开始我按书本上的经验针刺人中穴，但针刺后，苏醒时间较慢，需要2~3分钟患者才能清醒。在接连治疗3例昏厥患者后，后面的患者陆续送来，越来越多。我遂试用单刺左侧内关穴，患者的苏醒时间大为缩短，大多半分钟左右即能清醒，等候的患者迅速诊治完毕。其中仅有3例患者，因年老体弱及患有气管炎，针刺双侧内关穴。

针刺内关穴的临床应用，提示在某些情况下治疗昏厥，比针刺人中穴效果显著，且对药物反应所致的心动过速、呼吸困难、严重缺氧等病情有迅速地改善作用。

单穴治病，确可使患者减少痛苦，但人体是一个十分复杂的生物体，因而也不能排除其他多针刺法。

无痛进针法

针刺治疗虽然疗效较好，但很多人害怕针刺时产生的疼痛，见到针刺治疗就望而生畏，不敢就诊于针灸科，故如何进针不痛是摆在针灸医师面前必须解决的问题。

60年代，我院注射室护士推广无痛注射法。该无痛注射法操作的主要关键是进针速度，即注射器针头刺入皮肤的速度不超过半秒。针刺的无痛进针不但要达到快速进针，还要准确取穴。

我练习的方法分两步：第一步先在其他物品上做练习。曾有人建议在纸张或棉球上练进针，我试验后认为与人体相去较远，后改用萝卜或马铃薯练针。试验时先在萝卜或马铃薯上用笔做标记，左手持萝卜或马铃薯，右手持针，拇指及食指夹持针体离针尖 3~4cm 处，先略垂腕，针尖对准标记处，然后屈腕提针，使针尖离标记 6~10mm 处，这时利用腕力迅速（不超过半秒钟）刺入标记处。以针体不弯曲，刺入标记准确为度。初学者往往不能刺准该标记，经过多次练习，就能逐渐刺准标记。

第二步是在医者自己身上做练习。经过以上锻炼进针，达到所要求的速度及准确度后，必须先在自己身上试验，才能知晓进针痛不痛。具体方法是：先取双侧足三里等肌肉较丰厚的穴位，以右手食指指甲在穴位处切"十"字形痕迹，并对穴位处皮肤用 75% 酒精消毒，然后取挤干的酒精消毒棉球，裹住针体离针尖约 2cm 处，右手拇、食二指夹住消毒棉球，将针提高，离开穴位 7~8mm 处，快速刺入穴位，速度仍要求在半秒钟以内。要练到自己感到不痛，才达到要求。如用长针，右手向上移动，捏住针柄，左手指捏住酒精棉球，两手共同用力，边进针的同时，边将酒精棉球逐步上移，直至达到该穴位应该刺入的深度，然后施行手法，如出现酸、胀等感应，说明已完全达到无痛进针法的要求了。

按照以上无痛进针法，除人中、十宣、十二井穴等敏感穴位外，凡肌肉较丰厚的穴位，均可达到 90% 以上的无痛率。但其缺点是刺入时用力不当，针体易弯曲，故选择的针具不宜过细，如 30 号以上的针具易弯曲，常选用 28 号针具。进针时拇、食二指夹持针体，离针尖越近越不易弯曲，离针尖距离越大越容易弯曲。故要掌握好手指离针尖的距离，既要刺入方便，又要使针体不易弯曲。只要反复多次练习，一定能达到无痛进针。

左手进针法

我所在的嘉兴地区，早年盛行伏针伏灸，故在每年伏天，门诊人次都在 100 人左右，使得我右手过度疲劳，酸痛无力，不能支持。在这种情况下，我想到左手进针及左手施术。首先从普通劳动锻炼开始，如用左手扫地、抹台子，用左手捏扇子、炒菜等。待劳动一段时期后，再在萝卜上画标记，用右手捏萝卜，左手拇、食二指夹住针体离针尖约 2cm 处，对准标记练习速刺。熟练后再在自身足三里等穴位上针刺。通过以上锻炼，居然也能逼上梁山，使得我的左手也能无痛进针，并能施展捻转、提插等针刺手法。在门诊针灸患者多时，我可以两手轮流为患者做针刺治疗。遇到某些重症患者，我可以两手持短针同时进针、同步操作，对某些疾病来说，可以显著提高疗效。

治痿独取阳明，但应师古不泥

小儿麻痹症在中医文献中，与《黄帝内经》所述的"痿证"颇相类似。其治疗原则，大多本于《素问·痿论》中的

"治痿独取阳明"之说。《素问·痿论》曰"论言治痿者，独取阳明，何也？……阳明者，五脏六腑之海，主润宗筋，宗筋主束骨而利机关也。冲脉者，经脉之海也，主渗灌溪谷，与阳明合于宗筋。阳明总宗筋之会，会于气街，而阳明为之长，皆属于带脉而络于督脉。故阳明虚，则宗筋纵，带脉不引，故足痿不用也。"指出阳明为水谷之海，是五脏六腑营养之源，能滋养宗筋，宗筋又主管约束骨节而使关节活动自如。冲脉为总领诸经气血的要冲，能调节十二经气血，故为十二经之海或血海，能渗透灌溉分肉肌腠。冲脉与阳明会合于宗筋，气街则是经络之气通行的径路，阳明经脉又通过带脉与督脉相联系，故阳明经脉不足，则宗筋弛缓，带脉亦不能收引，使两足痿弱而不用。因此，治疗痿证要从阳明经脉来治，但也不可忽略根据经络循行部位来辨证取穴。如《素问·阴阳别论》中的"三阴三阳发病，为偏枯痿易，四肢不举"，以及"筋会阳陵""髓会绝骨"等记载。

我在临床体会到，针刺治疗小儿麻痹症的取穴是否得当，与疗效有较大的关系。治疗小儿麻痹症的选穴主要取阳明经的穴位。因而在临床治疗时，下肢瘫痪主要选用足阳明经的伏兔、阴市、足三里、解溪等穴，上肢瘫痪主要选取手阳明经的肩髃、曲池、合谷等穴，面肌瘫痪主要取足阳明经的地仓、颊车、下关等穴。

《素问·痿论》谓："五脏使人痿，何也？岐伯对曰：肺主身之皮毛，心主身之血脉，肝主身之筋膜，脾主身之肌肉，肾主身之骨髓。"说明五脏皆可使人痿。故上肢麻痹时，可取手太阳的后溪、臑俞、秉风等穴，以及手太阴肺经的尺泽穴及手少阴心经的神门、通里等穴。足外翻主要取内侧的三阴交、交信、太溪等穴。足内翻则取阳陵泉、绝骨、丘墟、申脉等穴为主。

《素问·阴阳别论》谓："三阳三阴发病，为偏枯痿易，四肢不举。"故下肢瘫痪时还常选用肾俞、大肠俞、白环俞、殷门、委中、承山、昆仑等足太阳膀胱经的穴位。膝反屈常取足太阳的承扶、委中、承山等穴。下肢麻痹还常选用三阴交、血海等足太阴脾经的穴位为主治穴。由于病邪常侵犯脊髓的颈段及腰段，故可根据症状选用督脉的穴位。如上肢瘫痪还可取大椎、崇骨、陶道、身柱等穴。下肢瘫痪还应加命门、腰阳关等穴。下肢病变还可选用腰1～腰5椎旁的夹脊穴。上肢病变还可取胸1～胸3、颈5～颈7旁的夹脊穴。

综上所述，针刺治疗小儿麻痹症主要选用阳明经的穴位，但应"师古而不泥古"，还要重视督脉穴位的作用，以及根据瘫痪的具体部位，局部取穴与循经取穴相配合，灵活应用，才能提高疗效。

血府逐瘀汤联合针刺疗法

古人云："针而不药，非良医也。"意即一个良好的医师，遇到顽症痼疾，应采用针药并用，为患者解除痛苦。我每逢疑难病症，单独应用针灸治疗不能见效者，也试用中药配合治疗，有时竟收到意想不到的疗效。我曾以血府逐瘀汤结合针刺治愈1例顽固性关节炎，亦收到较好疗效。

患者窦某，女，40岁，住桐乡市石门镇西市街67号，石门镇幼儿园教师，1987年5月3日初诊。诉四肢肘、腕、膝、踝各大关节肿胀、疼痛已有半年余，伴有头目眩晕、胸闷、心慌、食欲不振、四肢乏力、睡眠欠佳、步履维艰。曾经崇福镇某医师针灸治疗 1 月余,四肢大关节仍然肿胀、酸痛,且行走困难日渐加剧。又赴杭州 117 医院住院治疗月余,亦未见效。经实验室检查:类风湿因子(+),抗链球菌溶血素 "O" < 250U,血沉 40mm/h,尿蛋白(-),肝功能正常。诊见患者面色灰黑无华,精神萎靡不振,全身倦怠乏力,四肢大关节明显肿胀,疼痛拒按,以右膝关节肿胀较为明显,抬手举步均十分困难,舌苔厚白而腻,舌质紫绛,舌边两侧有紫色瘀点数个,舌下静脉呈紫黑色,脉细迟而涩。此因患者体质虚弱,再加思虑伤肝,脾失健运,气滞血瘀,留于关节而肿胀、疼痛。治以疏肝健脾,活血化瘀,通利关节。针刺治疗:取大椎、肝俞、脾俞、曲池、外关、阴市、血海、足三里、三阴交穴。大椎、肝俞、脾俞用 30 号 2 寸长毫针刺入 5~7 分深,待针下有感应后,行轻微震颤补法;曲池、外关、阴市、血海等四肢穴位用中等刺激震颤手法(平补平泻手法)1~2 分钟,然后留针 15~20 分钟。并投以内服血府逐瘀汤加减,处方如下:大生地、当归、赤芍、白芍各 12g,桃仁泥、杜红花各 10g,怀牛膝 15g,潞党参 12g,广木香 10g,延胡索、神曲各 15g,陈皮 10g。上药共 5 剂,每日 1 剂,分上下午各服 1 煎。1987 年 5 月 15 日复诊时谓,服上药 5 剂后,自觉头晕、心慌、胸闷及四肢关节肿痛,特别是双膝关节肿胀、疼痛均有显著减轻,纳食略有增加。见舌苔仍白腻满布,脉仍细涩,仍宗上法再服 5 剂,加桂枝 10g,米仁、茯苓各 12g。针刺治疗每周 2~3 次。至 1997 年止,共服以上方剂(后来桃仁增至 20g,其他药物略有加减)89 剂,针刺治疗 4 个疗程,患者关节肿胀、疼痛全部消失,食欲增加,诸恙消失而愈。2007 年 12 月 25 日,电话随访时患者谓,自治疗至今,关节炎迄未复发。

按:血府逐瘀汤来源于《医林改错》一书,原方为当归、红花、牛膝、生地各3钱，桃仁4钱，枳壳、赤芍各2钱，柴胡、甘草各1钱，桔梗、川芎各1钱5分（1钱现折为3g）。此即桃仁四物汤合四逆散加减组成，有活血祛瘀、疏肝解郁的作用，治疗瘀血内阻所致的头痛胸满、心中烦热、多梦失眠、心悸怔忡、干呕呃逆、烦躁善怒，可用于神经官能症、脑震荡后遗症、幻视幻听、头痛失眠、健忘，伴有大便秘结色黑者。

"舍时从证" 治面瘫

中医治病十分重视参照季节的变化而进行治疗，同一种病证，在不同季节，所采用的方法也不一定相同，即所谓"舍证从时"。但也有一些病证，需要"舍时从证"，方能提高疗效。我曾经治疗1例面瘫患者，通过伏天针刺结合穴位注射及照红外线而获效。

患者梁某，女，38岁，杭州市某模具厂工人，1986年7月2日初诊。诉右侧面肌瘫痪至今已4月有余，历经杭州市中、西医药物及针灸等治疗无效，故特来我院针灸治疗。诊见患者面色苍白，全身瘦弱，声音低微，情绪不佳，舌苔薄白，舌质淡，脉细如丝。检查：患者右侧额纹完全消失，右眉不能皱，右眼不能闭合，右侧鼻唇沟消失，口向左侧歪斜，虽在三伏盛夏，触其两手冰凉。诊为周围性面瘫。本案根据舌象及脉象，患者显系阴寒体质，又被病邪侵袭面部阳明等经脉。嘱其好好休息，隔天1次行针刺治疗。取穴为右侧阳白、攒竹、太阳、下关、颊车、地仓、合谷穴。针刺治疗后，在面部任选2~3穴位用盐酸呋喃硫胺注射液（新维B$_1$针）2mL，分别做穴位注射。经 10 次（1 疗程）治疗后，病情毫无进展，而面部穴位注射处却有轻度肿胀。因此，在第 2 个疗程治疗时，为促进面部药液吸收及加速面部血液循环，我在穴位注射后试用红外线灯于患侧面部照射 15 分钟左右。患者经红外线灯照射后，感到面部非常舒适，主动要求延长照射时间至半小时。经针刺治疗加红外线灯照射治疗 1 个疗程后，患者面瘫稍有好转，右侧额纹已有较浅显示，右侧鼻唇沟亦有显露。第 3 个疗程时，患者除了隔天 1 次进行针刺及穴位注射治疗外，中间休息的 1 天亦来医院照射红外线。当 3 个疗程治疗结束后，患者面部肌肉功能已大部分恢复，右侧额纹活动已恢复如前，右眉能皱，右眼也能闭合，右侧鼻唇沟深浅与左侧一样，口角已大部分恢复正常。后因患者急于回杭州而中断治疗，约半年后偶遇患者，其面部已痊愈。

三伏盛夏，流金铄石，大部分患者对温度非常高的红外线灯都望而生畏，不愿接受照射，而该患者反而乐于接受，这是我在 60 年针灸临床中从未遇到过的。可见患者本为阴寒体质，全身血凝气滞，面部经脉亦壅滞不畅，按西医的说法是微循环不畅通。故我决定"舍时从证"，应用红外线照射患处，使患者面部经脉畅通，即微循环畅通，局部血液供应增加，有利于面神经炎症的治疗与恢复，因而能治愈该病。

血丝虫病致下肢肿胀（象皮腿）

1978 年夏季，梧桐公社新建大队一位老妇人对我讲："韩医师，你做了一件好事。"问其原因，原来老妇人 2 年前为同村姑娘杨某做媒，男方发现姑娘患有象皮腿，提出只有治好象皮腿，才能迎娶。后经我针灸与药物的协同治疗下而获痊愈。最后顺利结婚生子，生活幸福美满。现将治疗经过简介如下。

杨某，女，16岁，农民，住桐乡市梧桐公社新建大队，1976年5月16日初诊。诉近1年来左下肢时常发流火（急性淋巴管炎），致使左下肢自腹股沟以下肿胀日渐增剧，形如严重的象皮腿，行走及劳动均十分不便。经实验室检查，在患者血液中找到少量微丝蚴。患者面色萎黄，舌质红绛，舌苔黄腻，脉弦洪。检查：左下肢浮肿十分严重，大腿、小腿、踝关节、足背、足趾均肿胀，外形如严重的象皮腿，在小腿及足背等处指压有凹陷，尚未出现结缔组织严重增生现象，左侧腹股沟及附近大腿内侧可扪到数个淋巴结。诊为血丝虫病。丝虫病导致左下肢淋巴结及淋巴管炎，使该下肢淋巴液回流障碍而致左下肢重度浮肿。治以消除患肢淋巴系统炎症，疏导淋巴液回流，消灭寄生之血丝虫。针刺治疗：取右侧阴廉、五里、箕门、血海、阴陵泉、地机、漏谷、三阴交、商丘、太溪、太冲、风市、足三里、绝骨、阿是（肿胀的淋巴结处）穴。大小腿的穴位用28号3寸长不锈钢针，踝关节及足部的穴位用28号2寸长不锈钢针。深刺以上各穴，待有感应后，用捻转泻法1分钟，然后留针30分钟，出针时摇大其孔。隔天1次，10次为1疗程。嘱回家多多休息，抬高患肢，尽量平卧。经针刺1个疗程后，患者左下肢肿胀显著减退。共针刺2个疗程，左下肢水肿基本消失。为预防肿胀再度复发，给予内服消灭血丝虫的药物海群生及卡巴砷1个疗程（卡巴砷因对肝脏有毒副作用，现已禁用）。2008年夏季再次遇到患者时，患者诉："治好象皮腿至今已有40余年，迄未复发。"

按：血丝虫病为寄生虫病，由蚊虫叮咬传播，青壮年易感染。本地区农村患该病者较多。本病一旦感染后，肿胀日久的下肢易发展成象皮腿（按之质地坚硬，无凹陷），严重者无法治愈。该患者下肢肿胀虽然严重，好在尚未发展成象皮腿。故我采用下肢内侧多针刺法（取 8 个穴位加阿是穴共 10 余针）及重泻法，以消除患者左下肢的淋巴结炎及淋巴管炎，促进下肢淋巴液的正常回流，因而能较快地使下肢浮肿消退。但治病必求其本，本病的根本原因是血丝虫寄生在患者体内，故配合内服消灭血丝虫的药物，以杜绝后患，标本兼治，方能治愈该病且疗效巩固。